跟国医大师学保健

学保健

董兴鲁　良　石 ◎ 编著

大医治未病，学会养生保健，不生病

河北科学技术出版社

·石家庄·

图书在版编目（CIP）数据

跟国医大师学保健/董兴鲁, 良石编著. —— 石家庄：
河北科学技术出版社, 2011.1（2024.11重印）

ISBN 978-7-5375-4370-5

Ⅰ.①跟… Ⅱ.①董… ②良… Ⅲ.①中医学－保
健－基本知识 Ⅳ.①R212

中国版本图书馆 CIP 数据核字（2011）第023570号

跟国医大师学保健

GEN GUOYI DASHI XUE BAOJIAN

董兴鲁 良 石 编著

责任编辑	李蔚蔚	
责任校对	李嘉腾	
美术编辑	张 帆	
出 版	河北科学技术出版社	
地 址	石家庄市友谊北大街330号（邮编:050061）	
印 刷	三河市富华印刷包装有限公司	
开 本	710×1000 1/16	
印 张	16	
字 数	270千字	
版 次	2011年1月第1版	
印 次	2024年11月第2次印刷	
书 号	ISBN 978-7-5375-4370-5	
定 价	59.80元	

序 言

跟国医大师学保健——学什么？如何学？

2009年，人力资源和社会保障部、卫生部、国家中医药管理局共同评出了30名"国医大师"。他们是新中国成立60年来诞生的首批"国医大师"，当选者中年龄最大的93岁，最小的也已74岁。"国医大师"是我国政府授予中医药人才的最高荣誉，当选者必须在中医领域从业55年以上，并且医德高尚、学术成就卓著。本次当选的30位"国医大师"是从37万多名注册中医医师中脱颖而出的。

这30名国医大师，之所以能成为大师，除了他们的医技精湛以外，更多的是他们医德高尚，长期坚守在中医医疗第一线，在半个多世纪人生历程中，为解除民众疾苦做出了巨大贡献。他们几十年如一日辛勤工作而不缀，这与他们具有坚强的毅力、健康的身体不无关系。因此，国医大师们自身的保健方法，也是值得我们研究与学习的。

向国医大师们学习保健方法，学些什么呢？又怎么学呢？我的体会是：

一是学习指导他们保健的基础理论。《黄帝内经》奠定了中医学理论的根基，也是这些国医大师们奉为经典的教材。国医大师们的保健，主要是基于经典理论指导，因此，我们就是要学习有关保健理论，即学习产生保健方法的源泉。

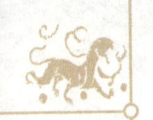

　　二是学习大师们医药保健的独特方法。大师们在长期的医疗实践中，能将保健理论正确理解与活用，结合自己的实际探索出适合于自身的一些医药保健实用方法。因此，我们就是要学习大师们独具特色的借助中医药的保健成方妙法。

　　三是学习大师们生活保健的具体措施。大师们在几十年的生活中，探索与积累了丰富的日常保健措施，涉及吃、穿、行、动、养、调等各个方面，身体力行，形成了一套行之有效的贯穿于日常生活各个方面的保健技艺。因此，我们就是要学习大师们渗透于生活中的独具特色的保健的具体措施。

　　四是学习大师们持之以恒、坚持不懈地进行自我保健的精神与毅力。大师们的保健，数十年如一日，将自我保健作为为民除疾的身体本钱，以行为教，以身说法，使众多病者感到了中医保健的必要与神奇，增强了信心，并知其保健非一时所为，非急功近利，非一劳永逸。因此，我们要对保健有正确的认识，将中医保健方法应用于日常生活的方方面面，长期坚持，恒者有益，恒者有健。

　　愿国医大师们的精神始终照耀着我们的前行之路，愿国医大师们健康长寿的保健之道造福于我们后辈！

　　跟国医大师学保健，我们一定能像大师们那样健康长寿！

中国中医科学院针灸医院　吴中朝

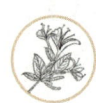

跟国医大师学保健

前　言

中医养生，就是指通过各种方法颐养生命、增强体质、预防疾病，从而达到延年益寿的一种医事活动。中医养生重在整体性和系统性，目的是提前预防疾病，治未病。随着国家对中医药事业的重视，大家对中医养生的关注日益提升，许多养生保健类图书也如雨后春笋般出现在市场上，既让人欣喜，又让人盲目而不知所措。

2009年6月19日，国家人力资源和社会保障部、卫生部和国家中医药管理局联合举办的首届"国医大师"表彰暨《国务院关于扶持和促进中医药事业发展的若干意见》座谈会在北京隆重召开。30位从事中医（包括民族医药）临床工作的老专家获得了"国医大师"荣誉称号。这些老中医各有自己的临床特长，行医问诊都在55年以上，可以说代表当代中医的最高水平，而他们平均86岁的年龄，更代表着一种经过验证的养生经验。

因此我们按照中医"四时、五脏、阴阳"的理论，依据春、夏、秋、冬四个季节，分别选择28位国医大师的养生经验加以介绍，这里面不但有他们养生保健的法门，还有根据他们多年临床经验总结出来的特效药方与按摩手法。比如你可以看到90岁的路志正大师的"路氏八段锦"、班秀文大师的鲜花养生和朱良春大师的虫类养生、苏荣扎布大师的乳奶养生、程莘农大师的程氏神针、唐由之大师的金针拨障术，等等。还有各位大师的独家秘方，像张学文大师的绿豆甘草解毒汤、徐景藩大师的藕粉糊剂，以及李济仁大师家传的"一帖药"，周仲瑛大师的防疫方，还有颜德馨大师的补养膏方。

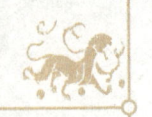

在编写过程中，编者从诸位国医大师的著作、医案、讲话、论文，以及其弟子整理的资料中提取出适合普通人的养生保健方法，同时又与现代中医保健以及西医保健相结合，使读者多方面体会了解中医养生保健的真谛。

希望大家能从这本《跟国医大师学保健》中学会如何养生保健，拥有健康快乐的人生。

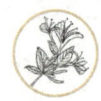

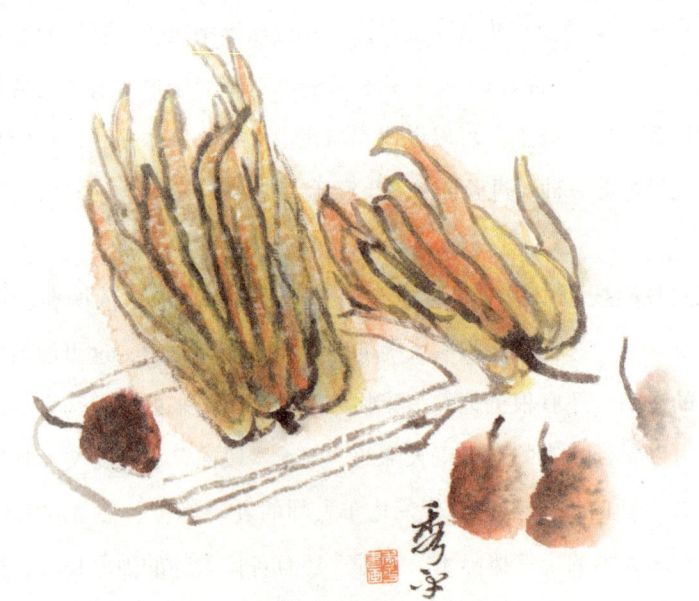

目　录

第一章　春季养生

　　"春三月，此谓发陈。天地俱生，万物以荣，夜卧早起，广步于庭，被发缓形，以使志生，生而勿杀，予而勿夺，赏而勿罚，此春气之应，养生之道也。逆之则伤肝，夏为寒变，奉长者少。"

第二章　夏季养生

　　"夏三月，此谓蕃秀。天地气交，万物华实，夜卧早起，无厌于日，使志勿怒，使华英成秀，使气得泄，若所爱在外，此夏气之应，养长之道也。逆之则伤心，秋为痎疟，奉收者少，冬至重病。"

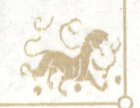

第三章　秋季养生

"秋三月，此谓容平。天气以急，地气以明，早卧早起，与鸡俱兴，使志安宁，以缓秋刑，收敛神气，使秋气平，无外其志，使肺气清，此秋气之应，养收之道也。逆之则伤肺，冬为飧泄，奉藏者少。"

第四章　冬季养生

"冬三月，此谓闭藏。水冰地坼，勿扰乎阳，早卧晚起，必待日光，使志若伏若匿，若有私意，若已有得，去寒就温，无泄皮肤，使气亟夺。此冬气之应，养藏之道也。逆之则伤肾，春为痿厥，奉生者少。"

目录

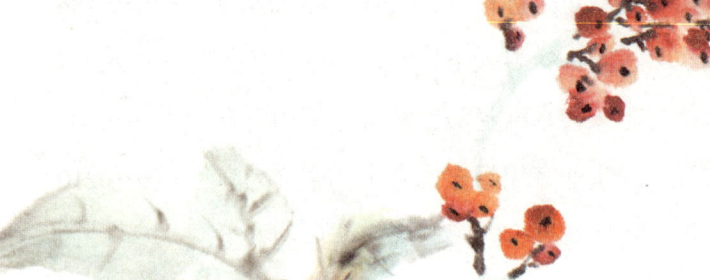

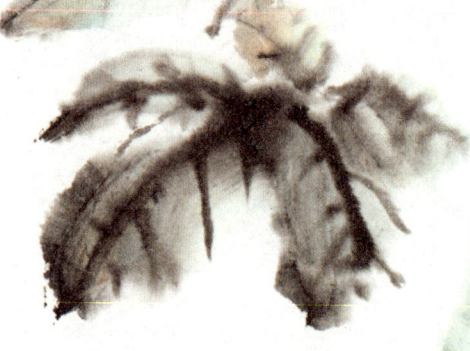

人参

根茎叶花
皆可入药
强壮滋补
补气安神

周芳

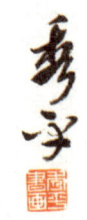

春季养生

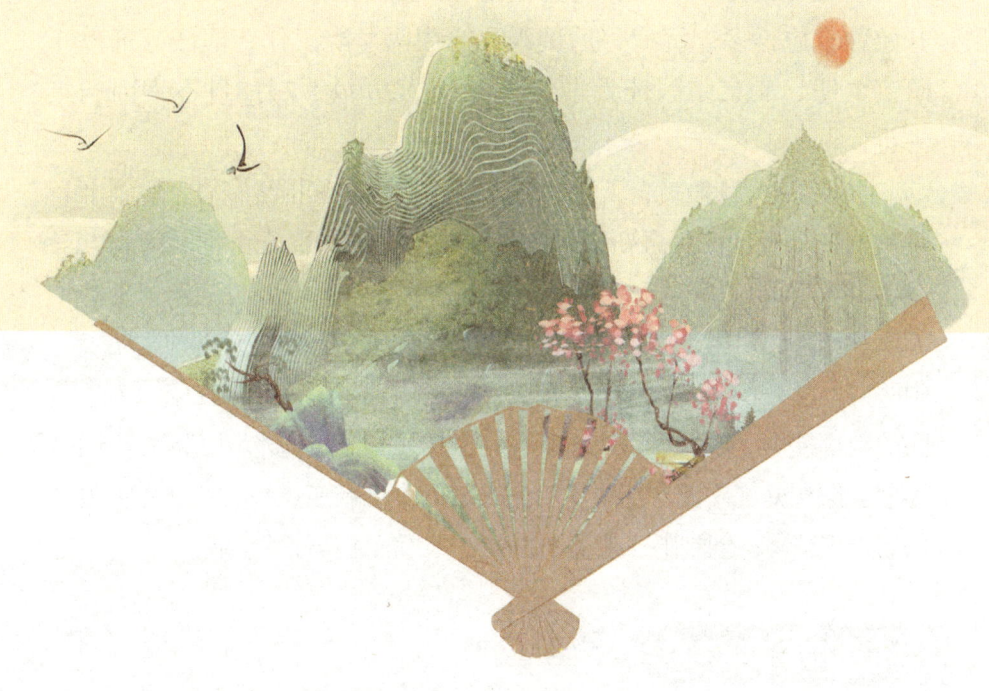

"春三月，此谓发陈。天地俱生，万物以荣，夜卧早起，广步于庭，被发缓形，以使志生，生而勿杀，予而勿夺，赏而勿罚，此春气之应，养生之道也。逆之则伤肝，夏为寒变，奉长者少。"

01 王绵之

逍遥疏春气，保和护身安

王绵之，1923年出生于江苏省南通市的一个中医世家。王老自幼在家庭的熏陶下学习中医，15岁就跟随父亲（"王氏医术"的第十九代传人王蕴宽）识药辨病、出诊理症、诵读经典。其于1942年开始独立应诊多起沉疴，后调入北京中医学院工作，担任方剂教研室主任、北京中医药大学终身教授。2009年7月8日不幸因病去世。

"幼承家学读岐黄，天生傲骨气不狂。禅参三指终有得，风雨十年幸无伤。辨证论治融新说，圆机活法有奇方。悬壶济世乃天职，我愿人人寿而康。"王老写的这首《八十抒怀》可以说是他一生的写照。行医60余年，王老有三项举世瞩目的创新：首先开创并发展了中医方剂学，将中药的辨证运用具体化，沟通中医理论与临床，为中医的教学提供了新的思路与方法；其次传承"王氏医术"，擅长用逍遥散、保和丸等平调方剂成功治愈大量的疑难杂症；最后就是将中医与航天相结合，创制出"太空养心丸"，为航天员保驾护航。

国医大师教养生

王老言：

"我从小就会太极拳、少林拳等武术套路，后来我还向大人学打坐，到现在我还经常练习打坐。打坐其实就是让人保持心无杂念，让大脑得以休息的健身方法。所以，我建议年轻人有时间学学打坐。"

——《国医大师谈养生》

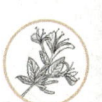

王老从小就在家人的指导下学习多种养生功法，在众多的功法当中，他最爱打坐。王老认为，打坐可以让人心无杂念，进入"恬淡虚无"的境界，是极好的养心方法。

说到打坐，实际上有很多种，一般按流派分为道家打坐法、佛家打坐法等，其中很多细节是一般人难以掌握的。因此，王老为大家推荐了一种简易打坐法，任何人随时随地都可以使用，具体步骤如下：

（1）不刻意追求坐姿。无论是坐在高椅子上，还是板凳上，坐的时候双腿交叉，最好盘腿坐在毛毯上，五指微微张开，放于膝盖或大腿上。

（2）适度放松。保持微微紧绷的状态，胸要挺，腰要收，下颌回收，头顶要有像被放了一碗水或一本书的感觉。

（3）睁开双眼。看所有的一切都逐渐进入广阔状态，刚开始不习惯，可先闭一会儿眼睛，再看自己的鼻尖，慢慢凝神后再抬眼。

（4）深呼吸。又叫腹式呼吸，一边呼吸，一边进入大脑空白的状态，可以想象大海、森林。

若是感觉自己经常疲惫不堪、心浮气躁，那么不妨每天抽空打打坐，排除杂念，放松心情。

健 康 小 贴 士

《黄帝内经》中提出"恬淡虚无，真气从之，精神内守，病安从来"。想要达到少病不病的状态，关键是做到恬淡虚无，这里有两个方法可以帮助大家更快地进入恬淡虚无的状态。

1.金鸡独立静心法。闭着眼睛随意单脚站立即可。这个方法还有补肾健脑、引血下行的作用。如果打坐不能让自己安下心来，睡眠纷然乱梦，那都是心不静的症状，练习金鸡独立，是一个接引的桥梁。因为是要闭着眼睛单脚站立，不能分神，更没有想事儿的时间和空间，只要有一点儿精神不集中，就会站不住。一般站到2分钟的时候，意念也就自然而然地专注了。这时再去打坐，很快就会入静。

2.古琴音乐。古琴虽是几千年前的老乐器但却有着通情的作用，因此选择宁静的古琴音乐有助于入静。唐代大诗人李白在《听蜀僧濬弹琴》这首诗中写出他听琴入静的感受，"蜀僧抱绿绮，西下峨眉峰。为我一挥手，如听万壑松。客心洗流水，馀响入霜钟。不觉碧山暮，秋云

暗几重。"说的是李白在峨眉山听一位老和尚为他弹奏古琴，琴音悠远清淡、若有若无，让李白有种流水洗心的感觉。又伴着霜冷的古钟，让人陶醉，不知时间流逝。古琴乃是琴棋书画四艺之首，在古人修身养性的活动中有着极其重要的地位。一般来说，《平沙落雁》的静心效果最好，而《阳关三叠》、《梅花三弄》、《阳春白雪》也都有着相当好的效果。

国医大师教养生

王老言：

　　"我每天吃半克冬虫夏草，研成细面儿。我自己配成药，每天就拿牛奶调着吃，你说这很微乎其微的，一天才半克。这就在于持之以恒，你拿十天的量搁在一天吃了，浪费，身体还造病，对身体没好处。"

——《中华医药》

　　冬虫夏草是我国一种名贵药材，与鹿茸、人参并列为我国的三大补药，早在清代吴仪洛的《本草从新》中就有"冬虫夏草甘平，保肺益肾，补精髓，止血化痰，已劳咳，治膈症皆良"的记载。冬虫夏草是一味平衡、调节阴阳的中药，王老用冬虫夏草，既补肺阴，又补肾阳。总的来说，冬虫夏草有调节呼吸、免疫系统，抗肿瘤，抗疲劳，调节心脏、肝脏、肾脏功能，增强造血功能，降血脂的功效。

　　除了像王老那样把冬虫夏草研粉服用，还可以用它做药膳，下面几个食疗方供大家参考。

◎ 冬虫夏草花胶炖乳鸽

【材料】冬虫夏草10克，乳鸽1只，花胶（鱼肚）30克，生姜1片。

【做法】先把乳鸽去毛洗净，花胶切丝洗净，和生姜、冬虫夏草一起放入炖锅中，加入适量开水，盖上盖子，隔水炖3小时，调味即可食用。

【功效】有补气益血的作用，适用于大病后调养，头目眩晕，妇女带下清冷。

跟国医大师学保健

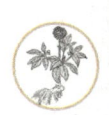

◎ 冬虫夏草鹌鹑

【材料】冬虫夏草10克，鹌鹑8只，生姜10克，葱白10克，胡椒粉2克，盐5克，鸡汤300克。

【做法】冬虫夏草洗净酒泡；再将鹌鹑去毛和内脏，过热水后晾凉；把葱切段，姜切片放入鹌鹑腹中，再在每只鹌鹑的腹内放入冬虫夏草2～3条。然后用线缠紧后放入瓷盆中，加入调味料用湿棉纸封口后蒸40分钟即可。

【功效】有补气养血、肺肾同调的作用，常用于妇科保健。

◎ 冬虫夏草木耳炖乌龟

【材料】淮山药16克，枸杞子16克，冬虫夏草40克，白背木耳20克，细盐少许，生姜1片，红枣2粒，乌龟1只，瘦猪肉120克。

【做法】将山药和枸杞子于清水中浸泡，白背木耳泡发，再把洗净的乌龟和瘦肉、生姜、大枣一起放入瓷盆内，加入开水，隔水炖4小时，调味后即可食用。

【功效】有开胃健脾、补肝滋肾、活血散瘀的作用，适用于骨肿瘤患者。

◎ 冬虫夏草鸭

【材料】雄鸭1只，冬虫夏草5～10条，葱、姜、食盐各适量。

【做法】将鸭子洗净后放入沙锅内，加入冬虫夏草和调味料，加入适量的水，以小火炖，熟烂后即可食用。

【功效】有补气助阳的作用，适用于久病体虚、身冷汗多的患者。

健康小贴士

现在，冬虫夏草的价格十分昂贵，因此许多不法商家常常会用各种手段以次充好，市场上也就出现了大量的假冬虫夏草。假冬虫夏草不但不能起到保健作用反而对身体有害，得不偿失，因此购买冬虫夏草之前一定要慎加选择。现向大家介绍几种常见的作假手法。

1.早年有用模具制作的冬虫夏草，这个在形状上和正品冬虫夏草有着很大的不同，容易发现。

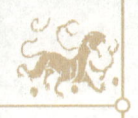

2.用牙签把断开的冬虫夏草串联起来。

3.在冬虫夏草中加入一些比重较大的混合物，比如将重金属涂在冬虫夏草上。这些重金属基本上都是有毒的，买时可以对光观察，看看有无金属光泽。

4.现在最常见的是以其他品种的冬虫夏草来冒充，这个主要是看腹足的数目以及看看水煮之后有无脱色的现象。

5.冬虫夏草里常常被混入泥土，也就是所谓的"一斤冬虫夏草半斤土"，因此在买冬虫夏草时应抖一抖。

国医大师教养生

王老言：

"这个肠癌我对它有点儿藐视，因为肠子特长，去了一点儿没关系，最多是底下的去掉了，再开个洞。……你紧张它也不会就好了，只会加重，施加了压力嘛。现在都证实了，神经跟内分泌的问题、内分泌跟内脏功能的问题，没有好的影响，何必呢？"

——《养生经方》

癌症对于许多人来说是一种十分可怕的疾病，但是王老两次患上癌症，结果都被他一一化解。2000年时，王老因为肠道大出血被紧急送到医院检查，结果出来之后，让所有人大吃一惊，王老患上了结肠癌。积极治疗后康复出院的王老，在半年后不幸又患上了左上肺鳞癌。在自己开方调养与四大养生秘方的帮助下，王老很快又开始接待找他开方问药的患者。

这四大秘方除了上文提到的吃冬虫夏草以外，还有以下三点。

1. 不"忌讳"地吃东西

王老指出人们在正常情况下是不需要过分忌讳饮食的。太过在意反而会导致饮食摄入的偏颇，从而影响健康。

2. 冷食多在嘴里含一会儿

王老自幼就爱吃甜食，年纪大了以后，冰激凌竟成了他的最爱。但是这么寒凉的东西吃多了是会伤身体的，为此王老特意想出一绝招，那就是在嘴里多含一会儿。王老说这样做的话，吃下去的冰激凌温度便会

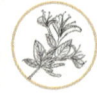

升高，对身体也就没有什么损害。

3．吐故纳新

王老常采用腹式呼吸的方法进行"吐故纳新"的锻炼，方法十分简单：向外呼气时瘪肚子，向内吸气时鼓肚子，按照正常的呼吸频率就行。这样就能将身体里的废气更多地呼出去，然后再将新鲜的空气更多地吸入体内，有吐故纳新的功效。

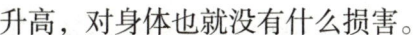

健 康 小 贴 士

王老指出，内伤饮食固然是便秘的主要病因，情志因素也是发病的关键，如果情志不畅，脏腑气机就会受到影响，从而影响到大肠传导的功能，导致便秘。因此王老针对大肠气机不利这一核心病机，以通调六腑为法，创制王氏通便汤治疗便秘，效如桴鼓。

◎ 王氏通便汤

【组成】白术15克，枳实10克，香附10克，槟榔10克，山楂10克，鸡内金10克，黄连3克，使君子10克，炙甘草6克。

【服法】水煎服，早晚服。

王老治疗便秘强调辨证论治，综合运用中药、食疗、养生等多种方法加以治疗。王老常告诫患者饮食上要注意搭配，不可偏颇；定时排便，按时休息；同时还要注意调整情绪，神清才能便通。

国医大师教养生

王老言：

"煎药当中要注意几个问题。首先，药一定要多浸多泡，先用水泡1个小时左右，泡透了以后再煎。……煎煮时开始用大火，煮开以后就要用小火。一旦不注意煎煳了，不要因为糊一点还无所谓，再加一点水熬进去，服用后可能会像急性胃肠炎一样，腹部绞痛，又吐又泻。"

—— 《王绵之方剂学讲稿》

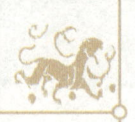

汤药是中医方剂治疗的核心手段之一，但是影响疗效的不只有医生的水平与药材的质量，也和药材煎煮的方法有关。王老作为方剂学的创始人，在药材煎煮方面自然有着自己独到的认识，他提出以下几点注意事项，供大家参考。

（1）煎汤药的器具不能用铁锅，因为铁器会和多种中药成分起反应，影响药效。同时也不能用钢精（铝）锅、搪瓷锅，最好是用沙锅，沙锅有孔，按中医的说法叫做通天地之气。另外，药锅上还要有盖子。

（2）煎药最好用天然水，如雨水、泉水等，也可用地下水、自来水，但用自来水时需要注意先静置一段时间，以使消毒的氯气尽可能挥发掉。

（3）在用火方面，现在的煤炉、煤气、电炉，虽不如过去的桑柴火、芦苇火带有药性，但是因为可以控制温度、控制时间，反而有利于熬药。

（4）一般来说，清热药、泻下药、解表药煎的时间宜短，一般15～20分钟即可；其他药煎的时间可以长点，特别是滋补药，要更长些，可以达到40分钟以上。

（5）煎药前，一定要将药充分浸泡，一般先用水泡1小时左右。如果是茯苓、鸡血藤一类大块的药物，时间要更长一些，泡透了以后再煎。

（6）开始时用大火煎药，煮开以后改用小火。熬糊了的药必须倒掉，不要重新加水再熬，否则会引起腹部绞痛。

（7）通常，药煎2次，有的药剂特别大，药含的汁特别多，如补益剂中党参、黄芪、当归、熟地黄、枸杞子、天冬、麦冬等，可以煎3次。

（8）有些药需要先煎，如矿石类、贝壳类以及有毒性的药物，一般需要先煎30～50分钟。先煎的药可以等汤凉了再加其他药进去，等泡透了再煎。

（9）一些有挥发油的药如砂仁、豆蔻仁等需要后下，药煎好以后放进去，用筷子一搅，盖好闷着就好了，不用再煎，否则就没有效果了。

（10）有些药需要包煎，一方面是防止毛样东西刺激咽喉，如辛夷、旋覆花等；另一方面是防止糊锅，如菟丝子、车前子等。

（11）小儿吃药比较困难，可以减少药量，熬的时候先用开水泡，但是要密封，冷却以后放在火上熬一次就可以了，这样煎一次作两次服，药汤的量减了一半。

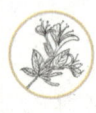

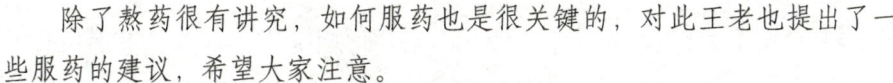

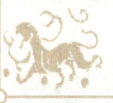

　　除了熬药很有讲究，如何服药也是很关键的，对此王老也提出了一些服药的建议，希望大家注意。

　　1.中医汤剂的习惯用量，一般是一剂药煎两次，混到一起为一天量。有时病比较重，可以适当加量，两天喝三剂。

　　2.药一般要温服，不要留在药罐子里，应及时倒出来，服药时隔水加温就可以了，这样可以减少汤药冷服对胃的刺激。

　　3.服药应注意与吃饭隔开，即空腹服药，一般与吃饭相隔1～2小时就是空腹了，不是特指早晨吃饭前吃才是空腹。

　　4.有些药要注意时效，特别是需要打碎的药，如杏仁、桃仁、牛蒡子等，凡加热炒过或存放时间长了会走油，吃了容易吐。

　　5.昏迷患者，或者高热的患者，服药可以用羊角引流，把角尖锯掉，放在嘴里慢慢灌。

　　6.补养药，或治疗内科杂病的一些汤药，不是由于外邪引起的，服药的时间可以不拘。

　　7.祛邪的药，如发汗药、清热药、泻下药，煎的时间不宜过长，服头煎跟二煎通常间隔三四个小时。

　　8.有外邪的病，例如解表药，服药的最好时间是在半夜。

　　9.慢性病、内科杂病往往需要在相当长一段时间内用药，不影响工作，可照常上班，早上空腹服就行了。

　　10.驱虫类药以临睡前服为好。

　　11.泻下药除了外感病、热积，以空腹服为好。

　　12.疟疾用中药治疗，一定要在发病前1～2时刻服，迟了服药反而会导致症状加重。另外，疟疾一般定时发作，提前说明病容易好，推后说明病加重了，计算时间时必须把这个时间算在内。

　　13.寒病用热药治，可等药汁凉一凉，防止服用以后出现恶心呕吐。可在舌头上用鲜生姜稍微擦一擦，严重者可以加生姜汁三五滴，不能多加。

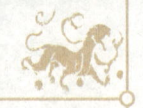

食疗宝库

◎ 香蕉粥

【材料】香蕉100克，空心菜100克，粳米100克，盐或白糖适量。

【做法】空心菜洗净，取嫩尖；香蕉去皮，捣烂成泥。粳米淘洗干净，武火煮至八成熟时，加入空心菜、香蕉泥，加盐或白糖，同煮为粥。

【功效】润肠通便，清热解毒，生津润燥，适用于痔疮伴大便秘结出血者食用。

【注意】脾胃虚寒、大便溏泻者不宜多食。建议每周吃3天，早晚服用。

02 邓铁涛

未雨当绸缪，上工治未病

邓铁涛，1916年10月出生于广东省开平县的一个中医家庭中，受父亲影响，自幼接触中医，于1932年考入广东中医药学校，先后跟陈月樵、郭耀卿、谢赉平等中医大家学习。新中国成立后，邓老为中医事业的复兴做出了大量的努力，多次上书党中央，为中医中药争取政策支持，现为广州中医药大学终身教授。

邓老行医60余年，既重视理论又着力于临床，提出了五脏相关学说、伤寒与温病关系、岭南地域医学研究等观点。特别是他研制出来的"冠心丸"、"五灵止痛散"对治疗相关疾病有着极好的疗效。邓老还提出要以"上工治未病"的中医思想寓于生活养生保健之中，在非典型肺炎、禽流感等疫病的预防治疗工作中做出了不可磨灭的贡献。

跟国医大师学保健

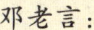

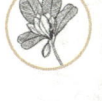

邓老言：

　　"五禽戏、太极拳、八段锦之类属内功。中老年人不宜行快跑、网球等剧烈运动，以其刚也，刚则耗气。而内功用意不用力，以意为主，以意为引，以气运肢体，不偏不倚，不会伤气耗血。太极拳、八段锦，都是中医保健养生学的精华。"

——《健康报》

　　邓老指出，运动是养生保健的重要环节。华佗探讨五禽戏时指出："体欲得劳动，但不当使极耳。动摇则谷气消，血脉流通，病不得生。""不当使极"，说的就是运动应适量，太过则对养生不利。而对于中老年人以及体质较为虚弱的人来说，选择五禽戏、太极拳、八段锦等内功运动进行养生锻炼最为适宜。

　　太极拳乃是依据《易经》阴阳之理、道家导引吐纳、中医经络创制的一套有着调和阴阳、依从大自然运转规律的一种拳术，其核心是无极生太极，太极分两仪，两仪化三才，三才显四相，四相演八卦，八卦生六十四卦以至万物。

　　太极拳有着呼吸匀长、静中寓动、举动轻灵、虽动犹静的特点，可以起到调和人体阴阳、和畅气血、疏通经络的作用。总的来说，坚持操练太极拳可以平衡和营养精、气、神以增强人体生命力，使之日趋旺盛。

第一章 春季养生

健 康 小 贴 士

　　太极拳是养生保健的优秀功法，但是如何更好地练习太极拳，为养生保健服务，是我们应当注意的一个方面，这里给大家提几条练习太极拳的建议。

　　1.心静体松：刚刚习拳，大部分人都有些好高骛远，恨不得一下子就把拳练好、练精，就取得怎样怎样的养生效果，那是不可能的。初学者须有一个良好的心态。只有循序渐进地学习，坚持不懈地练习，方

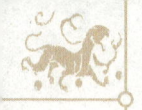

会有成效。而在操练的时候要注意，思想上应排除一切杂念，不受外界干扰。"体松"指的不是让身体松懈疲沓，而是要在姿势符合拳理的同时，有意识地让全身关节、肌肉以及内脏等达到最大限度的放松状态。

2.连贯圆活：太极拳练习的基本要求是"心静体松"，而是否做到"连贯圆活"才是评价一个人功夫深浅的主要依据。太极拳练习要求连贯，而这个"连贯"要求的是肢体的连贯，就是"节节贯穿"。肢体的连贯是以腰为枢纽，在动作转换时，下肢要求的是以腰带跨，以跨带膝，以膝带足；而上肢则是以腰带背，以背带肩，以肩带肘，再以肘带手。"圆活"则是在"连贯"的基础上要求动作给人以活顺、自然的感觉。

3.虚实分明：是以"运动如抽丝，迈步似猫行"为目标。特别是在动作变化的时候尤其要注意，肢体各部在运动中不要出现不稳定的现象。一般情况下，下肢以主要支持全身体重的腿为实腿，辅助支撑或移动换步的腿为虚腿；上肢以做动作的手臂为实臂，以辅助的手臂为虚臂。像阴阳互限一样，虚实不但要分明，虚实亦要相互渗透，灵活变化。

4.呼吸自然：自然呼吸、腹式顺呼吸、腹式逆呼吸都是太极拳练习的呼吸方法。不论采用哪一种方法，都要做到均匀、自然，与动作相互配合。一般来说，初学者自然呼吸比较适宜。

国医大师教养生

邓老言：

"急性阑尾炎是由于寒温失调或饮食失节或喜怒无度，而使"邪气"（淤秽之物如粪石之类）与"营卫"互相搏结于肠道，致使运化失职，糟粕积滞，气血瘀阻，积于肠道而成肠痈。如果诱发肠痈的瘀热没有出路，那么瘀热与血肉便腐败成脓。本病为实证、热证。因此，有效而便捷的治法便是祛邪从下而出，邪有出路，则脓不成而证自安。"

——《邓铁涛医案与研究》

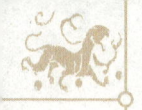

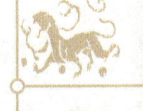

　　现代医学在治疗急症的时候，西医西药往往先上，以至于给人以中医不能治急症的感觉。但是邓老认为，中医中药在治疗急症方面有许多宝贵的经验，问题是没有整理成一套诊治体系，使之成为有效的常规手段。20世纪中叶，邓老便针对急腹症中的急性阑尾炎创立了一套综合诊治的体系，通过运用中药针灸及外敷法进行治疗，使大量患者免受手术之苦。

　　急性阑尾炎，又被老百姓称盲肠炎，在中医则被称为肠痈，是一种常见的急腹症，多因脾胃功能失调，再加上其他如饮食不节、突然奔跑等诱因，致使饮食糟粕不得通降，从而积滞，使气血淤阻，积于肠道。若是诱发肠痈的瘀热没有出路，那么瘀热和血肉便会腐而成脓。因此，邓老首先用大黄牡丹汤加减治疗本病。

◉ 大黄牡丹汤加减

　　【组成】生大黄12克（必须后下），冬瓜仁24克，芒硝9克（冲服），桃仁6克，粉丹皮12克。

　　【用法】芒硝以外的药加水1000毫升，煎至300毫升，去药渣后再加入芒硝，煎沸后一次喝完。

　　【功效】泻热消肿，散结破淤。

　　【加减】痛得厉害的加蒲公英或三七末；发热严重的加紫花地丁、金银花；若是腹部亦有化脓出现包块的加皂角刺；病后期则可以加入党参或人参以扶正。

　　邓老指出，只要诊断的是"急性阑尾炎"，越早使用本方将瘀阻的糟粕和脓腐的血肉通泻下来越好。若是在用药三四小时后，还不见泻下，可再服一剂，以尽快达到泻下之目的。得泻后，第二天仍需继续用药，直到痊愈。但后期泻下药大黄、芒硝等应有所减轻，同时增加清热解毒药。需要注意的是若是诊治不够及时，病情恶化，比如合并弥漫性腹膜炎时，选择用本方泻下则需慎重。但是若发展成阑尾周围脓肿时，仍然可以通过辨证加减使用本方。即使腹痛已经减轻，也不发热，也不可以掉以轻心，仍要再服3副以上以求巩固疗效。

　　与此同时，病情较重的最好还是配合针灸和外敷法同时治疗。

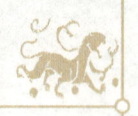

1. 针灸

针阑尾穴，首先用泻法深刺之，捻针20分钟左右，接上电针后通电半小时，再留针1小时。最好每天扎1次，连扎3天。进针前需先探查周围有无压痛点，若有直刺压痛点即可。若有发热、恶心、呕吐者加曲池、合谷、内庭穴等。

2. 外敷法

三黄散外敷。

◉ 三黄散

【组成】黄连9克，黄芩9克，大黄9克，蛇床子9克，寒水石9克，黄丹2克，白矾3克，轻粉、白芷、无名异、木香各少许。

【用法】把上药打粉，用蜂蜜加水调匀后，敷于患处，干了以后就可以换掉。

健 康 小 贴 士

阑尾炎患者应吃清淡饮食，多吃些富含纤维的食物，以使大便保持通畅。一般来说，对于温热性质的动物肉如羊、牛、狗肉应少吃，而葱、姜、蒜、辣椒等辛辣之品也不宜多吃。而那些有清热利湿、解毒通便作用的食物，如绿豆、苦瓜、豆芽等都是可以吃一些的。多选容易消化的食物为佳，刚刚恢复的时候应当多吃酸奶、软面条、烂粥、肉汤、鸡蛋、鱼类、柔软的煮菜叶子和马铃薯等，然后慢慢恢复正常饮食。

这里给大家推荐几个适宜于阑尾炎患者的食疗方子，以供参考。

◉ 冬瓜仁苦参汤

【材料】冬瓜仁15克，苦参30克，甘草10克。

【服法】水煎，调蜂蜜适量饮服。

◉ 芹菜瓜仁汤

【材料】芹菜30克，冬瓜仁20克，藕节20克，野菊花 30克。

【服法】水煎，每日分2次服。

◉ 桃仁薏苡仁粥

【材料】桃仁10克（去皮尖），薏苡仁30克，粳米50克。

【服法】加水同煮至极烂服用。

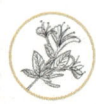

跟国医大师学保健

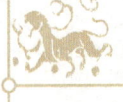

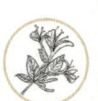

◎ **败酱草汤**

【材料】败酱草30克，忍冬藤20克，桃仁10克，薏苡仁 30克。

【服法】水煎，每日分2～3次服。

◎ **蛇舌草败酱草汤**

【材料】白花蛇舌草30克，败酱草20克。

【服法】煎水，调入蜂蜜适量饮服。

国医大师教养生

邓老言：

　　"人体日常状态都有其偏态，绝对的'阴平阳秘'非人之常态，阴阳的轻度失衡在亚健康状态最为常见。因此，可以药食之性味纠正人体之失衡。"

——《健康报》

　　邓老虽说患有高血压，但已经94岁高龄的他，身体健壮，思维敏捷，那么邓老都有什么养生的秘诀呢？

　　首先便是洗足，邓老通过中药浴足配合他的日常饮食起居与气功锻炼等综合措施调理，血压一直控制良好。邓老强调"中药浴足这种看似简单的方法不能丢"。足部素有人体"第二心脏"的美称，根据全息理论，足部分布着全身相应组织、器官的反射区，是经气产生的根本。用中药浴足易于激发经气，调整脏腑功能，是一种疗效佳且安全的方法，而在洗足中轻松保健、防病，更是中医养生的一大优势。中药浴足是以适当温度的中药药液进行足部熏洗，从而达到治疗全身疾病的目的。

◎ **邓氏降压浴足方**

【组成】怀牛膝30克，川芎30克，天麻15克，钩藤10克，夏枯草10克，吴茱萸10克，肉桂10克。

【用法】加水2000毫升煎煮，沸后10分钟，取汁趁温热浴足10分钟，上午、下午各1次，2～3周为1个疗程。

【功效】本方具有清热息风、平肝潜阳、活血行气通脉、补益肝肾等功效，从整体上调整人体的气血阴阳，疏通经络，使高血压患者重新

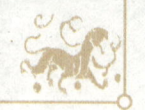

恢复阴平阳秘、气血调和的生理状态。对高血压病降压效果确切，尤其对气虚痰淤型、痰湿壅盛型高血压病的降压效果显著。

此外，"邓老凉茶"乃是邓老根据现代广东人群的体质、生活特征及岭南气候的特点，凝集自己60余年的行医心得而研制出的。现代人由于工作压力大，经常熬夜，又缺乏运动锻炼，体质多偏于阴虚，而传统的凉茶多以寒凉药物为主，不适合现代人的体质。在此基础上，邓老对传统配方进行改革，研创出药性平和，更适合现代人体质的凉茶配方。"邓老凉茶"不同于一般的凉茶，由金银花、菊花、蒲公英、白茅根、桑叶、甘草六味中药组成，口味轻清甘淡，尤其适合亚健康人士调养身体。

健康小贴士

除了上面的两个秘招外，邓老每天规律的生活习惯也是他长寿的秘密。下面是邓老每天在家中的起居安排，很少打乱。就让我们一起来学习一下吧。

1. 6：00早晨起床。

2. 6：00—6：30床上静坐，练习吐纳。

3. 6：30—7：15自我保健按摩。

4. 7：15—7：30饮茶。

5. 7：30—8：00打八段锦。

6. 8：00—8：30早餐。

7. 8：30—9：00早餐后练气功。

8. 9：00—11：30读书、看报、写文章等。

9. 11：30—12：00中午绕楼散步10圈。

10. 12：00—12：30午餐。

11. 12：30—13：00午餐后看会儿报纸。

12. 13：00—14：30午睡。

13. 14：30—18：00读书、看报、写文章等。

14. 18：00—18：30打太极拳。

15. 18：30—19：00晚餐。

16. 19：00—21：00看电视。

17. 21：00—21：30冷热水交替洗澡。

18. 21：30—22：00练30分钟气功，然后看书读报。

19. 22：00之前准时就寝。

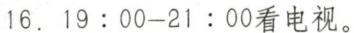
国医大师教养生

邓老言：

　　"疼痛的出现，特别是疼痛较剧时，如能掌握一些简易疗法，不但可减轻患者的痛苦，争得治疗时间，有时还能解除疼痛，把病治愈，尤其是在远离医院、手头上又无针药的情况下，更显其优越性和重要性。"

——《邓铁涛先生的止痛妙法》

　　平日生活里，谁都难免有个头痛、腹痛的，邓老给出了几个家用的止痛妙法，我们来看看吧。

1. 头痛

　　邓老指出，只要不是急危重症的头痛，选择"开天门"的按摩手法治疗头痛不失为一种有利无弊的疗法。

　　采取坐姿，全身放松，施术者站在患者的前方，用一只手扶托患者头的后部，再用另一只手的拇指点揉患者眉心的印堂穴四五下，之后沿督脉，先上头顶，再推按至后脑的风府穴，反复点揉推按7次即可。

　　再用双于拇指同时点按患者前额的中央，同时把其余的四指贴放在头的左右两侧，固定住后用拇指左右横抹患者前额至发际，如此亦7次。

　　最后用双手拇指按住印堂穴，沿着眉棱骨的上缘，左右分别横抹至太阳穴，后点揉四五下，然后用中指从鬓角掠入发际后绕耳背推至风池穴，在风池穴点揉三四下，反复7次后即可。

　　这个手法被称为"开天门"。无论外感还是内伤的头痛，都可以用此手法进行治疗。

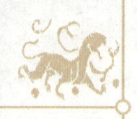

2. 落枕

落枕在急性发作之时，令人非常痛苦，坐卧不安。邓老指出应当首选按摩的方法加以治疗。

先在患者的颈肩部的患侧用大鱼际或小鱼际上下来回按摩，手法以轻柔为宜，动作要柔和，务必使按摩的皮肤潮红且有发热感，从而促进患部的血液循环，调动经气。

潮红以后在患部寻找痛点。一般情况下，落枕之人，在患处一定会有1个或多个痛点，而痛点之下多有筋结，这是由于风寒湿热等因素导致经脉痹阻，使肌肉痉挛收缩，从而形成筋结，出现疼痛。当找到痛点以后，便对痛点下的筋结行提拉弹拨手法，手法宜由轻渐重，再由重转轻，而施术时间视病情轻重而定，以筋结变软松解，疼痛消失为度。

最后可用手掌背连续抽拍患者患侧的肩颈背部，连做三四次即可收功。

此外，邓老还指出可以通过捏脊治疗小儿腹痛，按压肩井穴治疗胃痛等。

健康小贴士

下面介绍几个治疗头痛的食疗方。

◉ 黄芪白芷炖乌骨鸡

【材料】黄芪30克，白芷15克，乌骨鸡半只（约500克）。

【做法】乌骨鸡去毛去内脏，洗净，黄芪、白芷装入纱布袋中，一起放入沙锅，文火炖煮，至鸡烂熟，去纱布袋，加调料即成，喝汤吃鸡。

【功效】有补脾益气、滋阴养血的功效，用于气血亏虚所引起的头痛、眩晕。

◉ 桂圆肉煮鸡蛋

【材料】桂圆肉30克，鸡蛋2个，冰糖适量。

【做法】鸡蛋和桂圆肉分别洗净，一起放入沙锅，加水文火炖煮，蛋熟后去壳，再煮1小时，加入冰糖溶化即成，喝汤吃蛋和桂圆肉。

【功效】有滋阴养血、宁心安神的功效，用于血虚头痛、心悸失眠等。

⊙ 杞子炖羊脑

【材料】枸杞子30克，羊脑1副，生姜5片。

【做法】羊脑洗净，去筋膜，与枸杞子、姜片一起放入沙锅内，加水文火炖煮2小时，加调料即成，喝汤吃脑。

【功效】有益脑养血的功效，用于血虚头痛、眩晕。

⊙ 桂圆红枣汤

【材料】桂圆30克，红枣50克。

【做法】桂圆和红枣洗净，红枣去核，一起放入沙锅，加水文火煮2小时即成。

【功效】有益气养血的功效，用于气虚头痛。

⊙ 鱼鳔葱白汤

【材料】鱼鳔30克，葱白10根，调料适量。

【做法】将鱼鳔泡软，加水适量，煮沸，加入葱白再煮片刻，加调料即成。

【功效】有补肾益精、息风通阳的功效，用于阴虚阳亢引起的头痛。

食疗宝库

⊙ 紫菜胡萝卜粥

【材料】紫菜20克，胡萝卜250克，陈皮15克，糯米100克，盐4克，味精2克。

【制作】陈皮洗净，煎取浓汁，紫菜洗净，胡萝卜洗净切片。再将糯米淘洗干净，加入药汁，加紫菜、胡萝卜片，加入清水适量，同煮为粥，粥成时加盐，略煮即可加入味精食用。

【功效】软坚散结，适用于淋巴结结核切开或自行破溃后的辅助治疗。

【注意】腹痛腹泻者不宜食用，不宜与氢氯噻嗪、维生素C、白萝卜、白酒同食。

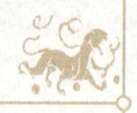

03 朱良春

惊蛰诸虫动，恰用得络通

朱良春，1917年8月出生于江苏省镇江市，20岁时转入上海中国医学院，拜入章次公先生门下，得章老真传。朱老虽久居南通却闻名天下，盖是因其高超的医术与仁善医德。其师赠他一方印章，上书的"神仙手眼，菩萨心肠"便是朱老一生的真实写照。

朱老从医70余年，以擅长治疗风湿病与癌症等疑难症著名。他于2006年建立的"南通良春风湿病医院"，为无数风湿病患者解除了病痛。朱老用方选药善用虫类药，他所创的"益肾蠲痹丸"，是目前唯一能修复骨膜破坏的中药制剂，使得类风湿关节炎的治疗有了突破性的进展。此外，"复肝丸"、"仙橘汤"、"痛风冲剂"、"金龙胶囊"都是朱老研制的新药，对慢性肝炎、结肠炎、痛风、癌症等疑难重症有着显著疗效。

朱老医术高超，学识渊博，更让人敬佩的是他那一脸的平和与安然，朱老指出情志困扰不疏乃是疾病发生的根本，无论是抑郁还是紧张、冲动、愤怒，都会使人体免疫系统功能减弱，引发癌症、心脑血管疾病、肠胃病等，并说："乐则长寿，神安延年，我想这个道理大家一听就懂，但是不是真的能把得失看淡、把名利看开，在遇到不顺心的事时，尽量不懊恼、不烦躁，不为一点小事耿耿于怀呢？"

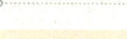

国医大师教养生

朱老言：

"中医的肾是对下丘脑、垂体、靶腺之神经、内分泌、免疫、生化、代谢等生理病理的概括。肾虚是以神经、内分泌紊乱为主的机体内环境、综合调控机能的障碍。这些障碍既导致衰老的出现，也是血瘀的根源。肾虚和血瘀互为因。"

——《朱良春治疗老年痴呆症临床经验》

跟国医大师学保健

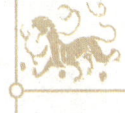

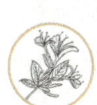

在20世纪中叶朱老还只有20多岁时，他还拥有一个"五毒医生"的雅号，便是因为他善用有毒的虫类药。虫类药作为血肉有情之品，有着十分强的生物活性，但因为其作用峻猛、具有一定的毒性，故能搜剔深入精髓骨髓的病邪，一般的年轻医生是不敢乱用的。当年，药店老药师当得知朱良春只有20多岁时，赞叹道："这个年轻大夫，胆子可真大。"

朱老以多年行医经验总结成一个治疗头晕头痛、记忆力减退的特效方——"健脑散"，以虫类药活血搜络，配伍补气滋阴的药物，调整最根本的原因——血瘀和肾虚，直中病灶，屡见奇效。下面我们看看这个方子的具体组成和服用方法。

健脑散

【组成】红人参15克（可用参须30克代替），地龙、制乳香、制没药、炙全蝎各12克，紫河车、鸡内金各24克，地鳖虫、当归、枸杞子各21克，制马钱子、川芎各15克，血竭、甘草各9克。

【制法】先用水浸马钱子一日，去毛后晒干，过麻油炸，要注意火候，一般在炮制中可取一枚切开，以切面黑色呈紫红色最合适。

【服法】将药打粉后每次吃5克，一天吃2次。

【主治】头晕头痛，视力减退，周身酸痛，健忘神疲，变天时加重；或有食欲缺乏，睡眠不安，容易急躁冲动。

朱老的"健脑散"有缓中补虚、缓中取效、虚实同治、重药轻投、缓缓斡旋的特点。因此对于寒热虚实错杂者，或体弱者，或食欲不足、饮食减少、补不受补、清不能清、久不胜攻者的倦怠乏力、脑供血不足、记忆力减退等症状有很好疗效。

健康小贴士

著名中医大家李时珍曾说"脑为元神之府"，脑主管人的意识思维、长短期记忆力、视觉、听觉、嗅觉、语言等生命活动。所以脑是生命要害的所在，是人体极其重要的器官，健脑则是一项十分有益的保健工作。为达到健脑养脑的目的，我们可以通过做脑保健操来改善脑供血。

第一章 春季养生

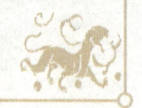

1.耸肩运动：两足分开与肩同宽，双膝微曲站立，两手自然放于身体两侧，两肩上提，尽量贴近耳朵两侧，稍停片刻，肩头突然下落，重复耸肩8次。

2.扭肩运动：取坐位或站立位，屈肘90°，缓慢均匀地扭转双肩，先由前向后，再从后向前，旋转遍数不拘。

3.转肩运动：取坐位或站立位，十指交叉于胸前，掌心朝下，尽量左右转肩，同时头随着缓慢向后转（应避免转动太快而导致眩晕），注意保持开始时的姿势，转动幅度要不小于90°。左右交替，各重复5～10遍。

4.屈肩运动：取坐位或站立位，先尽量把肩膀向后弯曲，到不能再向后以后再用力让两肩向前弯曲，并把两只手背靠一起，如此重复5～10遍。

5.叉手前伸运动：取坐位或站立位，屈肘，十指交叉置于胸前，两手迅速前伸，同时迅速向前低头，使头夹在伸直的两臂之间，重复5～10遍。

6.体后举臂运动：自然站立，两臂向后伸直，十指交叉相握，随即用力上举双臂，状似用肩胛骨上推头的根部，保持两三秒后，两臂猛地落下，此时双臂可稍撞击腰部（不宜用力过猛），做一遍即可。

国医大师教养生

朱老言：

"母亲知道后，把绿豆、薏苡仁、扁豆、莲子、大枣清洗干净，用黄芪浸泡过的水大火煮开，换小火煮40分钟，再放入枸杞子煮10分钟，煮出来的粥不仅味美，而且能抗疲劳、强体力。吃了几个月后，精神开始好转，不再感觉疲劳，这个习惯就保持下来，到现在还坚持每天喝上一碗。"

——《朱良春的养生法则》

朱老自其30岁行医时，一度曾深感疲惫，母亲用家传配方熬制长寿粥让其早晚各食一碗，后其夫人熬制，现女儿接替熬制，每天早晚服用

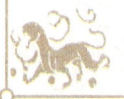

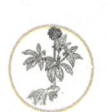

一小碗，已坚持60余年。朱老现在身体矫健，面色红润，无论是出门诊还是去外地参加各种活动无丝毫的疲惫，不可谓与此粥无关。这碗粥，便是朱老的养生粥。

◉ 养生粥

【材料】红枣30克，莲子50克，绿豆50克，薏苡仁50克，扁豆50克，枸杞子10克，黄芪水2碗。

【做法】先将红枣、绿豆、薏苡仁、莲子、扁豆洗干净，放入沙锅里，再加入黄芪水，先用大火煮开，再用小火煮40分钟，最后放入枸杞子，熬10分钟即可。

【服法】将熬出来的粥分为5天的量，分别存入冰箱，每天吃的时候加温即可。

【作用】调补五脏。

【注意事项】朱老并不用养生粥代替主食，每次只吃一小碗。方中的一个关键便是黄芪水的熬制。

【黄芪水制法】用250克黄芪加入适量的水小火煮15分钟，将水倒出，再加入适量的水，再煮15分钟，将水倒出，两次水混合搅匀，便是熬制养生粥所需的黄芪水。只有用黄芪水熬的粥才是朱老的养生粥，切记！

健康小贴士

这里再给大家介绍几种养生粥的做法，可分别起到调脾胃、美容的作用。

◉ 苡仁茯苓小米粥

【材料】生薏苡仁60克，土茯苓20克，小米150克。

【做法】洗干净材料后，用纱布包好土茯苓，煮40分钟即可食用。

【服法】喝粥前取出土茯苓，一周多次。

【宜忌】忌与茶同服。

【说明】生薏苡仁甘淡微寒，归脾、胃、肺经，有健脾渗湿、除痹止泻的功效；土茯苓味甘淡平，入肝、胃二经，有利湿解毒，利筋骨，消炎清热，健脾胃的功效；小米味甘平，亦可健脾。全方健脾养胃，清

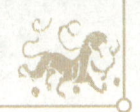

热除湿，对肝解毒能力差、容易出现痉挛骨痛、恶疮溃烂、湿疹等皮肤疾患等症状体质，都有治疗及预防的作用。

◎ 蜂蜜玫瑰粥

【材料】新鲜玫瑰花1朵，鸡汤8杯，白米1杯，蜂蜜适量。

【做法】玫瑰花洗净，分离出花瓣，白米洗净沥干备用。鸡汤大火煮沸，放入白米稍微搅拌，续煮至水开，改小火熬煮30分钟，最后加入玫瑰花瓣续煮3分钟即可。煮好的热粥盛出装碗内，加入适量蜂蜜拌匀即可食用。

【功效】玫瑰花味甘、微苦、性温，归肝、脾经，具有行气解郁、调经止痛、促进血液循环、预防便秘之功效，使气色红润、肌肤光滑有弹性，是女性最佳的天然养颜保养品之一。蜂蜜味甘、性平，归脾、胃、肺、大肠经，有调补脾胃、缓急止痛、润肠通便，润肤生肌的功效。蜂蜜遇热，会使蛋白质等营养素转化成蛋白酶，可使肠胃蠕动加速从而减少人体对摄入食物的吸收。故蜂蜜能加速新陈代谢，帮助恢复窈窕身材。

国医大师教养生

朱老言：

　　"养生没有捷径，健康也不可能一朝一夕获得。"

——《朱良春的养生法则》

　　在朱老看来，真正的养生法则是平淡的、朴实的，但又是需要坚持的。要从调整情绪、合理运动、科学睡眠、平衡饮食多方面着手，以期"保身长全"。

　　朱老虽然强调运动的重要性，但他的锻炼方式却有别于一般老年人。他说："一方面是因为我有点懒，另一方面也是怕浪费时间。但不动肯定是不行的，我的办法是，每天晚上站着收看新闻联播，一边看一边活动四肢，手臂来回摆动，有点像打太极拳，腿则下沉、弯曲，呈半蹲姿势，这样5分钟就能感觉身体变热，十来分钟就觉得微有汗意，这时我就不动了，慢慢放松。我认为运动一定要适量，贵在坚持。"

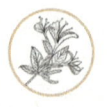

跟国医大师学保健

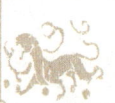

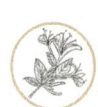

朱老坚持"每日必有一得"。他说："我没什么嗜好，唯一的乐趣就是读书。每天晚上临睡前，我都要回顾自己今天有没有什么新的知识和体会。如果没有，我一定要去翻书看报，直到发现哪个观点特别好、哪句话特别精彩，我才能酣然入睡。这个习惯我已经养成很多年了，我觉得这是一种精神上的填补，让我不会感觉自己精神空虚，从而心安理得地入眠。"

"古人讲'日出而作，日落而息'，这是符合人体规律的。中医认为，白天是阳，晚上是阴，白天要活动，晚上要休息。如果长期该活动时不活动、该休息时不休息，就会导致人体五脏六腑功能失衡、气血混乱，伤害自身健康。"朱老感慨地说。他认为现代人经常熬夜，但无论如何，要争取在夜里11点前睡觉。并说："每天晚上11点到凌晨1点是阴阳交接的时候，这是一天中阴气最盛、阳气最弱之时，是最好的睡眠时间，如果连续熬夜，就会损耗人体阳气，即使你第二天睡到10点也不容易补回来。"

对于饮食，朱老以"节食可去病"为核心，即在饮食上一定要节制。他说："宴请一般多是肥甘厚重的美食，我是不大参加的，实在推辞不掉，也尽量以素食为主，肥腻少吃一点儿。"

健康小贴士

朱老曾在《生命时报》上发文指出："现在保健品的宣传太夸大。保健品好不好呢？有一部分不错，但要因人而异，阴虚的人要养阴，阳虚的人要扶阳。如果阴虚的人吃了热性的保健品，就会火上加油，变本加厉；阳虚的人吃了滋阴的保健品，就更没精神了。所以保健品还要辨证用，最好向医生咨询，对症下药，效果会更好。"

我们知道保健品并不是药品，虽然能够调整人体机能，但是毕竟不能治疗疾病，最多呢，是用来进行辅助治疗。另外，我国对保健食品的功用范围有规定，只有22种，包括：免疫调节、调节血脂、调节血糖、延缓衰老、改善记忆、改善视力、促进排铅、清咽利喉、调节血压、改善睡眠、促进泌乳、抗突变、抗疲劳、耐缺氧、抗辐射、减肥、促进生长发育、改善骨质疏松、改善营养性贫血、对化学性肝损伤有辅助保护

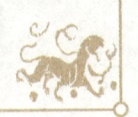

作用、美容、改善胃肠道功能，所有超出这22种功用的保健食品的宣传既是违法的，又很可能是不真实的。

因为大部分保健食品的设计与组方都是依附于中医药理论以及中医养生思想，因此会有多种保健食品针对的功用在22种是相同的，但是因为组方、选药都是不同的，对人体的健康会产生不同的影响，我们一定要在选择之前多向专家进行咨询，以求选出最贴合自身的保健品。

在买保健品之前要注意以下几点：

1.学会发现虚假宣传。多数虚假广告均会把自己的产品吹捧得令人难以置信，我们需要高度警惕。以下是虚假宣传的常用手段：

(1) 可以治愈或治疗所有的疾病。

(2) 快速和有效的"治百病的灵丹妙药"。

(3) "假一赔十"、"无风险，原银奉还"、"数量有限"，或需要提前付款。

(4) "全天然"、"没有任何副作用"，或"绝对安全"。

2.不轻信报纸、电视广告上的健康指导信息。一般来说，可信的健康建议是要从临床中或是科学的研究后才能发表的，单纯的媒体吹捧是不可信的。特别是对"快速解决"等宣传更要提高警惕，注意选择。

3."天然"这个名词并不总是意味着"安全"。有些保健品中标示为"天然"的成分很可能对人体有害，如在大剂量服用时有害，或者可能与某些药物相互作用，产生有害的副作用。

4.未必服用越多保健品越好。某些产品长时间并大量服用会产生副作用，还有一些保健品与其他药物或食物共用时会产生不良反应。

5.食品的批准文号和卫生部规定的保健食品标志。国产保健食品为：卫食健字第×号或者国食健字第×号；进口保健食品为：卫进食健字第×号。

6.商品是否物有所值。有些价格十分昂贵的保健品，可能未必能给你带来预期的益处。

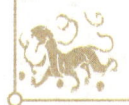

食疗宝库

◎ 萝卜山药粥

【材料】白萝卜半个，山药 300克，白米1杯，芹菜少许，盐、胡椒粉、香菜各适量。

【做法】白萝卜和山药均去皮洗净切小块，白米洗净沥干，芹菜洗净切细末。锅中加半锅水煮开，放入切好的白萝卜、山药及洗净的白米稍微搅拌，至再次滚沸时，改小火熬煮30分钟。趁热加适量盐拌匀，食用前撒上胡椒粉、芹菜末及香菜调味即成。

【功效】山药味甘、性平，归脾、肺、肾经，有益气养阴、健脾补肾的功效。因而近年被视为滋阴补阳的圣品，对于女性肌肤防皱、丰胸等有着较好的效果。山药、萝卜搭配食用，有助于女性瘦身消肿、美容养颜。

04 唐由之

天朗云清净，唐氏护目明

唐由之，1926年出生于浙江省杭州市，14岁起拜师苏州眼科名医陆南山，1952年考入北京医学院医疗系学习，毕业后进入广安门医院主持眼科工作。在到广西下基层工作时开始从事"金针拨障术"的研究和推广。

"金针拨障术"治疗白内障类疾病，有手术安全简易，技术成熟，无须缝合等优点。唐老于1974年为毛主席成功地实施了白内障手术，让主席恢复了视力。唐老作为新中国成立以来中医眼科集大成者，中西医结合治疗眼病是他最大的特点，在运用中医眼科传统治疗的同时，依据西医的检查辨证治疗，大大加快了患者的康复速度。

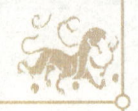
唐老言：

　　"白内障手术在有条件的地区和医院目前几乎被显微囊外摘出术及人工晶体植入术所代替，但是经睫状体平部的针拨套出术和吸出术在一些比较疑难的晶体手术中仍然具有优于其他常规手术的地方。"

————《江西中医药》

　　唐老的中医眼科大家的地位，就是因成功地将"金针开内障手法"这一极具有中医特色的技术与现代医学相结合，并加以改进与实施所奠定的。其中的关键便是"睫状体平部的针拨套出术和吸出术"，这一技术的发明所运用的"睫状体平部切口"领先了西方16年。

　　白内障的主要表现为视物模糊，畏光，视野缺失，眼睛晶状体变浑浊。中医自唐代便有对这类疾病的描述，《外台秘要》称之为"脑流青盲眼"，说道"无所因起，忽然漠漠，不痛不痒……小珠子里，乃有其障，作青白色，虽不辨物，犹知明暗三光"，与白内障的症状颇为相似。在治疗方面，中医有多种治疗白内障的方法，唐老的"金针拨障术"便是手术外治的代表。

　　中医用汤药治疗白内障亦有其独到的方面，常分为肝肾亏虚、脾胃虚弱、肝经风热、阴虚湿热四型。通过辨证，分别施治。

1. 肝肾亏虚

　　【症状】白内障初期，视物模糊，晶状体浑浊，伴见腰膝酸软，头晕耳鸣，舌淡。

　　【治法】滋肝补肾，生精明目。

　　【方药】杞菊地黄汤、石斛夜光汤（丸）。

　　【杞菊地黄汤】枸杞子10克，菊花10克，熟地黄20克，牡丹皮10克，山药15克，茯苓20克，山茱萸15克，泽泻10克。

　　【石斛夜光汤（丸）】石斛10克，人参6克，熟地黄15克，麦冬10克，山药15克，茯苓20克，甘草6克，肉苁蓉10克，枸杞子10克，菟丝

子10克，五味子6克，天冬10克，苦杏仁10克，防风6克，川芎6克，枳壳10克，黄连3克。

2．脾胃虚弱

【症状】白内障初期，视物模糊，晶状体浑浊，伴见面色萎黄，体倦乏力，纳呆便溏。

【治法】健益脾气，温中明目。

【方药】益气聪明汤，补中益气汤。

【益气聪明汤】黄芪25克，人参6克，葛根15克，蔓荆子10克，白芍10克，黄柏10克，升麻5克，炙甘草6克。

【补中益气汤】黄芪30克，人参6克，白术10克，炙甘草6克，当归10克，陈皮6克，升麻3克，柴胡3克，生姜3片，大枣6个。

3．肝经风热

【症状】晶状体浑浊，视物不清，眼屎增多，伴有口苦咽干，头痛目涩，性急易怒，尿黄便秘。

【治法】平肝疏风，明目退翳。

【方药】防风散，石决明散。

【防风散】生地黄20克，防风10克，升麻3克，木通10克，羌活10克，枳壳10克，沙参10克，秦艽10克，犀角屑6克，甘草10克，茯神20克，龙齿15克，前胡6克。

【石决明散】煅石决明30克，枸杞子10克，谷精草15克，粉草15克，木贼10克，荆芥10克，晚桑叶10克，金沸草15克，蛇蜕10克，苍术6克，白菊花10克。

4．阴虚湿热

【症状】晶状体浑浊不清，视物模糊，伴见五心烦热，失眠多梦，口干目涩，大便干，小便黄，舌红苔薄黄。

【治法】养阴清热，宽中利湿。

【方药】甘露饮。

【甘露饮】枇杷叶10克，干熟地黄15克，枳壳6克，山茵陈10克，干生地黄15克，麦冬10克，天冬10克，石斛10克，甘草6克，黄芩10克。

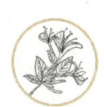

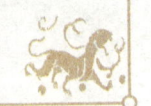

保健按摩可以大大延缓早期白内障的病情发展过程，提高视力。

1.按揉四白、承泣穴：两手食指分别置于两侧承泣穴（在瞳孔直下七分，眼眶下缘可摸到一个芝麻大小的凹陷，凹陷处即是），两中指分别置于两侧四白穴（在承泣下三分，也有一个明显的凹陷，按压时有酸胀的感觉），四个手指同时用力向下按压至穴位感到酸胀，保持该力度旋转揉摩50下。

2.按揉睛明穴：眼睛微闭，用右手拇、食指岔开（注意剪去指甲，防止划伤眼睛），置于两侧睛明穴（在内眼角内上方，鼻边缘偏中），捏拿按揉50下至穴位处发热。然后仰头滴入白内停（吡诺克辛）眼药水，再用左手拇、食指按揉两睛明穴50下；再用双手食、中、无名和小指的指腹横抹眉额部50下；最后用两中指指腹上下抹擦两泪水沟50下。这样可以使眼药水充分渗透和吸收。

3.按揉瞳子髎、丝竹空、太阳穴：用两手中指分按两侧瞳子髎穴（在眼眶外侧沿，距外眼角五分），两无名指分按两侧丝竹空穴（在眉梢凹陷处），两食指分按两侧太阳穴（眉梢与目外眦之间，向后约一横指的凹陷处）。两手食、中、无名三指并拢（中指微屈），同时用力先向前旋转揉摩50下，再向后旋转揉摩50下。

4.双掌横抹眼：睁开眼睛，双掌互相摩擦至发热后，竖捂在脸上，掌根大小鱼际放于眼眶周围，十指并拢置于前额，两手贴紧皮肤，以中等力度从两眉中间（即印堂穴）分手慢慢横抹擦至头两侧，重复做30下。这样可以按摩到眼睛周围的诸多穴位，如攒竹、鱼腰、丝竹空、太阳穴、承泣、四白、阳白、头维等穴。有增强视神经及眼肌功能，抹除眼内积水的功效。

5.双掌竖摩面：闭上眼睛，双掌竖捂面，两小指紧贴于鼻梁两侧，掌心分别贴于两眼眶，两掌同时用力从额头发际至下巴沿直线来回摩擦30下，可刺激眼周神经及穴位。坚持练习可以达到疏通经络，促进眼球周围血液循环，保证泪管畅通的效果。

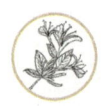

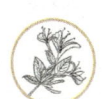
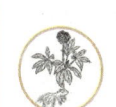

国医大师教养生

唐老言：

"沙眼这病，中医称为'睑生风粟'，或称'椒疮'、'粟疮'，它是一种慢性传染性眼病。传染了沙眼，如果不及时治疗，那么沙眼症状就会慢慢加重，并且常会发生许多严重的并发症。"

——《沙眼和沙眼并发症中医疗法》

沙眼是一种由沙眼衣原体引起的慢性传染病，是青少年多发的一种常见眼病。当感觉眼睛不适，像是有沙子摩擦的感觉，甚至伴有见光流泪，便很有可能是得了沙眼。

沙眼名字中有个"沙"字，并不是真的有沙子进到了眼内，而是由于眼睑结膜表面因为炎症变得粗糙不平，感觉有粗糙的摩擦感，似有沙粒而得名。需要注意的是，若是孩子患了沙眼没有在急性期得到及时治疗，就会逐渐进入慢性期，常出现早上起床时出现眼屎粘住眼睫毛的情况，继而出现并发症，如倒睫、眼睑内翻、角膜溃疡、眼球干燥等，严重者会影响视力。

我们在这里给大家介绍一下唐老治疗沙眼的经验。

唐老认为，"中医对于沙眼的治疗，一般可分为药物、手术、针灸三大类。药物一类，又有内服药与外用药之分，而外用药中又有点眼药与洗眼药的不同。"

1. 内服药

中医认为，沙眼的病因多为"风热或脾土湿热"，因此在治疗上也就针对病因采用以"清除脾土风湿"或"清利脾土湿热"为主的方法。唐老根据自己多年的临床经验，总结出两个行之有效的方剂：归芍红花散和除风清脾饮。

◉ 归芍红花散

【组成】当归、大黄、山栀、黄芩、红花（以上各药用酒洗微炒）、赤芍、甘草、白芷、防风、生地黄、连翘各等份。

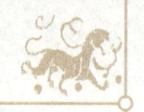

【用法】研末，每服9克，白水煎服，食远服。

【功效】用于治疗眨眼时感觉有异物摩擦眼球，因疼痛不适而眼泪增多，眼睑略有肿硬，不易睁开，或觉干燥痒痛，睡醒之后眼屎多，翻转眼皮可见眼睑内有凸起的红色颗粒，严重的疙瘩高低不平，并且以上眼睑为多，眼睑黏膜充血，血脉紊乱不清的沙眼病。

◉ 除风清脾饮

【组成】陈皮、连翘、防风、知母、玄明粉、黄芩、玄参、川连、荆芥穗、大黄、桔梗、生地黄各10克。

【用法】研末，煎汤去渣，食远服。

【功效】用于治疗发病时眼睛涩而痒，有异物感，患者常描述为感觉眼内好像有米粒一般，重者可有畏光流泪。翻开眼睑能看到形似粟米、红黄而软的颗粒的沙眼病。

2．外用药

洗药——清凉丸

【组成】当归尾、石菖蒲、赤芍药各6克，川连、地肤子、杏仁各3克，羌活1.5克，胆矾0.6克。

【用法】上药研成细末后用绸布包成樱桃大小，用滚水浸泡后趁热蘸洗，洗后远离尘土重的环境。

点药——胆矾

胆矾可以制成油膏或者滴眼液使用。油膏：先将胆矾在乳钵中研极细，调入制过的白色凡士林油中，搅拌均匀，配成5%～10%的油膏，每天点眼3～4次。滴眼液：将胆矾配成1%的溶液点眼，每天点5次，每2小时点1次。

健康小贴士

沙眼作为一种治疗难度较大且会反复感染的传染病，做好预防工作是十分有必要的。给大家四点建议，可以有效地预防沙眼。

1.公共场所的预防：在单位和公共场所尽可能做到用流动的水洗手、洗脸，若是发现沙眼患者应当尽快治疗，以免扩散传染。

跟国医大师学保健

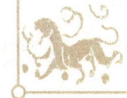
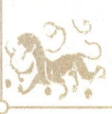
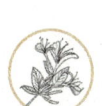

2.个人卫生要注意：不用脏手擦眼睛，常洗晒毛巾、手帕，最好用流动的水来洗脸。提倡一人一巾，不可共用毛巾和脸盆。

3.注重环境卫生：保护环境，植树造林，绿化环境，净化空气可有效防止沙眼衣原体的滋生和传播。

4.体育锻炼：加强锻炼，保证营养，从而提高身体抵抗力。

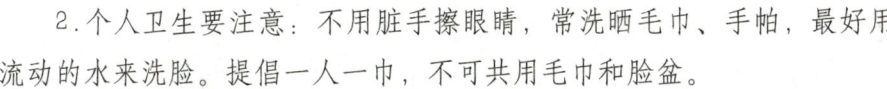

国医大师教养生

唐老言：

"眼保健操是有科学性的，长期做可以起到缓解眼疲劳、预防青少年近视的作用。"

——《科技日报》

唐老指出，我们熟悉的眼保健操是根据中医学眼科推拿、经络理论，结合体育医疗综合而成的自我按摩法。它通过对眼部周围太阳穴、风池穴等穴位的按摩，使眼部气血通畅，改善眼肌、视神经营养，以达到消除睫状肌紧张或痉挛的目的。实践表明常做眼保健操，平时注意用眼卫生，可以预防、控制近视眼的新发病例与发展，起到保护视力、防治近视的作用。但是只有持之以恒地做眼保健操，才能有效。

如何做眼保健操，其中也是大有学问，手法很是重要，下面我们一起来看看到底如何做眼保健操才能达到唐老所说的预防青少年近视的作用。

做眼保健操之前要做到以下几点。

（1）全程闭眼，这样可以使眼睛在做眼保健操的时候得到充分的休息。

（2）经常剪短指甲，保持两手清洁，以免眼睛发生炎症。

（3）按揉时穴位要准确，手法要轻缓，按揉面要小，以感觉酸胀为度，不要过分用力，防止压迫眼球。

（4）结束后再闭眼向窗外望眼片刻，可以起到调整睫状肌的作用。

了解眼保健操的注意事项后，规范地做好每一节的动作便是关键

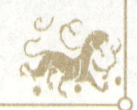

了，就让我们分节进行学习吧。

揉天应穴：用左右手拇指指腹按揉左右眉毛上眶角处，其他四指散开弯成弓状，放在前额上即可。

按挤睛明穴：用右手的大拇指与食指按挤鼻子根，先向下按揉，然后向上挤即可。

按揉四白穴：先把左右手的食指和中指并拢放在鼻翼两侧，再把大拇指支撑在下颌骨的凹陷处，然后用中指在面颊的中央按揉，须注意按揉面不宜太大。

按太阳穴轮刮眼眶：握起四指，以左右大拇指指腹按住太阳穴，四指刮上眼眶两拍，下眼眶两拍。

按揉风池穴：把左右手的食指与中指合拢后，放在耳后发际处的凹陷处按揉即可。

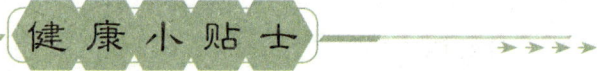

健 康 小 贴 士

眼睛是心灵的窗户，我们要从平日的一点一滴做起来保护我们的窗户，以下8例药膳可以有效地改善视力，辅助治疗各类眼科疾病。

◎ 醒目汤

【主治】肝阴不足导致的近视眼。

【材料】枸杞子20克，陈皮5克，桂圆肉15枚，蜂蜜1匙。

【做法】把枸杞子和陈皮装入纱布内扎口，再与桂圆肉一起置于锅中，加水，煮沸半小时后，取出纱布袋，桂圆肉及汤倒入茶杯中，加入蜂蜜即可食用。

◎ 参杞茶

【主治】适合各类眼疲劳者。

【材料】红参5克，新鲜枸杞子20克，冰糖适量。

【做法】将新鲜枸杞子洗净，晒干（也可直接用干枸杞子10克代替）；红参（阴虚内热者可将红参改为西洋参）放锅中蒸至软，用刀切成薄片；将枸杞子和切好的红参片一起放入茶杯内，加冰糖，冲入适量沸水，加盖泡10分钟左右即可饮用。红参和枸杞子可嚼服。

跟国医大师学保健

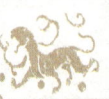

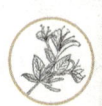

⊙ 枸杞子粥

【主治】适用于肝肾阴虚型近视者。

【材料】枸杞子50克，粳米100克。

【做法】粳米洗净后同枸杞子一起放入锅中，加适量水小火煮至米烂熟即可食用。也可在粥料中加50克菟丝子，可加强养肝明目的效果。

⊙ 桂杞山萸眼

【主治】肝肾亏虚所致的近视。

【材料】桂圆肉15克，枸杞子15克，山茱萸肉15克，猪眼1对（牛或羊眼亦可）。

【做法】锅中加适量水，放入洗净的猪眼、桂圆肉、枸杞子及山茱萸肉，小火慢炖2小时，分次服之。

⊙ 羊肝粥

【主治】肝血不足所致的近视、目昏等症。

【材料】羊肝500克，葱子30克，大米30克。

【做法】羊肝切成丁，大米淘净备用。先将葱子水煎取汁，加羊肝、大米煮为稀粥。待熟后调入食盐适量服食。

⊙ 猪肝羹

【主治】血不养肝，视远物模糊。

【材料】猪肝150克，葱白1根，鸡蛋1个，豉汁适量。

【做法】将猪肝洗净，切成薄片，葱白去须根，切成短节，鸡蛋打破，混匀蛋白蛋黄。锅中加入豉汁，再放入切好的猪肝和葱白一起煮粥，临熟时加入搅匀的鸡蛋液，即成美味的猪肝羹，单食或佐餐服食。

⊙ 玄参炖猪肝

【主治】用于肝阴虚型近视及红眼病。

【材料】玄参15克，猪肝500克，食用植物油、葱、生姜、酱油、白糖、黄酒、水豆粉各适量。

【做法】猪肝洗净，与玄参同放入锅内小火慢炖1小时左右，捞出猪肝切薄片备用。在炒锅内加入少许油，油烧热后加入切好的葱、姜，炒出香味，再放入猪肝快速翻炒，然后加入酱油、白糖、黄酒少许调味，再放入水豆粉、原汤汁少许勾芡，最后把汤汁倒入猪肝中，拌匀

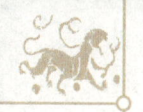

即可食用。

⊙ 菠菜猪肝汤

【主治】血虚视力减退。

【材料】菠菜125克，猪肝125克，猪油、食盐、生姜、葱白、水豆粉、味精、清汤各适量。

【做法】猪肝切成薄片，与食盐、味精、水豆粉拌匀，腌制片刻；菠菜洗净，放入沸水烫软，脱去涩味，切段；生姜洗净拍破；葱白切成短节。将清汤烧沸，加入熟猪油、生姜、葱白等。煮几分钟后，放入拌好的猪肝片及菠菜，至猪肝、菠菜煮熟即可，佐餐常服。

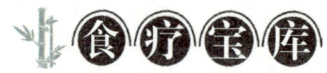

⊙ 枸杞子煲牛筋

【材料】枸杞子25克，水发牛筋500克，盐4克，白糖5克，料酒10毫升，味精2克，胡椒粉2克，芡粉5克，鲜汤300毫升，麻油10毫升，生姜3克，葱5克，素油100毫升。

【做法】将炒锅加水烧沸，放入牛筋滚煮片刻，取出洗净，切成5厘米长的条。枸杞子用清水洗净，姜切片，葱切段。炒锅放素油烧至六成热，下葱段、生姜片，爆出香味，放入牛筋，过油后倒入漏勺沥油。煲上火，先加入鲜汤、盐、料酒、白糖、胡椒粉，再放入滑过油的牛筋和枸杞子，加盖用小火焖至牛筋软烂、卤汁浓稠时，加味精，淋入麻油即成。

【功效】补肾益精，养肝明目，强筋健骨，用于腰肌劳损、近视远视、青光眼、白内障的辅助治疗。

【注意】糖尿病患者不宜放白糖，不宜与氨茶碱、牛膝、仙茅同用。

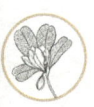
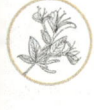

05 班秀文

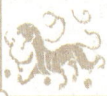

春季养颜好，鲜花不可少

班秀文，1920年1月出生在广西隆安县长安村那料屯的一个农民家庭。严守祖父"勤学刻苦，学医济世"遗训的班秀文，一边放牛一边自学，最终以全县第一的成绩考入大学，又凭着7个铜板和5双草鞋一步步从家乡走到南宁。

班老从医60余年，擅治内、妇、儿等科的疑难杂病，尤其是对中医妇科，有着独到的认识和出众的疗效。班老宗《内经》而崇尚肝肾之说，喜用花类之品，提出的"治血不忘气，调气需及血"以及将《伤寒》六经融入妇科辨证的思路充分发展了中医妇科学，为妇科病的治疗提供了新的思路与方法。

国医大师教养生

班老言：

"花者华也，集天地精灵之气而生，质轻气香能升发阳气，醒脾乐肝之力最优，用之得当，可成逆流挽舟之势，使湿化瘀散，带脉得束。"

——《国医大师班秀文学术经验集成》

班老临证60余年，治妇科病学验俱丰，选方用药别具一格，尤其善于使用花类药。班老认为，肝藏血而主疏泄，又为女子之先天。妇人一生以血为用，肝阴易亏，肝阳易亢，若七情伤肝，或阴血亏损，肝失所养，均可致肝郁而不达，疏泄失职，血气失调，冲任紊乱，从而导致经、带、胎、产诸疾。故治疗妇科疾患，既要重视"有余于气，不足于血"的生理特点，又要疏其郁结，调达气血。花类药物凝本草之精华，轻灵清化，性味平和，最能疏理气机，调达气血，尤适合体质娇嫩，不

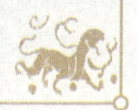

堪药性偏颇之妇女使用。

下面介绍5种班老常用的花类药，您也可以择情选用。

1. 素馨花

素馨花又名玉芙蓉，味甘性平无毒。因其味甘平，无阴阳寒热之偏颇，且乐肝醒脾功效显著，是岭南常见之品，故班老在治疗肝郁所致的妇科疾病时常常选用。史书记载：素馨花原产西部，又名耶悉茗花，汉时传入南方，如今已是南方本地药材。妇人肝郁临床最为常见，经病夹郁，可加重病情。故治肝必治脾，只有健脾疏肝，气血运化有常，生机盎然，血旺气和，才能经带正常。然而疏肝之药，多用常有劫肝阴之弊端，故用药须谨慎，但是素馨花性味甘平，疏肝之余，尚有滋润肝阴的功效，因此可为治疗肝郁的常用药，临床常用于经行乳房胀痛，性急易怒，面部痤疮反复发作，面目黄斑，形体瘦弱，带下缠绵，肝郁日久的患者。

2. 凌霄花

凌霄花为紫葳科植物紫葳的花，又名芰华（《吴普本草》）、堕胎花（《植物名实图考》）、藤萝花（《天宝本草》）。凌霄花入肝经，味酸，性寒，有凉血祛瘀的功效。临床常用于治疗瘀热并重的经带病，本药性平和，有凉开散淤之功，用之得当，能使肝郁得解，瘀血得行，郁去则生机有望，瘀除经络得通，即使有宿疾缠身，亦能康复。凌霄花常用于治疗瘀热内结的经带病，如白带色红淋漓不尽、腹痛癥瘕、盆腔炎症、乳腺小叶增生等疾病。因该药属花类，遂能祛瘀，性本平和，故可长期使用，并无峻猛伤身的担心。

3. 玫瑰花

玫瑰花属于庭院种植观赏之花，除了有很高的观赏价值以外，还有着良好的药用性能。该花性温和，味甘甜，既有温养血脉之力，又有抒发生机之功。药入五脏，血气兼治，温而不燥，疏不伤阴，扶正祛邪，适用于妇人气机郁滞、血脉不通之体，且食之芳香甘美，爽人肝脾，是治疗体虚兼郁、月经失调、带下日久不愈之疏肝运脾的良药。常用于治疗肝郁日久，脾湿不祛，经带淋沥，伴有神疲健忘，心悸不安，困倦乏力，面色无华，心脾虚弱，肝郁胆怯之人，用之得当，能使血充神足，郁去神爽，气机通畅，百脉平和。

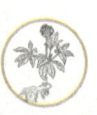
跟国医大师学保健

4．佛手花

佛手花又名佛柑花，是芸香科植物佛手的花朵和花蕾，体轻气香，味微苦，最善理气化痰，醒悦肝脾之气，故善治妇人带下、痰湿较重兼有心腹疼痛之疾患者。根据多年的临床使用经验，佛手花清香淡雅，气味不浊，与理气止痛的佛手相比，疏肝醒脾的功效强于佛手，但化痰止痛不及佛手，故治疗肝胃疼痛以佛手为宜，而治疗带下肝胃不和者，因妇人阴柔之体，病多日积月累而成，当有长期治疗的思想准备，故可用佛手花。妇人素有胃疾，又兼带下，上下不安，精神负担较重，用峻猛之药不能速解，反而变生他病，故以调和柔养为主，佛手花最为适宜。临证常用于治疗带下绵绵，清冷不绝，色白质稀，伴见纳呆食少，胃脘隐痛，气喘频频，困倦乏力者。

5．合欢花

合欢花是豆科植物合欢的花或花蕾，性味甘平，具有解郁安神、疏肝和络之功，主治心肝血虚、失眠健忘、郁闷不乐、情志抑郁等症状。《本草便读》称其"能养血"；《四川中药志》称其"能和心智，开胃理气，清风明目，解郁"；《分类草药性》称其"能清心明目"。合欢花甘平微苦，集清养于一身，苦能清心，甘能养脾，是治疗心脾两病，隐曲难解，伴有失眠、健忘等症状的各种妇科病的良药。该药虽甘苦而微香，香能梳理肝气，故又有生发阳气之功，是治疗心、肝、脾俱病之经病、带病的良好辅助药物。常用于治疗月经不调，带下绵绵，伴有口苦心躁，健忘失眠，性情郁闷，思想负担较重之人，也用于因心、肝、脾俱病而见带下淋漓，月经量少，性欲淡漠，青春早逝之人。

═══════◆〔 健 康 小 贴 士 〕◆═══════▶▶▶

班老的这些花常用来做药，我们平时则可以选择一些性味更为平和的花来泡茶喝，有助于调整气机，美容养颜。

排毒养颜花茶之一：百合花

百合花有宁心安神、润肺止咳、清胃肠的功效，可治疗失眠、咳

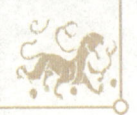

嗽、便秘，和玫瑰花、柠檬、马鞭草一起泡可增强治疗便秘的功效。

排毒养颜花茶之二：紫玫瑰

紫玫瑰可调节新陈代谢，帮助排出身体代谢产生的毒素，纤体瘦身，通过调整内分泌而达到健康减肥的目的。同时还可以醒脑提神，使精力充沛。

排毒养颜花茶之三：金银花

金银花是一味常用的中药，有清热解毒的功效。用金银花18克、大黄6克，一并泡茶饮用，并以适量的蜂蜜调味，可治疗习惯性便秘。在通便的同时，还有助于排出身体毒素和多余的水分，有瘦小腹的功效。

排毒养颜花茶之四：康乃馨

康乃馨具有美容养颜、健胃消积的作用，是不可多得的养颜佳品。它能帮助改善血液循环，排除体内毒素，调节女性内分泌。其特有的芳香气味，还有驱除心烦气躁的功效。

排毒养颜花茶之五：茉莉花

茉莉花气味芳香，其中含有的挥发油成分有安神作用，可改善昏睡及焦虑现象。此外，还有理气和中、行气散结的功效，可治疗慢性胃病，痛经。与粉玫瑰共同冲泡代茶饮有瘦身的效果。

排毒养颜花茶之六：代代花

代代花微苦，但香气浓郁，具有疏肝理气和胃的功效。可在绿茶中加入少许饮用，可以帮助身体代谢掉多余的腹部脂肪，使皮肤变得细腻润泽，是绝佳的美容瘦身饮品。

排毒养颜花茶之七：洛神花

现代科学研究认为，洛神花在延缓衰老、抗氧化、加速肿瘤细胞凋亡方面有着突出的功效，是养生保健的佳品。此外，洛神花还可以通过利尿、增进胆汁分泌来分解体内多余的脂肪，以达到瘦身的效果。如果在饮用时加上玫瑰花茶，95%的患者获得了显著的瘦身效果。洛神花口感微酸，冲泡后的汤色红而透亮，冷热饮用均可。

排毒养颜花茶之八：金盏花

金盏花具有很强的抗氧化能力、愈合能力，可滋润皮肤，改善肌肤的敏感性，被广泛用于化妆品中，是美容养颜的好选择。金盏花还可以清爽提神，缓解急躁的情绪，最适合于需要常常熬夜的上班族。

跟国医大师学保健

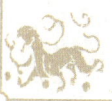

国医大师教养生

班老言：

　　"我的养生格言是：顺其自然，以动为纲，以素为主，适可而止。"

　　　　　　　　　　　　　　　——《长寿有道：名老中医谈养生》

　　班老除了在中医妇科上有着极深造诣外，在养生上也有着自己的一套原则。

1. 适当运动，劳逸结合

　　班老每天早上6点便会起床，在公园的林阴道上散步，呼吸新鲜空气，与自然相和，通调经脉。除此之外，他还喜欢登山，平时在家中以操持家务为乐，又常陪子孙玩乐。班老指出，适当的体育锻炼，是中老年人增强体质、防病治病的有效方法。太极拳、八段锦、老年人保健操、慢跑都是很好的锻炼方法。但是再好的功法也要坚持，只要持之以恒地做下去，就一定会收到良好的效果。

2. 食物多样，以素为主

　　班老平素不喝酒、不吸烟，也没有饮浓茶的嗜好，饮食上也很少使用蒜、姜、葱、辣椒等刺激性食物，使脾胃得护，从而健运通畅，自然不会被脾胃病所困扰。

　　班老指出，现在人老了，生活也富裕了，吃得好一些，改善生活，补充补充营养，是应该的，但要根据自己的身体状况来进行。为此，他特意提出了"注意食物多样化，粗细结合，荤素并重，以素为主"的饮食原则。班老指出，对于老年人来说，肉类、糖类等容易使人肥胖的食物最好是少食或是不食，这样可以有效减少这类食物对心、脑血管的不利影响。

3. 调摄情感，乐观向上

　　班老认为，人非草木，所处的现实社会也非世外桃源，因此人们在

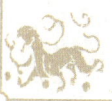

第一章　春季养生

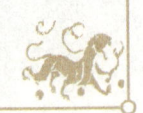

日常生活中难免会碰到这样那样的问题，难免会产生"七情"、"六欲"而损害健康，要做到《黄帝内经》所要求的"恬淡虚无"确是难上加难。古时"笑死程咬金"、"气死周瑜"的例子虽是笑谈，但亦是我们的前车之鉴。所以说，正确对待外界刺激，是调摄情志、保证健康的关键。班老指出，"祸兮福之所倚"，处于困难、失败之中，要看到光明，要有克服困难的决心，这对于养生很有好处。

4．不服补品，食物调养

班老平时不服保健品，更不迷信广告上的补药宣传。他认为，目前社会上各种渠道的补药宣传，多数是言过其实。补品若是使用得当，对身体自是有很大的益处，但是若是使用不得法，人参、燕窝也是能杀人的。因此，班老更加偏重于通过食物来调养人体，这样就可以有效地避免药物性味的偏颇。古人所谓的"药补不如食补"，确是经验之谈。

健康小贴士

班老为了让大家了解如何食补，特意写了《漫话老年病的饮食疗法》一文，其中提出了6种病的食疗方案，供大家参考。

1.糖尿病：班老多用滋阴补肾之法治疗糖尿病，饮食上多用鲜莲子肉、鲜丝瓜络、川枸杞子、鲜山药、百合等甘润的食物，不但能补脾胃之阳气，又能滋润肺、脾、肾的阴液。另外，可用鲜白茅根、鲜荷叶、鲜葛根煎水当茶来治疗口渴发热的患者。

2.风湿骨痛：对于风湿骨痛，班老常用米酒和生姜佐味蛇肉来加以治疗，若是怕风就加上紫苏叶，而发热口干加冬瓜和丝瓜就行。

3.哮喘：班老常将核桃肉、蛤蚧、猪肺、党参、黑豆一起炖用来治疗老年脾肾气虚的哮喘患者。

4.更年期综合征：班老认为，更年期综合征多是由阴阳失调、冲任亏损、肾气衰退引起的。因此老母鸭黑豆汤和海参墨鱼淮山汤便成为班老常用于更年期综合征的食疗方。

5.高血压：班老指出，高血压患者在服用降压药的同时，还应多注意精神上的调整，心情开朗对维持血压有很大的帮助，同时饮食上多吃

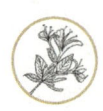

跟国医大师学保健

些玉米粥、冬瓜汤、莲藕汤、丝瓜汤。这些清淡的粥汤可以起到滋阴潜阳、润养柔肝的作用，对降压很有帮助的。

6.冠心病：班老在用饮食调治冠心病时，常用泥鳅、黄鳝、塘角鱼配大蒜或葱白共同做菜，这是因为这三种鱼都有甘温之性，能补阴补血，活血畅脉；而大蒜、葱白为辛散之物，可以加强活血通脉的力量。

国医大师教养生

班老言：

"这里的'三里'，是指足三里而言，突出地说明足三里与中焦脾胃的密切关系，凡是脾胃的病变都可以选用此穴。"

——《肚腹三里求》

班老在谈到足三里穴的时候，说道："足三里穴为阳明经之所属，补之能益气升清，泻之能通阳降浊。无病用之，则能调理气血，增加人体的抵抗力，是防病保健的很好穴位；有病用之，则能调整脾胃的功能，以固后天之本。所以不只是治疗脾胃病常用的主穴，而且对其他各科虚实夹杂的疾病，在治疗上必须以'扶正祛邪'为原则者也是不可缺少的穴位。"班老主要在以下六种情况时运用三里穴。

1. 防病保健

凡是禀赋本虚，精神不振，营卫不固密，易为外邪所感者，则每次温和灸足三里5~10分钟，每日1~2次，1周为1个疗程，一般坚持2~3个疗程，则胃纳旺盛，精神振奋，营卫调和，可防外邪的侵袭。

2. 虚入外感

虚入外感，分阴虚、阳虚、血虚、气虚的不同，凡是阳气不足而导致外感风寒之邪，以致头晕头痛、鼻流清涕者，取足三里配合百会、风池、曲池、气海，先针后灸，其效甚佳。

3. 胃脘疼痛

本证有寒、热、虚、实或虚实夹杂的不同。凡属虚寒而绵绵作痛，得温得安则舒者，以足三里为主穴，常配合中脘、天枢两穴，先针后灸

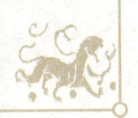

治之。若是疼痛拒按、口苦口酸者，此属于实热之类，则单针不灸，并用强刺激手法治之，引导胃气下行，胃气和降，其痛自止。

4. 疟疾发热

恶寒、发热、汗出，乃是疟疾发作的三个阶段。若是热势不重者，可选用足三里穴配合大椎、间使治之；如若热势过高，本着"急则治其标"的原则，可于十宣穴针刺放血，使邪有去路；如热少寒多，则以艾灸为主。

5. 小儿遗尿

小儿肾气未充，发育未全，夜寐遗尿者，取足三里配合关元、肾俞、三阴交治之。以三里为主穴，可起到益气缩泉之效。一般连续3～5次，便能取得较为满意的疗效。

6. 经行疼痛

凡经将行时少腹、小腹胀痛，按之不减，经色暗红加紫块者，此属于气滞血瘀之变，治之宜用足三里配三阴交、中极、归来。通过温补脾肾之阳，而散胞宫之瘀结，促进气血的通行，从而达到"通而不痛"的目的。

健康小贴士

【穴位名片】足三里

【简易取法】从外膝眼向下数4个横指宽，在两小腿骨之间，向外侧旁量1横指即是。

 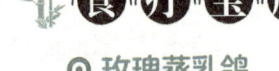 食疗宝库

◎ 玫瑰蒸乳鸽

【材料】玫瑰花3朵，乳鸽1只，红枣6枚，枸杞子15克，料酒10毫升，盐3克，味精2克，生姜5克，葱白10克，胡椒粉3克。

【做法】将玫瑰花去蒂，撕成瓣状，用清水浸漂，沥干水分；枸杞子去杂质、果柄，洗净；红枣浸透，去核；乳鸽宰杀后，去毛、内脏及爪；生姜切片，葱切段。将玫瑰花、枸杞子、乳鸽肉、红枣、料酒、生

姜、葱白同放蒸锅内，加入上汤，置武火蒸笼内蒸35分钟，调入盐、味精、胡椒粉即成。

【功效】活血调经，理气解郁，适用于血虚瘀滞、经血不足、痛经者食用。

【注意】不宜与黄瓜、萝卜、维生素K、动物肝脏同食。

06 裘沛然

调身先调神，啬而神得养

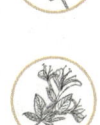

裘沛然，出生于浙江省慈溪市，7岁入私塾学习国学知识，13岁跟随叔父学医，后求学于沪上名医丁甘仁先生，1958年后历任上海中医学院针灸、内经、中医基础理论与各家学说的教研室主任，编著了多本教材，以"伤寒温病一体论"和"疑难病证治八法"为中医界所称道。

裘老乃是首届30位国医大师中最年长者，于2010年去世，享年97岁。裘老给我们留下了丰富的中医养生理论。裘老所言"医学是小道，文化是大道，大道通，小道易通"，他以"做人"合"健康"，用人文的视野看待人生，儒医相合的养生观是裘老留给我们的宝贵财富。

国医大师教养生

裘老言：

"孙氏养生的另一要旨，就是特别重视一个'啬'字。他以'焚膏用小炷与大炷'作为比喻，认为人的精神气血是有限的，必须处处注意摄养爱护，要尽量减少它的消耗。"

——《壶天散墨》

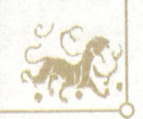

裴老在《壶天散墨》中提到的孙氏乃是中医历史上的"活神仙"——"药王"孙思邈，孙思邈在唐朝的历史环境下，能年逾百岁，不只是一个偶然或是奇迹，而是其有效的养生方法使然。在多年研究后，裴老总结出孙氏的养生思想，其中一个关键是坚持"啬"字。

裴老宗孙氏之意，认为人的精神气血是有限的，需要平日里注意对其的摄养与护养，要尽可能地减少对其的消耗。如老子在《道德经》中所提及的那样，"五色令人目盲，五音令人耳聋，五味令人口爽，驰骋田猎令人心发狂"，人们如果不对声色犬马这类嗜好加以节制，就会耗伤精神气血，从而"折寿"。裴老说，孙氏主"啬"的养生思想，乃是法老子"治人事天其若啬"的观点，重视保护精神气血，从而郑重提出"人之寿夭，在于撙节（即节约）"的告诫。

裴老指出，孙思邈论述养生有"十个大要"，即"一曰啬神，二曰爱气，三曰养形，四曰导引，五曰言论，六曰饮食，七曰房事，八曰反俗，九曰医药，十曰禁忌"。其中，开篇的啬神以及爱气、养形、禁忌等都明显寓有"啬"的思想以外，其余的言论、饮食、房事等内容也可以从孙氏在《养性篇》的全面论述中看出孙氏"啬"的主要精神。譬如"众人大言而我小语，众人多繁而我小记"，便是说在言谈讨论之时不可忘一个"啬"字，这也正是中医所谓的"言多伤气"。

孙思邈有关"啬"的养生思想，在饮食问题上有着充分的体现。他强调："非其食不食。非其食者，所谓猪独、鸡鱼、蒜鲙、生肉、生菜、白酒、大酢大咸也。常学淡食。"孙思邈认为饮食在"不饥不饱之间"为宜，过多则伤身，提倡饱中饥、饥中饱的饮食法。同时也提出适宜作为日常饮食的种类："常宜轻清甜淡之物，大小麦面粳米等为佳。"为证明饮食宜从俭啬的理论，他还列举出各地不同饮食对居民健康的损益，提出菹酱可延年而珍馐能损寿之论。如说："关中上地，俗好俭啬，厨膳肴馐，不过菹酱而已，其人少病而寿。江南岭表，其处饶足，海陆鲑肴，无所不备，土俗多病而民早夭。北方士子，游宦至彼，遇其丰赡，以为福祐所臻，是以尊卑长幼，恣口食啖，夜常醉饱，四体热闷，赤露眠卧，宿食不消，未逾期月，大小皆病……以至于死。凡如此者，比肩皆是，唯云不习水土，不知病之所由，静言思之，可为太息

跟国医大师学保健

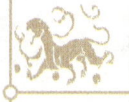

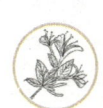

者也。"裘老指出，值得我们深思的是，虽然在现代营养学看来，孙思邈这些饮食主张有不少内容是不符合现代理论研究结果的，但这是他调查观察当时社会的实录所得到的结论，也正是他在饮食方面的长寿秘诀。此外，对于房事的论述，孙思邈同样突出一个"啬"字，他引述彭祖之说"上士别床，中士异被，服药百裹，不如独卧"，提倡节欲，力主秘啬精气。

裘老还指出，将精气神的损耗降到最低限度是孙思邈养生总的指导思想，就是把一个"啬"字全面贯彻和具体实施到生活的各个方面。其中有许多注意事项，如倡导十二个"少"——少念、少欲、少思、少事、少语、少愁、少笑、少喜、少乐、少怒、少好、少恶；反对十二个"多"，即与十二少相反的事；提出十个"莫"——莫强食、莫强酒、莫强举重、莫忧思、莫大怒、莫悲愁、莫大惧、莫跳踉、莫多言、莫大笑；防止六个"久"——久坐、久卧、久立、久行、久视、久听等。

最后，裘老指出，与人们长久以来形成的忧愁易伤身而娱乐可健身的共识不同，孙氏认为"忍怒以全阴，抑喜以养阳"，"多笑则伤脏，多乐则意溢"，无论是喜怒哀乐，都是以少为佳的。通过对心理与生理、病理各个环节之间密切关系的深入研究，孙思邈主张什么事都不能太过，过则必有所伤，"凡言伤者，亦不即觉也，谓久则损寿耳"。

健康小贴士

我们可以从裘老饮食习惯中看出裘老是如何在日常生活中贯彻"啬"字的。

裘老饮食全记录：

早餐常在床上吃，一个刀切糕、一杯牛奶麦片（或稀饭）、一匙花生酱（或肉松）。

午饭十分简单，一荤一素一汤。一顿吃不完，下一顿热一热接着吃。

晚饭，通常仅是一小碗稀饭。若是半夜饿了，就稍稍吃点饼干。

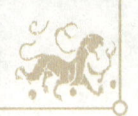

裴老言：

"养生最重要的是养心。中医学把心作为"君主之官"，主宰"神明"（即精神心理活动）。所以养生的关键在于调节精神和心态。"

——《裴沛然先生谈中华文化与养生之道》

裴老提出养心要遵循"1+4"原则，并创造出一服养生的精妙方剂——"一花四叶汤"，对健康长寿独具效果，是裴老总结古今养生学家的精粹，并通过自身实践而制定的名方。一花，即指身体健康长寿之花；四叶，即一为豁达，二为潇洒，三为宽容，四为厚道。

在当今社会，诸如糖尿病、冠心病、高血压、恶性肿瘤等慢性病发病率不断增加，严重影响了人们的身体健康与寿命。而这些疾病的产生，与人们不健康的心态及生活态度有着密切的联系。随着社会的发展，人们的道德观念、价值观念、人与人的关系以及生活方式发生着变化，以致由心态不和、行为失调、心术败坏造成的心身疾病日益增多。人们这种不健康的心理和行为方式，往往与向往长寿、渴望拥有健康的想法背道而驰。裴老针对这种不良现状，根据长期临床观察和经验，开出了要求人们服用"一花四叶"的良方。

（1）豁达：就是胸襟开阔。在一定程度上心态决定了人的健康状态，心平则气和，气和则形神康泰，形神康泰则病邪不干。裴老说："上下数千年，人生不过度几十寒暑，朝生暮死与存活百岁，不都是白驹过隙！东西数万里，而我只占七尺之地，'寄蜉蝣于天地，渺沧海之一粟'。置于宇宙，不就是蚂蚁一只？"裴老还告诫我们："荣华富贵有什么好稀罕的，即使你多活几十年，也只是一刹那间事，任其自然，何必强求。"

（2）潇洒：裴老所指的潇洒为舒畅、轻松之意。潇洒，就是充满生机，超越自我，活得洒脱，生活充实，身心愉悦，有利于健康。裴老的一生可谓极尽潇洒，年轻时就"读万卷书，行万里路"，"不爱风月爱风云"，及至老年，"浪迹书海一老翁"。裴老以读书、写作为

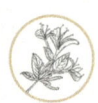

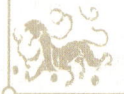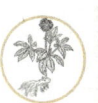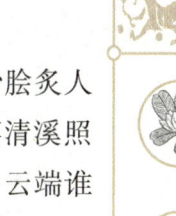

人生乐趣，在工作之余暇，登山临水，感悟自然，留下了不少脍炙人口的诗句。其中传诵颇广的要数先生游黄山时所作——"影落清溪照眼明，云峰古木自浑成。老翁跋涉过千里，来听黄山瀑布声。云端谁把两峰安，奇景多从雾里看。天意为防浩气尽，故开磅礴倚高寒。"裘老的卓越文采深受前上海中医学院院长程门雪先生的赞叹，并给予了"千古文章葬罗绮，一时诗句动星辰"的评价。

（3）宽容：即以仁爱之心待人，要做到宽恕、容纳他人。裘老认为，宽容不仅能使人心宽体泰、气血调和，有益身体健康，而且对于社会的和谐、集体的凝聚力也是很有意义的。宽容需要开阔的胸怀，对功名利禄，不要斤斤计较，是修身养性的一大准则。宽容待人不仅是人生的一种美德，也是处理和改善人际关系的润滑剂。宽容生活中的小小利害或些微过失，要善于谅解他人。如若失却一个宽容之心，就会变得气量狭小，对人疑忌，难以容物，导致神气错乱，身心俱损，得不偿失。

（4）厚道：就是对人不刻薄、不欺骗，实实在在、表里如一。裘老强调说，"厚道对维护和培养人身元气有重要作用。与厚道相反的是薄德，薄德之人往往流于刻薄和凉薄，从而使人精气散漫和抵抗力减弱，就容易导致多种疾病的侵袭。"仁厚是厚道的核心内容，要求为人要仁爱宽厚，正如孔子说的"己欲立而立人，己欲达而达人"。厚道就要乐于助人和扶危救困，要多为他人着想；"滴水之恩，涌泉相报"，厚道还要求人们常怀感恩与报恩之心，不去做忘恩负义的事。不念旧恶，帮助身边需要帮助的人，也是厚道的一种表现。

裘老总结说"养生贵在全神"，就是努力使自己保持恬淡宁静、至善至美的心态。只有不去损人利己、不慕求浮荣，才能破除私心杂念，这样做人才能得以长寿。

━━━━ 健 康 小 贴 士 ▶▶▶

平素常有人以养生之道求教者，裘老皆以诗作答，可以说对于裘老来说，吟诗作对也是一种养生之道，就让我们从裘老的五首《论养生》诗中去体会裘老的养生理论吧。

其一（莫贪生）

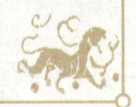

养生奥旨莫贪生，生死夷然意自平。

千古伟人尽黄土，死生小事不须惊。

虽然人人都求长寿，但为怕死而养生，心境就不会太平，应当把生死看成自然而然的事，才能做到处变不惊，从而养生长寿。

其二（淡得失）

从来得失有乘除，穷达区区莫问梁。

终是助人为乐好，世情看淡即天书。

计较得失是人心中最难摆平的问题，只有不去计较它，超脱其外，通过助人而放开"穷达"辩，才算是真的读明养生"天书"。

其三（节饮食）

饥餐渴饮七分宜，海雾龙腥未足奇。

益寿金丹非药石，休教病急乱投医。

节饮食是养生的一个重要方面。饮食注重的是营养，而不在于奇味。日常饮食放在主要地位，不可过分依赖药物。

其四（养心境）

心无歉疚得安眠，我命由吾不在天。

利欲百般驱客老，淡看木石自延年。

这里说的养心，对人对事做到问心无愧，无怨无悔，"天君泰然"，自然会避免寝不安席、食不甘味。用作客的心态对待人生，自然把各方面都看得淡了。人是有情欲的，所以年终有尽，木石无情，故能寿同天地。

其五（皆随缘）

人间万事且随缘，处处施仁寿有权。

养得一身浩然气，春光布体日星愚。

"随缘"是佛教的说法。人间万事各有因缘，由随缘行善引发出"处处施仁"，结合了儒家"仁者寿"的意旨。

（《沛然先生 〈论养生〉诗五首》）

国医大师教养生

裴老言：

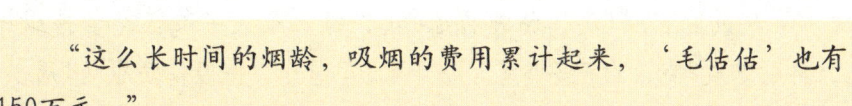

"这么长时间的烟龄，吸烟的费用累计起来，'毛估估'也有150万元。"

——《最后的儒医——纪念裘沛然先生》

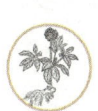

列数裘老晚年爱好，闲聊、下棋、诗词与吸烟。四者之中唯有吸烟与养生相悖。裘老可是一名老资格的烟民了，据裘老笑谈的一个说法，"我看病多久就烟龄多久，也就是70多年了，新中国的烟厂也没有我的烟龄长。"虽然裘老的烟瘾很大，常常一天两包，而在赶稿和思虑之时更是会超标。但裘老的确没因为吸烟而得病，用裘老的话来说，就是"三无"：无咳、无痰、无喘。这是为什么呢？原来裘老有着自己的一套"小循环吸烟理论"。每次吸烟时只在喉咙里过一下，马上就吐出来，绝不下咽，自然可以大大减轻对身体的损害。

健康小贴士

虽然有了裘老的"小循环吸烟理论"，但还是能戒掉烟比较好，下面的几条秘方对戒烟非常灵验，可供挑选使用。

1.远志15克，鱼腥草20克，地龙20克，加水500毫升，小火煎至剩水一半，取出药汁，早晨空腹一次服下，然后停止吸烟3～6日，烟瘾可得消除。

2.新鲜番瓜藤250克洗净，再切碎并捣烂，用干净纱布滤除汁液，加入适量红糖，开水冲泡代茶饮。

3.白萝卜1个洗净，切成细丝，再用干净纱布包裹，挤去汁液，拌少许白糖，每天晨起空腹吃一小碟。白萝卜本性平、味甘而淡，食后，会感到口淡而无味，从而达到不想吸烟的效果。此戒烟作用来自白萝卜内的"萝卜酸"。

4.取新鲜槟榔1枚，用牙签、餐叉等在果上扎无数个小孔，浸泡在淡盐水中3日，即可食用。想吸烟时取出渍好的槟榔，含在口中吸几口果中的盐水汁，连用7日，直至再吸烟时就有恶心的感觉为止，即可戒烟。

5.取烟灰2.5克，白矾2.5克，冷开水500毫升混合搅匀，每日分

第一章 春季养生

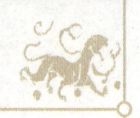

3次，早晚饭后各服1次，临睡再服1次，每次服大半茶杯，坚持服用1周。再取烟灰2克，白矾2.5克，冷开水500毫升，按照前法服用1周。以后每服用1周将烟灰减0.5克，服至不思吸烟为止。

6.取新鲜大椰子1个，烧烟泡15克，洋花干18朵。在椰子顶上软凹处开一孔，把烟泡及洋花干一起放入椰子水内，用砂纸糊密约封浸30日即成。每次想吸烟时，即把适量椰子水倒入茶杯中饮用，饮至断瘾为止，饮完按照前法再制，每饮屡效。

7.姜汁1茶杯，砂糖400克，烟丝5克（后下），食盐10克。先在锅中放入姜汁、砂糖及食盐，微火煮溶，再放入烟丝，再滚数下，即成糖酱。有吸烟的想法时，可立即食用糖酱一小勺，至不思吸烟为止。

8.每天提前30分钟起床，慢慢地喝一杯温水，在三餐前若感到腹中饥饿或想吸烟可先慢慢地喝上一杯水。这样每天可喝5杯水，每次喝水时间5分钟为宜。通过科学饮水法可达到戒烟的目的，且有益于身体内有毒物质的代谢。

9.对于一时难戒断者，常喝点香油可减少肺中烟斑的形成，阻碍部分尼古丁的吸收，同时还可以减轻卷烟中有害物质对口腔黏膜、牙龈的直接损害。

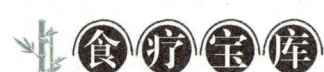 食疗宝库

◎ 参苓莲子糊

【材料】人参25克，茯苓250克，莲子250克，薏苡仁500克，山药1000克，米粉1000克，糖20克。

【做法】上料研成粉末再加入米粉、糖，和匀，每15克1份分包，用开水冲开食用。成年人每次1份，每日3次，小儿减半，空腹用佳。

【功效】大补元气，健脾养肾，抗衰健身，适用于头晕、失眠、须发花白、脱发等衰老症以及脾虚食少、消化功能下降、便溏患者食用。

【注意】虚寒精滑、气虚下陷者不宜食用，不宜与萝卜、茶、醋、鲤鱼同食。

07 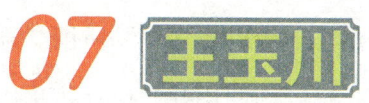 王玉川

内经论阴阳，王老教养生

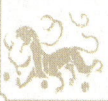

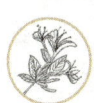

王玉川，1923年9月出生于江苏省奉贤（现属于上海），主研究《黄帝内经》，是最早研究《黄帝内经》理论的专家，亲自编撰全国高等中医药院校第一、第二版《内经》教材，是《内经》重点学科的创建者和带头人，在《内经》阴阳学说的演变、气血循环理论、五行学说、运气学说、河图洛书等方面研究做出了极为重要贡献。王老立足《内经》，发展内经，从《内经》论养生，《中医养生学》这本划时代的中医养生学的作品便是王老根据《内经》养生理论，总结养生体验写出的。

王老有着自己的一套治学和做人的理论，在学术上敢于向权威挑战，生活中却淡泊名利，生活简朴，特立独行。他说："人家说我好也行，说我不好也罢，都一样！"他渊博的学识、高雅的风范、严谨的治学精神和务实求真的态度，深受全国各地同道的敬仰，可谓是一个时代的旗帜。

第一章 春季养生

国医大师教养生

王老言：

"静以养神、淡泊名利、生活俭朴、修德长寿、综合调养。"

——《大德必得其寿》

这是王老在一次名为《大德必得其寿》的演讲中提到20字的中医养生纲领，可为大家所借鉴。

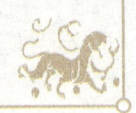

1. 静以养神

《素问》中说："静则神藏，躁则消亡。"刘元素在《素问病机气宜保命集》中指出："神太用则劳，其藏在心，静以养之。"所谓"静则神藏"、"静以养之"，乃指神静而不妄思，即便用神，也要防止用神太过。静是一种心态，是老子所说的"致虚极，守静笃"，是不为名利所困扰的自然之静。清静有助于潜降内守神气，要是过用神气使之躁动不安，或是为名利所诱惑，争名逐利，最易耗伤人的元气，会使元气不知不觉地耗散、消亡。静以养神的方法，其根本便是对于名利要少思少虑，要常乐观，和喜怒，无邪念妄想。我们可以采取意守、调息、静思等方法来帮助神气的内守。而起居有序也有助于静养。正如《素问》所提出的"精神内守，病安从来"，清静养神确实是预防疾病的重要方法。

2. 淡泊名利

人的一生，只有几十年，是十分短暂的。要知道人活着是为了奉献，而不是为了争名逐利。在这几十年里，金钱、地位、权利都是身外之物，是生不能带来，死不能带走的。王老刚到北京的时候，讲课地方口音重，学生都表示听不懂。王老就去做研究，把一本《内经》几乎都翻烂了，为他创立和发展《内经》学科奠定了坚实的基础。王老指出要善于调节自身情感，养神而治身。对外界的那些名与利，既不要完全忽视，又要做到明辨是非、思想安定，从而保持和谐稳定的心理状态。

3. 生活俭朴

《黄帝内经》说"谷肉果菜，食养尽之"。这里说的是吃东西不可以挑三拣四，不能单一饮食，凡是有营养的食物都要吃一点儿。需要注意的是"谷肉果菜"并不是依次排列，而应以谷薯、蔬菜为主，肉类为辅。《黄帝内经》又说"膏粱之变，足生大疔"，说的就是，大鱼大肉吃得多了，容易生疮和疔。王老不喜大鱼大肉，最喜简单、朴素、有序

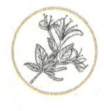

跟国医大师学保健

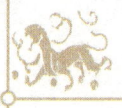

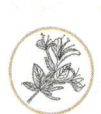

的饮食。一日三餐，王老从不偏食、不多食，也不过食辛温寒凉。总的来说就是不要对物质生活要求太高，五谷杂粮都吃一些，这样身体就会健康起来。

4. 修德长寿

自古以来道德修养便是养生的一项重要内容。孔子在《中庸》中指出"修身以道，修道以仁"，"大德必得其寿"。《素问》也明确指出圣人之"所以能皆度百岁而动作不衰者，以其德全不危也"。可以说一个人长寿与否与道德是有着密切关系的。

5. 综合调养

中医讲究的就是整体论治，中医养生亦是如此。整体的平衡指的是人自身的平衡、人与自然的平衡，人与社会的平衡、这种平衡不是一朝一夕可以建立的，需要经过综合调养。综合调养的内容包括调饮食、顺四时、调情志、戒色欲、动形体，以及针灸推拿、药物养生等方面。

———— 健康小贴士 ————

王老在他的著作《中医养生学》中提到"肾气充足，可有效地保持身心健康"。而中医理论下的肾不单指肾脏，而是一个具有共同功能的系统，它"主骨生髓司封藏，藏有先天之精"，因此精足，自然神思敏捷，记忆力增强，精力充沛，筋骨强健，行动轻捷。由于肾中所藏精气的盛衰变化，使人的整个生命过程中依次呈现出生、长、壮、老、不同生理阶段。人从小时候起，肾精慢慢地充盛起来，到了青年时，肾精进一步地充盛盈满，乃至达到顶峰，筋骨强健，身体壮实。而中老年之后，肾精逐渐地衰退，形体也慢慢衰老，筋骨老化，运动不灵活，齿摇发脱。如果人是棵大树，肾就是大树的根，根深方能叶茂，因此肾精充足身体才强健。所以既可以通过补肾来治疗生长发育障碍，又可以通过益肾填精来治疗老年性疾病和延缓衰老。

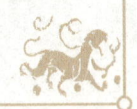

中医养护肾气，除了用汤药针石以外，还有气功导引按摩的功法，而且相对于药物来说这些功法更为安全。王老在他的《中医养生学》中提到了6种养肾护肾的功法，下面就让我们来一一学习。

1. 叩齿咽唾收肛法

每日晨起后先不起床，在床上叩齿100次，然后舌舔上腭、牙龈、舌下，待到唾液满口时，频频咽下，同时随意送至丹田。收肛就是收缩肛门，呼气时放松肛门，吸气时则将肛门收紧，一松一收为一次，需要做50次。这个功法有着固齿益精、滋阴除火、补肾壮腰的作用，能有效地防治性功能衰退。

2. 按摩涌泉法

先把双手搓热，取坐位，分别把双掌紧贴脚面，从脚趾根处沿踝关节按摩至三阴交一线，往返20～30次，后用手掌分别揉搓双侧涌泉穴各100次。需要注意的是，在按摩时要把意识守在涌泉穴，手法应有节奏感。这个方法有引火归源、交通心肾的功效，对心肾不交引起的遗精、失眠、高血压等症都有非常好的防治效果。

3. 按摩腰命法

先把双手搓热，取坐位，分别把两手掌贴于肾俞穴，用中指对着腰中心的命门穴，之后意守命门，双手自上向下摩擦80～100次，以局部有温热感为宜。这个方法有着温肾摄精的作用，对于男子阳痿、早泄、遗精，女子月经不调、虚寒带下等，都有很好的防治作用。

4. 壮阳四法

此方法仅适用于中老年男子。

1. 兜阴囊：先将双手搓热，取半仰卧位，用一手扶住小腹，用另一手将阴囊兜住，上下兜动，连续做60～100次后换手再做60～100次。

2. 拿睾丸：同样是一手扶住小腹，用另一手抓拿睾丸，一放一抓为一次，连续做60～100次后换另一只手，再做60～100次。

3. 提阳根：先用一手掌心紧贴丹田穴，再用另一手握住阴茎和睾丸分别向上、下、左、右四个方向各提拉30次，然后换手再做。

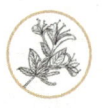

4.壮神鞭：把阴茎用两手掌夹住，逐渐加力，来回反复搓动100～200次。

做功时不可憋气、胡思乱想，首要的便是意念部位，放松肌肉。此套功法有补肾、固精、壮阳的作用。须知该功法青年不宜练习，适用于中老年操练，久练能起到益寿延年的功效。

5. 培元四法

此方法仅用于女子。

揉乳房：同时用两手揉乳房正反方向分别30～50圈，再上下各揉30～50次。

抓乳房：先把两手交叉，用手去抓乳房，一抓一放为一次，做30～50次。

捏乳头：用两手食指尖同时捏住乳头，以不痛为宜，一捏一放为一次，做30～50次。

拉乳头：用两手食指尖同时捏住乳头，之后将乳头向前拉长，然后松回，一拉一松为一次，做30～50次。

此功法对女性有培补元气、滋补肝肾、促进发育、调节功能的功效。久练可提高免疫功能和抗病能力，增强性功能，调节内分泌，延缓衰老作用。

6. 疏通四法

1.点神阙：一手扶小腹，另一手中指点按在神阙穴上，默数60个数，然后换手再做一次。

2.搓尾间：一只手扶小腹，另一手搓尾间30～50次，然后换手再重做30～50次。

3.揉会阴：一只手或双手重叠扶在阴部，手指按在会阴穴上，正反方向各揉按30～50次。

4.揉小腹：双手重叠，在小腹部正反方向各揉按30～50圈。

此功法可以疏通任督，培补元气，温运任督，交通阴阳。坚持锻炼可起到滋阴补肾、疏通经络、调节任督冲带等脉功能的作用，对泌尿系统结石、前列腺炎、子宫疾病有良好的防治作用。

以上六种保健功法，既可以单做，也可一起做，只要坚持锻炼，就能补益肾气，使肾气旺盛、精力充沛，从而起到预防疾病、延年益寿的作用。

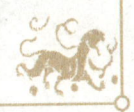

国医大师教养生

王老言：

"水液代谢以通畅和调为顺，不可滞留，故《素问·经脉别论》有'通调水道'之说。小便是水液代谢后排除糟粕的主要途径，与肺、脾、肾、膀胱等脏腑的关系极为密切。小便通利，则人体健康；反之，则说明人有疾患。"

——《中医养生学》

小便作为人体排泄糟粕毒邪的关键通路，其通畅与否与人体的健康有着紧密的关联，王老在其著作中对其加以强调便是此意。在此，王老提供了一套按摩导引的方法供大家学习使用。

1. 导引按摩法

（1）取坐位，两手放于后背，用手掌上下推搓40~60次，向上至颈部，向下至骶部，按摩至腰背部发热为宜，可在早上刚起床时进行。此法有着强腰壮肾、通调水道的作用。

（2）取卧位，把呼吸调匀后，将手掌搓热，置于下腹部，先在下腹部两侧推摩，再在下腹部中央推摩，各25次。动作以由轻到重，力量以和缓均匀为宜。此法可补益阳气，强化膀胱功能，可以防治尿闭、排尿困难。

（3）取卧位，把呼吸调匀，用舌头抵住上腭，眼睛视头顶上方，吸气时慢慢收缩肛门，呼气时放松肛门，连做12~24次，等到口中津液较多的时候，就可嗽津咽下。此法可起到护养肾气，增强膀胱功能的作用，可用来防治尿频、尿失禁等症。

2. 排尿宜忌

（1）忌憋尿：排尿是肾与膀胱气化功能正常的表现，是机体的一种生理反应，因此有尿时须及时排出，不要用意志憋尿，否则会损伤肾气与膀胱的气化功能，引起病变。《老老恒言·便器》指出："欲溺便溺，不可忍，亦不可努力，愈努力则愈数而少，肾气窒塞，或致癃

跟国医大师学保健

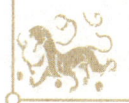

闭。"《千金要方·道林养性》说："忍尿不便，膝冷成痹。"排尿以自然为宜，无论是强忍着不尿，还是努力地强尿，都对身体有一定的损害。

（2）男子排尿时的姿势：《老老恒言》解释其道理说："饱欲其通利，饥欲其收摄也。"《千金要方·道林养性》说："凡人饥欲坐小便，若饱则立小便，慎之无病。"说的就是吃饱的时候要站着小便，而在饿的时候就必须坐着小便，方才不会伤及身体。

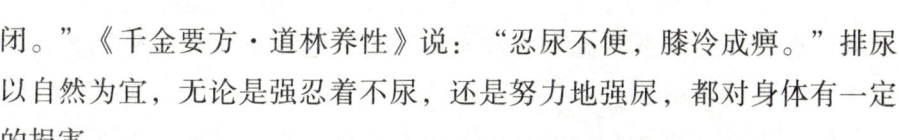

健 康 小 贴 士

因为人体每天代谢产生的废物的量和排出来的尿中的色素，一般都是稳定的，因此小便的颜色不会变化很大。所以通过观察清晨第一次尿液的颜色，可简易地观察自身的健康情况，为我们预防和诊断疾病起到一定的辅助作用。当然，要想获得更精确的健康状况数据，还是需要去正规医院做正规尿液数据分析。

1.尿液透明带浅柠檬色：健康尿液的颜色，当然是越清越好。想让尿液变清需要多喝水，一天应坚持喝下8杯水。

2.尿液呈橙黄色：尿液中有过多的维生素B_2会导致尿液的颜色呈橙黄色，只要减少维生素的服用尿液就会转清。

3.小便黄得像浓茶，往往是肝脏或胆囊有了病变。一般来说，胆汁向外排的道路有两条：一条从尿道排出，另一条从肠道排出。当肝脏或是胆囊发生病变的时候，胆汁很难排到肠道中去，就只能从尿道里排出来了，因此尿液也就因胆汁的增加而呈现出深黄色。特别是肝炎的早期还没出现黄疸的时候，我们常常可以看到小便的颜色跟浓茶一般，可以说是肝炎的预警。

4.尿液黄色中带有红色：应及时去医院检查。如果你不是女性，或者女性不是处于月经期，而黄色的尿液中带有红色，则很可能是尿路感染。如果尿的颜色变红的同时气味还很重，或是小便时疼痛，或常有尿急的表现，则可能是膀胱炎或是尿路感染，应尽早去医院治疗。

5.尿色变红如洗肉水样，多半是尿中有红细胞，医学上称血尿。

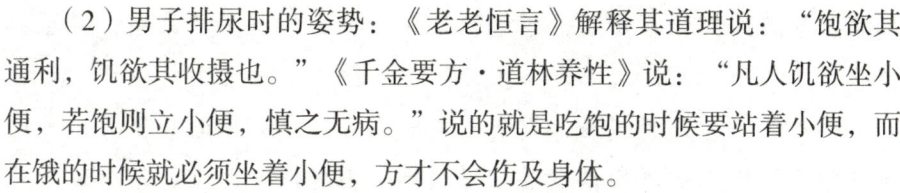

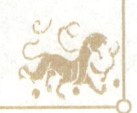

血尿的病因非常复杂，有上百种疾病可以引起血尿，要正确诊断比较困难。

（1）若伴有鼻出血、皮肤出血或是牙龈出血，可能是全身出血性疾病所导致的，如血友病、过敏性紫癜、血小板减少性紫癜，甚至白血病等。

（2）若伴有关节肿痛、发热、皮肤损害、多脏器的损伤时，可能为结缔组织性疾病（如系统性红斑狼疮、类风湿关节炎、结节性多动脉炎等）。

（3）若伴有蛋白尿、高血压、水肿时多为急慢性肾小球肾炎。

（4）若伴有尿急、尿频、尿痛，腰骶部隐痛或酸痛不适多为泌尿系统感染或结核病。

（5）若伴有腰部胀痛或是某一侧腹部的绞痛，则有可能发生肾、输尿管结石，如果是痛得在床上打滚的患者，多是输尿管结石。

（6）白色尿，可见于乳糜尿、脓性尿和盐类尿。

（7）无色尿，如若不是饮水太多的缘故，应注意与其他疾病鉴别，可能是糖尿病、慢性间质性肾炎、尿崩症的信号。

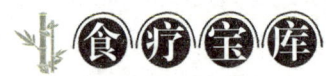

◎ 附姜烧狗肉

【材料】熟附片25克，狗肉1500克，生姜250克，大蒜、菜油、葱适量。

【做法】先把狗肉洗净切成小块，生姜煨熟后备用。再把熟附片放入沙锅内熬2小时，之后把狗肉、大蒜以及生姜放入，加入适量清水炖至肉烂即可。

【功效】有补益肾阳的功效，适用于阳痿、畏寒、夜间小便多及四肢冷等阳虚证。

【注意】夜间盗汗，手脚心热者不宜服用。

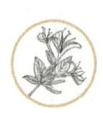

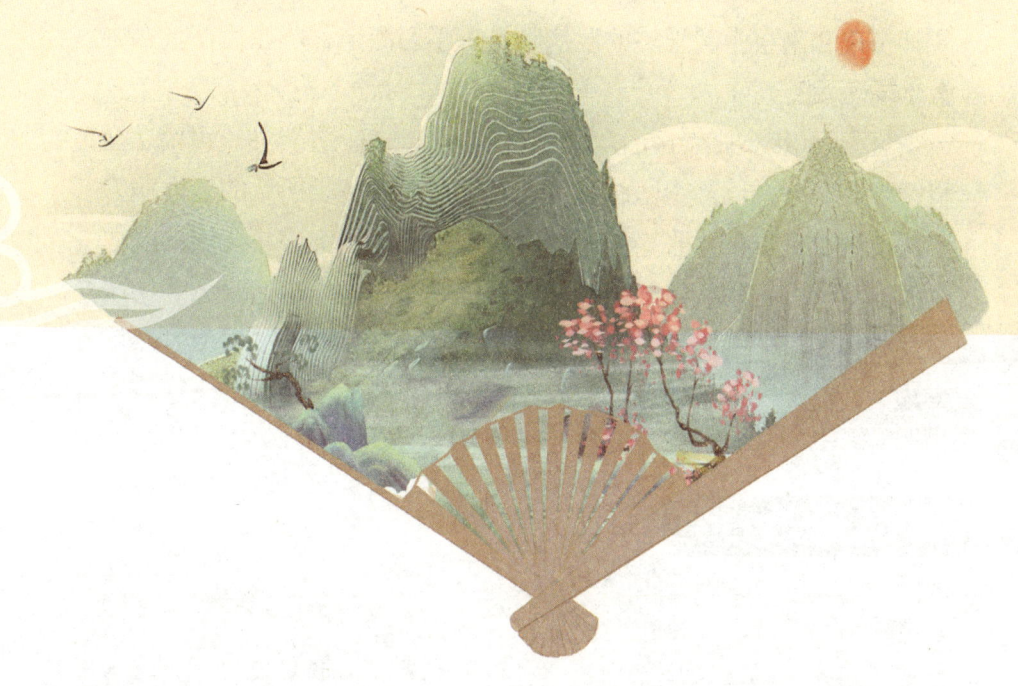

第 二 章

夏季养生

　　"夏三月，此谓蕃秀。天地气交，万物华实，夜卧早起，无厌于日，使志勿怒，使华英成秀，使气得泄，若所爱在外，此夏气之应，养长之道也。逆之则伤心，秋为痎疟，奉收者少，冬至重病。"

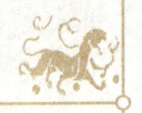

08 张学文

暑热成毒切莫慌，绿豆甘草解毒汤

张学文，1935年10月出生于陕西省汉中市，是首届30位国医大师中最年轻者。生于中医世家的张学文自小便在父亲的指导下苦读医书，熟读《脉经》、《神农本草经》等书。他18岁就考取行医资格，之后在父亲的"致和堂"开始应诊。后来，先后在陕西中医学院师资班和南京中医学院的温病师资班学习深造，毕业后在陕西中医学院任教授至今。

行医近60年，张老诊治范围涵盖内、外、妇、儿各科，可谓是全科医生，而他在诊治中医脑病等急重症和血淤痹阻所致的慢性病方面的造诣更是极高。张老提出的"颅脑水瘀论"突破了传统的淤血学说的束缚，把水、热、瘀、毒四大病因有机地结合起来，为中医治疗中风、痴呆等脑病开辟了新的途径。他又创制了"绿豆甘草解毒汤"，使无数急性中毒患者起死回生。

国医大师教养生

张老言：

"'毒'的含义比较广，《辞海》记载：'物之能害人者皆曰毒。'在温病学中的'毒'是一个病因概念，是一类致病物质的总称。此类物质体积微小，多混杂于其他物体之中，难以用肉眼直接观察，但具有较强的致病作用，对人体危害甚大，因而古人称之为毒。"

——《碥石集（第八集）》

最近"排毒"这个概念十分流行，实际上中医对"毒"的认识是非常早的，在《黄帝内经》中就提出了"寒毒"、"热毒"、"湿毒"、

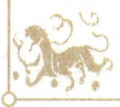

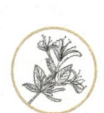

"燥毒"，还提出了"不相染者，正气存内，邪不可干，避其毒气"的见解。中医对"毒"的认识也随着中医学的发展在不断加深，解毒的方法也愈加丰富。晋代葛洪的《肘后备急方》中已经提出了"透毒"、"吐毒"、"解毒"等治疗中毒的方法，同时书中也给出了黄连解毒汤、黑膏汤等解毒方剂的雏形。金元四大家之一的刘河间，经过长期临床观察，提出治疗外感病要重视清热泻火解毒，主张用寒凉药，以解热毒，为解毒法的应用开辟了蹊径。

通过总结前人经验，张老指出："毒"分内外，外毒指的是自然界中产生的对人体有着毒害作用的致病物质，而内毒则是人体在病理状态下自己生成的有害物质，无论是内毒还是外毒在疾病的发生、发展、变化中都起着重要作用。因此，解毒一般从两个方面加以考虑：一是增强或调节机体清除邪毒的能力，从而达到解毒的目的；二是用针对邪毒的药物直接解除，以免正气遭受损伤。

张老有一张"绿豆甘草解毒汤"的方子，用于解毒，效果显著。曾经有一位30岁的村妇喝"敌敌畏"自杀，在医院全力抢救一天无效后，准备放弃之时，患者家属找到张老，张老在缜密的诊断辨证后，立刻选用自创的"绿豆甘草解毒汤"，因患者已经昏迷，故选用鼻饲、灌肠的方法，并嘱咐早晚多次喂服。张老指出这种属于热毒伤阴的病症，运用"绿豆甘草解毒汤"可以排泄毒素，保护阴液。在张老的全力抢救下，患者病情在第二天便有好转，经过10天的治疗，最终痊愈出院。

下面我们就来看看张老的这个"解毒圣方"。

◎ 绿豆甘草解毒汤

【材料】绿豆120克，连翘30克，生甘草15～30克，草石斛30克，丹参30克，白茅根30克，大黄15～30克（后下）。

【功效】解毒益阴，兼顾心肾。

【主治】食物或药物中毒，有发热、恶心呕吐、口干舌燥、小便浑浊，甚至神志恍惚的症状。

【用法】上方用冷水浸泡后煎服，煎时须水淹没全药，用文火煎煮，大剂量频服，一般白天和晚上各服1剂，必要时可服3～4剂。对于接触性中毒患者，一定要清洗皮肤。

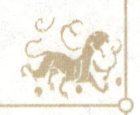

　　张老这个解毒方中的核心药物便是绿豆，绿豆在《本草纲目》中被誉为"解金石、砒霜、草木一切诸毒"。这里提供给大家几个绿豆的药膳方，以供参考。

◉ 百合绿豆饮

【材料】百合150克，绿豆100克，冰糖适量。

【做法】将百合、绿豆洗净，一起放锅中，加适量清水，小火煮至烂熟，最后加入冰糖调味。

【功用】百合滋阴润肺，绿豆清热解暑，适用于暑热伤阴，汗多烦渴，肺热咳嗽，疮疖肿毒，惊悸失眠等。

◉ 车前绿豆饮

【材料】车前草30克，绿豆150克，白蜜适量。

【做法】车前草洗净，装入纱布袋并扎紧袋口，与洗净的绿豆同入锅中，加适量清水煮至绿豆烂熟，再去纱布袋，调入蜂蜜，再煮一二沸即成。

【功用】车前草清热利尿，绿豆除湿解毒，适用于小便淋涩，尿急疼痛，暑热烦渴等，对高血压、肾结核有一定的辅助治疗作用。

◉ 莲藕枣仁绿豆汤

【材料】莲藕500克，酸枣仁60克，绿豆200克，红糖适量。

【做法】莲藕洗净去皮切块，同枣仁、洗净的绿豆一起放入锅中，加清水适量煮至烂熟后，加入红糖调味服食。

【功用】绿豆、莲藕清热解毒，酸枣仁宁心安神，健脾开胃，适用于睡眠不佳，多梦易醒，食欲缺乏，消化不良，久嗽劳咳，久泻久痢，慢性迁延性肝炎，消渴烦热等。

◉ 绿豆红枣汤

【材料】绿豆50克，红枣10枚，冰糖适量。

【做法】将绿豆和红枣洗净，一起放入锅中，加适量清水，同煮至豆熟枣烂后，加入冰糖调服。

【功用】绿豆清热解暑，红枣健脾益气，适用于中暑泄泻，食欲缺

跟国医大师学保健

乏，烦热消渴，惊悸失眠等。

⊙ 南瓜绿豆汤

【材料】南瓜500克，绿豆50克，食盐适量。

【做法】南瓜洗净，去瓤去皮，切块备用，绿豆洗净后下锅煮至开花，再放入切好的南瓜，一起煮至南瓜烂熟，最后加入少许食盐调味即成。

【功用】利尿通淋，清热解暑，适用于夏日心悸胸闷，中暑烦渴，身热尿赤等，可作为夏季常用饮料。

⊙ 绿豆决明子汤

【材料】绿豆50克，决明子10克，红糖适量。

【做法】将绿豆和决明子洗净，一起放入锅中，加适量清水，同煮至绿豆烂熟后，加入红糖调服。

【功用】清热解毒，明目泻火，适用于肝火上炎导致的目赤肿痛，羞明多泪，消渴水肿，小便不利，心胸烦热等。

国医大师教养生

张老言：

　　"中风先兆证是中风病变过程中的量变阶段，如何能防其于未然，在中风先兆阶段积极地进行干预性防治和调养，于医者来说，事半功倍，对患者而言，胜造浮屠。"

——《张学文医学求索集》

　　张老作为中医脑病的专家，对中风病的诊治有着丰富的经验。他在50多年的临床实践中总结出一套有效的诊疗方案，其中最为核心的问题就是早预防、早发现、早治疗，最好在中风患者出现中风先兆证的时候积极地加以预防和调养。

　　由此看来，是否能尽早地判断出中风先兆证对有着中风风险的患者的预后起着至关重要的作用。张老仔细地列出了中风先兆证的临床表现：年龄常在40岁以上，头晕目眩，步态不稳，神倦嗜卧，健忘，麻木乏力，头麻胀痛，舌紫暗，舌下淤丝淤点，脉弦滑或弦细等。其中，眩

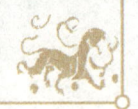

晕、麻木无力、舌紫暗是最为主要的特点。

对于出现了中风先兆证的患者，张老有一副名叫"清脑通络汤"的经验方，有着极好的疗效。张老认为，无论是由什么原因导致中风先兆，都有一个相同的病理变化，便是气血失于调节，气郁血淤。对此，张老创立了"清脑通络汤"，可以起到调畅气机、疏通经脉的作用，从而防止血淤的形成。

⊙ 清脑通络汤

【组成】草决明30克，川芎12克，赤芍10克，菊花12克，葛根15克，地龙10克，山楂15克，丹参15克，川牛膝15克，磁石（先煎）30克，豨莶草30克，水蛭6克。

【功效】活血清脑，通络降压。

【主治】中风先兆，症见头痛头昏、耳鸣、肢体麻木、眩晕、手足逐渐不利、疲乏无力。

【用法】水煎温服，一剂分早晚服用。

健 康 小 贴 士

中风最主要的表现便是肌肤不仁，行动不便。在中医看来多属于经络不通所致，而中医的按摩对经络的治疗效果比之汤药更佳，因此我们从家人按摩和自我按摩两个方面分别向大家介绍几种按摩治疗中风的方法，大家可适当选用。

1.自我按摩方法：如果偏瘫患者无严重的心功能障碍或无意识障碍，可行自我按摩。实施按摩的时间宜早，一般发病后第3天即可开始。按摩手法多种多样，有揉法、拿法、摩法、捻法、抹法、推法、按法、陷法、捋法、抚摩法、拍打法、踩跷法。患者可每日自行选用一种或几种手法的组合，可灵活变换，不必所有手法均做到。但不同的部位适用的按摩方法略有不同，如肘关节、肩关节适用拿法；指关节适用捋法；足趾宜选用捻、捋等方法；肌肉丰厚部位宜选用按、推法。

自我按摩时，将瘫痪的上肢放在胸前固定，将上肢肌肉按摩1遍后，重点按摩各大小关节。如果能够坐起，可用健侧手按摩双下肢，可

跟国医大师学保健

行拿、揉、摩、拍打等手法。不能坐起者,用健足的足底、足跟或足旁蹬踩搓动患侧下肢,有利于下肢功能恢复。

2.家庭按摩方法:患者取坐位,按摩者站在患者的背面,用双手拇指分别按揉两侧的风池、翳风及肩井穴,再用手掌按揉肩背部,结束时轻抚摩几次。每次约5分钟。

患者取坐位或仰卧位,按摩者先用两手由上而下拿捏、按摩患者瘫痪的上肢肌肉,再重点按揉和点按肩关节、肘关节及腕关节,最后以左手托住患者的腕部,用右手食、中两指夹紧患者的一个手指,由上而下依次捋过患者十指。每次5分钟。

患者仰卧,按摩者站在患者右侧,用右手拇指揉按关元、膻中、中脘等穴。注意揉按时要有一定力度,每次3分钟左右。

患者俯卧,按摩者站在患者右侧,用两手手掌或拇指由上至下揉按患者背部脊柱两侧的肌肉,结束时用手掌在背腰部轻抚几遍。每次5分钟。然后用两手由上而下拿捏臀部及两腿后侧的肌肉,结束时同样由上而下抚摩几次。每次5分钟。

按摩手法须柔和且有渗透力,忌动作粗暴,方能收到满意的疗效。

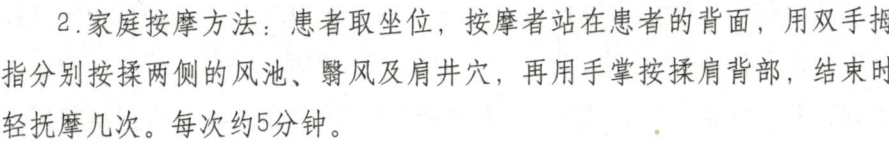

国医大师教养生

张老言:

"数千年来的医学实践证明,饮食疗法是一种行之有效且方便易行的治病方法。……自然界的不少食用物品,既可作为食物以养人体,又可作为药物治疗疾病,如大枣、梨、山药、蜂蜜、海藻、海带、石花菜等。"

——《中国中医药报》

张老在讲到自己的养生之秘的时候,说道:"食物与药物一样,都有寒热温凉四气和辛甘酸苦咸五味。药物通过一定方法的炮制,可以改变其气味属性;食物经过烹调,也同样可以改变其性质和滋味。饮食与脾胃还有着必然的生理和病理联系。饮食调和,脾胃健旺,则元气充沛,生机蓬勃;饮食不调,脾胃损伤则元气衰颓,生机减退。"由此可

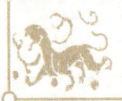

第二章 夏季养生

见，张老就是通过调整饮食，顾护脾胃阳气，从而达到养生的效果。

张老指出大病刚好的时候应多吃点清淡的食物加以调养。因为疾病初好的时候，人体的正气还没有恢复，身体还很衰弱，特别是急性热病刚好，若是能抓住这一机遇，给予适当的饮食加以调理，就能加快健康进程；若是饮食不当，或是大肆进补大温大燥之品，常常会适得其反，甚至引起旧病复发。

与此同时，在病体康复的时候，可以选择用食物的偏性（寒热温凉）来调节。一般而言，热性体质或是患的是热病，需忌辛辣、油腻、煎炸的食品；而寒性体质或是患的是寒病，则需忌生冷、寒凉的食物；脾胃湿热重的患者则应少吃脂肪、高糖之物。此外，在吃热药的同时，不宜吃绿豆芽、梨等凉性的食物；而吃寒药的时候，不宜吃葱、椒、大蒜等热性食品，否则会减轻药效。

健康小贴士

这里给大家列举11种滋养男人的食物，男性朋友可在平时生活中多加选择。

◎ 西红柿

西红柿中所含的酸性物质能促进胃液的分泌，有助于蛋白质的初步消化，与此同时西红柿中丰富的维生素C能起到预防感冒的作用。

◎ 黄豆

黄豆可以降低前列腺癌的发病率，而且对改善男性的骨质流失有不错的效果。多吃黄豆还可以补充卵磷脂，而卵磷脂已被证实可影响短期记忆力和学习力。

◎ 南瓜子

美国一项实验证实，南瓜子的萃取物能减少前列腺肥大患者尿频的次数，同时也可以改善其他的一些症状。南瓜子更是维生素E的最佳来源之一，维生素E有着抗老化的作用。

◎ 胡萝卜

胡萝卜中所富含的β—胡萝卜素会在肝脏内转化成维生素A，可以起到保护视力的作用。此外，胡萝卜还含有丰富的钾，可以调整血压，以

及食物纤维能起到清肠的作用。

◉ 海鲜

海鲜所富含的锌可以增强精子活性，提升性能力。此外，蚝中富含糖原或牛磺酸，具有保肝、护肝的功能。

◉ 大蒜

大蒜超强的杀菌能力已经受到人们的广泛重视，可有效杀灭多种有害病菌。大蒜还是一个抗癌明星，其含有的硒化铅具有抗氧化作用，能有效地防止癌细胞的增殖、扩散和转移。大蒜还可以改善人体的免疫力，能激活人体的免疫系统，起到提高免疫、防治疾病的作用。大蒜能促进糖类的新陈代谢以产生能源，促进维生素B₁的吸收，促进血液循环，从而消除疲劳。此外，大蒜含有的肌酸酐对精液的生成有辅助作用，可大增精子数量。

◉ 高维生素C食物

美国得州大学的一项实验结果显示：每天服用1000毫克的维生素C的男性，在连续服用60日以后，精子数量增加了60%，活动力也增加30%，而不正常的精子相对减少了。但要注意的是不可与海鲜同食。

◉ 全麦面包

全谷类的食物如全麦面包、胚芽米、糙米等，都含有丰富的可以维护神经系统的稳定，增加能量的代谢，有助于对抗压力的B族维生素。而且因为全麦面包是复合性碳水化合物，可以缓慢地释放能量，给人以镇定的作用，让人放松。

◉ 水

一天至少要喝2000毫升水。人体内的各种化学反应都离不开水的参与，而作为高级中枢，脑对脱水的耐受性明显小于其他器官。如果体内水分太少，则会让人疲劳、反应偏慢。

◉ 深海鱼

压力大，也让男性罹患的心血管病的年龄层降低。深海鱼所含的Ω-3脂肪酸能调节血脂水平、软化血管、减少血栓形成，被誉为"血液清道夫"。此外，对于老年人的眼底视网膜病变也有很好的预防作用。因此深海鱼对高脂血症、中风、心血管疾病等特别有益。

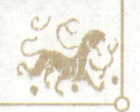

◎ 绿茶

绿茶含有丰富的氨基酸，其中有提升免疫力的天冬氨酸、有防止老化的谷氨酸。绿茶所含的黄酮类化合物可降压，含微量的咖啡碱具有提神作用。绿茶还富含红茶所没有的维生素C，具有预防感冒、营养肌肤的作用。除此之外，绿茶还具有降脂、利尿、消除压力的作用。

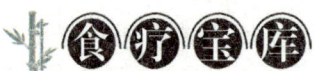

◎ 山药蜜饼

【材料】面粉250克，生山药750克，核桃仁、什锦果脯、蜂蜜适量，白糖150克，猪油、淀粉少许。

【做法】先将生山药洗净，蒸熟后去皮，加入面粉，共同揉成面团，做成饼，撒上适量的核桃仁、什锦果脯，上锅蒸25分钟。与此同时，把蜂蜜1汤匙，白糖150克，猪油和芡粉少许共同加热，制成蜜汁，待山药饼出锅后，在山药饼上浇一层即可。

【功效】有滋肾补阴的作用，适用于肾阴亏虚而致尿频、消渴、遗精等症。

【注意】素体虚寒，小便赤黄者不宜食用。

09 苏荣扎布

天苍野茫草原上，蒙医蒙药助健康

苏荣扎布，1929年出生在内蒙古大草原上的锡林郭勒盟镶黄旗。幼时的苏荣扎布无忧无虑地在大草原上嬉戏玩耍，然而自7岁开始，无情的疫病接连降临到苏荣扎布家，父母与哥哥都染病去世。无依无靠的苏荣扎布有幸被当地宝尔策吉寺的喇嘛医生收留，并从此走上了蒙医救人的道路。他传承并丰富了蒙医药学，在心血管、消化

系统等疾病的诊治方面有着独特的经验。

苏荣扎布大师用现代的医学理论与中医的体系完善发展蒙医，为蒙医蒙药赋予了现代化的色彩，产生了重大影响。他以阴阳五元学说的整体观作为指导，对蒙医的六基症进行辨证施治，有着极好的疗效。他的《蒙医学六基症及其分类》、《论蒙医学整体观》和《赫依、希拉、巴达干之变化规律》、《浅论蒙医药形成、发展的特点》、《现代蒙医药理论体系的三大基本特征》等著作，对古老蒙医理论的现代化进程起了很大的推动作用。

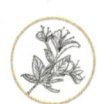

国医大师教养生

苏荣扎布言：

"只要心中有春天，人就会青春永驻，长命百岁。"

——《跟大师学养生：苏荣扎布》

苏荣扎布提出元气乃是人的生命之本。对于人的发展来说，有所追求是必须的，但是不可以有奢求，奢求会导致气机阻塞，伤害身体。因此人应追求所能得到的，放弃所不能的，心安自得才会使元气充沛，从而益寿延年。所以他提倡人们做到"四法"、"八戒"，"四法"可以调身，"八戒"可以安心。

1. 运动养生

运动养生可以起到健身益智的功用。苏老认为对于人来说最好的运动是跑步，因为在跑步中，两腿不断地轮换可以有效地刺激大脑左右半球，起到锻炼脑组织及其他组织器官的作用。对于年龄较大者，可以改为每天坚持散步1小时，也是有一定效果的。运动锻炼最好从年轻时就开始，等到年纪大了走不动了，再去锻炼，就晚了。

2. 饮食养生

饮食养生的关键是要营养平衡。现在很多人总是在考虑用药物养生，这种认识是片面的。因为药物是有偏性的，有的偏热，有的偏寒，而且用

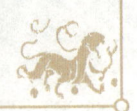

的时间长了还会产生一定的不良反应。而通过饮食养生就不会出现这种情况，食物的调补作用更加平和与持久。要做到营养平衡，就要不偏食，不过饱，不过饥，不反复吃同样一种食物，戒烟限酒，适量吃水果。

3．大脑养生

大脑养生可以使人思维敏捷。大脑是人体生命活动的司令部，如何保持大脑的思维敏捷，自然是养生保健的重要内容之一。苏老建议每天白天保持大脑平静半小时到1小时，以充分开发脑组织的潜力，调整情绪。另外，最好的保持头脑不退化的办法就是勤用大脑，正所谓"流水不腐，户枢不蠹"，同时要注意的是用脑不可过度，适时使大脑安静不但可以放松大脑，还可以使肌肉放松，畅通气血，达到养生保健的目的。

4．春季养生

春季养生可以舒展阳气。正所谓"一年之计在于春"，苏老指出春季养生是全年养生的基础。春季养生的关键便是保持肝气疏达条畅，可为其后三季的养生奠定基础。待到谷雨节气，自然界万物复苏之时，人们应该做到广步于庭，在春光中感受自然，以顺应春阳生发的规律。

这"八戒"便是：戒疑、戒妒、戒卑、戒傲、戒躁、戒愁、戒嗔、戒悲。下面我们对这"八戒"进行一一解读。

戒疑： 多疑，人亦心窍为痰湿所蒙蔽，心窍不畅，则内气血不畅，就会出现心烦失眠等症，因此要戒疑。

戒妒： 妒忌之心，则生热毒，内扰心肝二脏，热盛伤阴且灼伤内脏，则生心痛气结，甚至有口苦咽干的症状，因此要戒妒。

戒卑： 自卑则无勇，无勇则伤肾，肾为作强之官，过于自卑则会内生忧郁，气机不展，使体内气机运行不能，而人见委靡神疲，因此要戒卑。

戒傲： 与自卑相反，自傲则阳亢而阴不能制，《黄帝内经》中提到"阴不胜其阳，则脉流薄急并乃狂"，因此要戒傲。

戒躁： 急躁是肝木刑肺金的表现，只有做到不急不躁，肺金才能滋润周身，使身周全，因此要戒躁。

戒愁：忧愁则伤及脾脏，忧愁久思困伤脾阳，脾阳不振，阳气不充，就会出现倦怠乏力之症，因此要戒愁。

戒嗔：怒则伤肝，肝体阴而用阳，大怒伤肝阴，阴虚则阳亢，上冲则头痛眼干，因此要戒嗔。

戒悲：悲则伤肺，大悲则肺气虚，易生咳嗽气喘，因此要戒悲。

健康小贴士

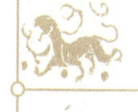

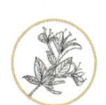

苏荣扎布大师曾说："我老了，蒙医还很年轻，需要社会各界的关注和支持。"称蒙医还很年轻，是因为蒙医作为民族传统医药为广大民众所了解的时间还很短，我们要想用好蒙医蒙药来养生保健，首先便需要充分认识蒙医蒙药。蒙医蒙药在苏荣扎布大师的发展下，用阴阳的理论充实"三素"、"七元"的传统理论，为大家所理解与认同。

三素："赫依"、"协日"、"巴达干"三者，既是人体内进行生命活动的三种基本能量，也是一切疾病产生的根本内因。蒙医是以此三者的生成和变化为理论根据来说明人体的生理功能和病理机制。

"赫依"：汉语里是风或气的意思，其含义也大致与中医的"风"和"气"相似，但是"赫依"的作用则比中医中的风和气更为广泛。根据功能和所在部位的不同，"赫依"又被分为五种，分别是司命"赫依"、普行"赫依"、调火"赫依"、上行"赫依"、下清"赫依"。它的功能是主呼吸、五官感觉、大小便排泄、分解食物、血液循环、全身活动及机能反射、输送饮食精微与糟粕，与中医的"气"一样是人体生理活动的动力。

"协日"：汉语是胆或火的意思，其含义相当于中医的"火"，但其作用比中医的胆或火更为广泛。根据所在部位和功能的不同，"协日"被分为四种，分别是消化"协日"、能成"协日"、变色"协日"、明色"协日"。"协日"除了包括胆腑外，还可以被理解为人体进行生命活动的热，有着产生热量和补充体温等功能。

"巴达干"：汉语是涎或水和土的意思，相当于中医的"津"、"涎"，但其作用则比中医的水和土更加广泛。"巴达干"也可因部位

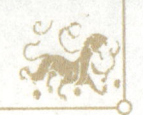

和功能不同分五种，分别是主靠"巴达干"、司味"巴达干"、供养"巴达干"、腐熟"巴达干"、连接"巴达干"。"巴达干"性寒，其喜温燥、恶寒湿，有着运输体液、腐化食物、调节水分的功能。

七元：七元包括饮食的精微、脂肪、骨骼、骨髓、血液、肌肉、精液（女子卵胞）。

知常才能达变，蒙医依据"三素"、"七元"将疾病分为赫依病、协日病、巴干达病、血病、黄水病、虫病六种。蒙医在诊疗上强调"求本"、"扶正祛邪"、"调理三素"、"治未病"和"因人、因时、因地制宜"等原则。对于"三素"不同的病症有着不同的治疗方案。一般来说，"赫依"病需要给予温暖舒适的环境，用温性药物来补养身体；"协日"病则要给予凉爽环境和清凉性饮食，用属水元成分的凉钝性药物和清泻疗法来清除"协日热"；"巴达干"病则要给予热糙性饮食与保暖的环境，用属火元的药物补火温的同时催吐"巴达干寒"。

国医大师教养生

苏荣扎布言：

"蒙古先民积累的许多医疗保健经验，与匈奴医学、契丹医学等混杂在一起而逐渐被世人所认识，其中最负盛名的有饮食疗法、正骨及外伤治疗。"

——《苏荣扎布：蒙医的现代化阐述者》

蒙医骨伤科很重视推拿按摩、膳食治疗和护理。药物治疗初期根据病情对症选用七雄丸、珍珠丸、二十五味樟脑散、七宝汤；中期接骨、散淤清热，可选用八味朱砂散、六味石决明散、六味青铜散、九味秘方散；后期镇赫依、舒筋，强筋养骨、补元，选用十五味沉香散、健脾归津散、二十五味大汤散等。在正骨所需材料方面亦有其民族特色，主要包括以下几种。

（1）夹板：选用具有良好弹性的材料为宜，以适应肢体肌肉舒缩变化的生理要求。

（2）垫：质地柔韧且有一定的支持能力，并能维持一定的形状，能

跟国医大师学保健

散热。一般用纸、毡、纱布、鞣皮、兔毛、羔绒等做成。

（3）缚带：用于捆绑夹板两端和中间。

（4）绷带：缠绕包裹夹板，起固定作用。

（5）沙带：内装细沙、大小各异的布带，用于镶在患部两侧，具有固定骨折，吸去血、协日热、脉热、骨热和镇痛作用。

（6）铜针：用之有规律地敲打、按摩疼痛部位的有关穴位处，可增强赫依血循环，恢复感觉。

（7）青铜镜：按摩脏腑穴位处，可增强赫依血循环，解毒。

（8）圆形银镘：按摩骨折处和淤血部位，有改善赫依气血运行、解毒之功。

（9）蛇蛋花石：按压开放性骨折伤口处，可止血、镇痛。

（10）白酒：有着散热、止痛、舒筋、活血的功能，喷在患处，不仅能使松弛乏力的肌肉增加张力，还能使紧张收缩的肌肉伸展，以维持肌肉屈伸功能的平衡，有利于骨折愈合。

由于狩猎、放牧等生活、生产特点，蒙古族人民经常发生外伤事故，如从高处坠落，从马上跌下而造成骨折、脱位、脑震荡等。因此，蒙古先民很早就形成了一套较独特而原始的民间正骨治疗方法，如对闭合性骨折，交叉复位后，用木板或煮在肉汤里的毡子作压垫固定，或者把温血与鲜奶混合搅匀，涂于患处。又如往外牵拉治疗前臂骨往内开放骨折；若是开放性骨折，则向内牵拉复位后，在腋下垫物、包扎前臂或用"充气桶"来复位。包扎、固定松紧要适度，同时应注意增补蛋白质含量高的饮食，如牛羊肉、牛奶、山兔肉等，以促进骨质的新生。对年幼者宜补奶油，青壮年宜补酸奶，年老者宜补酒。并用药物配合治疗加快骨折愈合的速度。除用手法整复外，用蛇蛋花石在受伤局部及关节部按压止痛止血，用圆形银镘、青铜镜或银杯进行按摩以活血舒筋；把粗盐、沙放锅内炒热，装入布袋内，置于伤处，通过温热作用以利恢复关节功能；用拔罐提骨法，促进颅骨、肋骨等的凹陷型骨折复平。采用两腿上吊牵引法，复位脊柱骨折。对四肢骨折，用绵羊绒毛、幼小兽类的皮油鞣革、兔子毛等作压垫固定和用驼、马之长骨、牛皮及野兔、黄羊腿骨作夹板，再用奶酒、酸马奶等，涂在骨折的畸形愈合部位，使骨折处变得柔软后进行闭合折骨，再行正复。

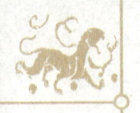

苏荣扎布指出："牛奶是益寿补品，老年人应多补钙、磷，少吃食盐。"奶属于优质蛋白，含丰富的不饱和脂肪酸、维生素、多种微量元素，且容易被人体吸收和利用，十分有益于人体健康。实践证明，通过科学服用奶制品，大都能达到防治疾病、延年益寿的效果。奶疗是蒙医独特的治疗方式，蒙古族人民以经营畜牧业为主，奶食丰富。他们将奶酿制成酸奶，制成奶酪等饮食，并运用奶及奶制品做日常保健以及治疗常见疾病。蒙医奶疗虽然古老，但有其充分的科学性，很值得深入学习和研究。

1.牛奶疗法：牛奶营养丰富，是奶制品的主要原料，生熟均可饮用，在牧区牛奶质量优，产量高，用途广。牛奶不仅具有滋补、强身、增智、解渴的作用，还有滋补巴达干、改善失眠的功能。医疗保健上多用于糖尿病、肺气肿、肺痨及各种消耗性陈疾的辅助治疗。牛奶还可用于防治佝偻病、软骨症等。如脾胃虚弱、消化不良者可常食牛奶煮大米、红枣稀饭。治疗习惯性便秘，可将牛奶250毫升、蜂蜜50毫升，加少许葱汁煎沸，早晨空腹温服。

2.酸牛奶疗法：酸牛奶是将牛奶以蒙古族传统酿制方法发酵加工而成的饮料，味甘酸、性凉、质腻，具有开胃、润便、祛虚火等功能。酸牛奶疗法是饮用酸牛奶防治疾病的方法，如治热性腹泻可将酸牛奶煮沸后饮服。发酵充足的酸牛奶蒙语为艾日格，味酸、涩，性轻，有助消化及较强的解毒功效。饮用艾日格可醒酒、解暑及治疗各种药物、食物中毒。如长期饮用还可防治各种良性肿瘤、癌症、痔疮和脾脏病变。

3.酸马奶疗法：酸马奶是将马奶发酵加工而成的蒙古族传统饮料之一，味酸、性凉，具有止泻、清热、补血、助消化、强心肺之功效。其制作方法为将挤来的新鲜马奶倒入锅中煮沸，再置于经过消毒的特制木桶里，然后用一根特制的搅拌棒充分搅拌，每日搅2～3次，直至鲜奶发酸为止。常饮酸马奶可治多种顽固性疾病，如心绞痛、肺气肿、肺结核、肠胃疾病、水肿、黄水病、腰腿痛等。此外，对偏瘫、青腿病、脑血管意外亦有满意的疗效。酸马奶对动脉硬化、冠心病、高血

跟国医大师学保健

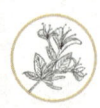

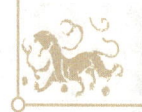

压、高血脂、偏瘫等诸病症有较好的治疗效果，近年来已被临床科学研究充分证实。

4.黄油疗法：黄油是从奶中经过特殊加工提炼出的油。其制作方法是将新鲜奶置于锅内，反复煮沸直至水分蒸发干净，可见奶已分为两层，上层色黄清亮的油状物是黄油，而下层沉淀物为酸油。黄油可健脾养胃、温中散寒，为调补佳品。长期食用黄油可增智、提温、益寿。奶茶泡炒米加黄油，味道鲜美可口，具有润肠通便、调补三素、助消化之功效。服食大米加黄油、红糖、葡萄干熬制出的米粥，可治赫依盛、精亏、体虚、皮肤粗糙等。古籍中有"陈旧黄油可治健忘、昏厥、疯癫和创伤等"的记载。灌服陈黄油加白酒可使寒冷冻僵者迅速缓解症状。

5.卓赫依：卓赫依味甘、性寒、质腻，具有调精髓、增颜润肤、滋元补身、抑制赫依的功效。将鲜奶倒入干净的容器中，在20～30℃室温下置放6～8小时后，可见鲜奶的表层浮起一层淡黄色的稀奶油，细心收集后即为卓赫依，是制作黄油和白油的原料。体质偏弱、赫依偏盛的孕妇、哺乳期妇女、婴幼儿、老年人和大病初愈者，宜常吃卓赫依滋补身体。卓赫依是蒙古民族常食用的最好快餐，食用方法多种多样：可加糖拌米吃；也可涂在面包、点心、馒头上或加入热稀粥中食用；用卓赫依熬制的奶茶浓香鲜美，老少皆宜。

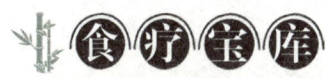 **食疗宝库**

⊙ 牛奶黑米粥

【材料】牛奶250毫升，黑米100克。

【做法】牛奶、黑米同时放入锅中，武火煮开，文火煮至粥熟，加入白糖适量。

【服法】每日2次，早晚空腹服食。

【功效】此粥具有益气、养血、健脾胃的作用，适用于产后、病后以及老年人等气血亏虚、脾胃虚弱者服用。气血亏虚明显者在煮黑米时若加入10枚大枣，补益气血的功效更佳。

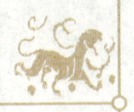

10 张灿玾

儒医问道甲乙经，经穴解病效速灵

　　张灿玾，字昭华，号暮村老人、五龙山人、齐东野老，1928年7月出生于山东省荣成市滕家镇下回头村的中医世家。他15岁起便跟随父亲学医，20岁就独立行医，后进入南京中医学院学习，毕业后调至山东中医学院工作，曾任山东中医药学院院长、终身教授。

　　张老行医60余年，不分内外妇儿，悉能应诊。张老常从文化的角度考虑中医，以人文的视野思考临床，提出医生在诊疗中"要注意辨证多面化、个性化，要标本兼顾"的要求。在诊病的同时，张老在中医文献方面做出了更多的贡献，《黄帝内经素问校释》、《针灸甲乙经校注》、《松峰说疫》点校本、《经穴解》点校本、《中医古籍文献学》等10余部学术著作和80多篇学术论文可以说是他一生精于学术的缩影。

国医大师教养生

张老言：

　　"《针灸甲乙经》是中医现存最早的一部针灸学专著，也是最早最多地收集和整理古代针灸资料的重要文献。该书自问世以后，对国内外针灸学的发展，起到了承前启后的巨大作用。"

　　　　　　　　　　　　——《〈针灸甲乙经〉整理研究漫谈》

　　1964年3月，张老受命开始整理校注《针灸甲乙经》。是年，他北上天津、北京查阅大量古籍的各种版本及相关资料，经过两年不懈的努力，一本《针灸甲乙经校注》呈现在世人面前，这本书还获得了国家中医药管理局科技进步二等奖。

　　张老在《针灸甲乙经校注》中多次提出经穴对诊病治病的重要作

跟国医大师学保健

用，而他后来的巨著《经穴解》更是把经穴放在治疗养生的根本去对待。这个经穴指的就是人体十二正经与任督二脉上的穴位，经络遍布全身，内连五脏六腑，外达四肢、九窍及皮毛、筋肉、骨骼等组织，而体内的气血、津液等营养物质，主要通过经络输布全身，发挥其濡养温煦等作用，以维持身体正常的生理功能。这个穴位则是经络中的关键点，正所谓"穴者陷也"，穴位乃是维护气血的核心，在治疗的时候常用针灸的手段对经穴加以施治，而在养生的时候则多采用经穴按摩的方法。

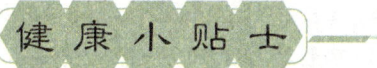

健 康 小 贴 士

我们就给大家介绍一套通过按摩经穴预防感冒的方法。

1．搓摩大鱼际

大鱼际的位置在大拇指下方，肌肉隆起的地方，搓摩大鱼际就是用两手的大鱼际互相上下交替搓摩。大鱼际边上有一个叫做鱼际的穴位，这个穴是手太阴肺经的穴位，通过揉搓可以激活肺经的御邪能力。

2．推摩双面颊

用手大鱼际向上推摩两侧面颊，轨迹如一个"O"字。两面颊上有足阳明胃经和手太阳小肠经循行，通过推按双颊可以疏通两经，预防感冒。

3．刮鼻旁

就是用两大拇指在鼻梁两侧自上而下刮。《黄帝内经》里提到手阳明大肠经的终点处循行是"上挟鼻孔"，也就是说，通过刮擦鼻旁可以起到疏通手阳明大肠经的作用，从而使阳气得舒。同时刮擦鼻旁可以刺激鼻子的黏膜组织，预防感冒。

4．按揉迎香穴

迎香穴在鼻孔两侧鼻翼旁0.5寸，在与鼻翼外缘中点平齐的鼻唇沟内。用两手食指分别在迎香穴上按揉即可。揉按迎香穴可以起到泻肺火、治鼻炎和上呼吸道感染的功效，对鼻塞不通有着奇效，正如针灸歌诀中所言"不闻香臭取迎香"。

5．按摩风池穴

在头额后面大筋的两旁与耳垂相平处有一个风池穴，用食指、中指

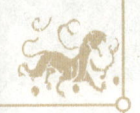

一起揉按风池穴即可。风池穴是足少阳胆经的穴位，少阳是一身开阖之枢纽，通过调理风池可以起到调整一身营卫开阖的作用。

以上穴位每天早晚各按摩1次，每个穴位按30～50下。另外，在按摩的时候，要注意剪短指甲，洗净双手，防止细菌感染。

国医大师教养生

张老言：

"现代科研证明大青叶、板蓝根有杀菌作用，就用大青叶、板蓝根治感冒吗？中医本是用它们来治疗腮腺炎、温毒发斑的，中医治感冒不是去杀死体内的细菌和病毒，而是将体内环境调整到未发病前的状态。中医治的是人，不是病！用西医的思路，即便开的是中药方子，也不姓'中'了！"

——《中国中医药报》

西方医学科研证明大青叶和板蓝根确有杀菌或抗病毒的作用，于是现在许多大夫在治疗感冒的时候，动不动就用上了大青叶和板蓝根这两味药，而且很多人也认为板蓝根治疗感冒确有其效。但张老指出，大青叶、板蓝根作为大苦大寒之药，并不适宜用在感冒初始之时，而应当以"从表解"的方法治疗外感初起。无论是风寒感冒所用的辛温法，还是风热感冒所选的辛凉法才是此时最好的方法。

张老指出，治疗感冒"凡风热者，仍以银翘散，重用荆芥、防风、桑叶、薄荷、金银花等轻宣之药以透之。若风寒则以羌活、荆芥、防风、葛根等为主，稍加细辛，可以起到佐助荆芥、防风宣通发越的作用，特别是肺窍不利，鼻塞声重者，用之尤宜，以缓解紧束闭塞之寒邪，则一身之毛窍可开，四末之关节可利。而对于那些伤于寒邪较重者，辛温发汗之法，亦不可废。昔年吾在农村行医时，凡伤寒较重者，均以麻桂发汗，轻者常予偏方大葱、生姜、红糖、苏叶、薄荷、葛根等煎服，汗出而愈者甚多，此亦师法于麻桂也"。

张老深知许多人一方面经济局促吃不起大方子，另一方面药物不足，难以抓全，故设立了3个治疗感冒的廉简方。

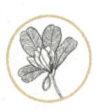
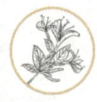

⊙ 葱白连须饮

【功效】治风寒感冒，症见发热恶寒无汗者。

【组成】葱白连须30克，生姜20克，苏叶10克。

【服法】煎汤温服，被覆取汗。

⊙ 银花清热饮

【功效】治风热感冒，症见发热恶风或微恶寒，无汗或微汗者。

【组成】金银花（无花时，可以藤叶替代）30克，薄荷6克，葛根10克，桑叶10克，苏叶6克。

【服法】水煎服，待汗出。

⊙ 陈藿白莲饮

【功效】治暑热夹湿型感冒，症见暑湿冒风，头痛头晕，恶心或呕吐，大便稀溏，发热或微恶风寒，有汗或汗出不彻。

【组成】鲜荷叶15克，薄荷6克，白扁豆花（无花以白扁豆替代）10克，藿香10克，陈皮10克，苏叶6克。

【服法】水煎温服。

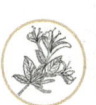

健康小贴士

　　一个人一年难免患感冒一次，只靠药物来治疗并不是什么上上之选，这里给大家提供7条不用药物治疗感冒的方法，可以适当选用。

　　吸热气。普通感冒多伴有打喷嚏、流鼻涕等症状。减轻的最好方法是保持鼻腔干净，吸热气。可以把开水浸泡过的毛巾放在鼻前，吸蒸发出的热气，还可以滴上几滴植物油，比如桉树油，效果会更好。

　　喝鸡汤。研究表明鸡肉对抗病毒有很大的帮助作用，特别是带鸡皮熬汤效果更好，因为鸡汤中的一些成分可以抑制中性粒白细胞的移行，从而缓解感冒症状。

　　多喝水。患感冒的人需要充分的体液。但是不要喝酒，还有因为饮料含糖多，对快速补充体液无益，亦是不建议使用的补液。

　　加营养。鸡蛋、牛奶、橘子和胡萝卜一类蔬菜所含有的维生素A，干果、谷物富含的维生素E，海产品与猪肉中所含的硒都有助于增强免

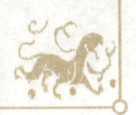

疫力。另外，还可多吃大蒜，大蒜中的大蒜素有抗菌的作用。

会保暖。特别要小心鼻孔和后背冻着了，这两个地方受寒会降低机体抵抗力。

擤鼻子。经常擤鼻子比较好，可以及时清洁出鼻道中的黏液和废物。最好的做法是，按住一个鼻孔擤另一个，这样就可以轻松地清理鼻孔内的黏液。

勤漱口。用盐水漱口可以暂时减轻咽喉疼痛。具体做法：在热水中加入一勺盐，每次漱4口，不喜欢盐水的话也可以加蜂蜜。

国医大师教养生

张老言：

"吾乡野外苦参甚多，常取鲜者煎浓汁，加猪胆汁，用以治疥癣、皮肤痒疹或中湿热毒气皮肤瘙痒者，甚效。"

——《碥石集（第五集）》

张老作为文献研究大家，擅长运用古方，尤其是一些单方、土方，他往往能在原方的基础上加以改进，使其效果更加显著。对于苦参汤的应用便是如此。在《金匮要略》的"百合狐惑阴阳毒"篇章里，便有关于苦参汤治瘙痒症的记载："蚀于下部则咽干，苦参汤洗之。"张老在此基础上加猪胆汁，用以治疥癣、皮肤痒疹或中湿热毒致皮肤瘙痒，效果极好。

健康小贴士

临床上，还有几个小疗法治疗皮肤瘙痒的效果显著，在此介绍给大家，以供参考。

药浴疗法

【制法】苦参、丝瓜络、蛇床子、荆芥、防风、当归各30克，共同加水煎汤取汁即可。

【用法】将煎出的药汁加入浴盆中，并加适量温水，患处放入浴盆

跟国医大师学保健

中洗浴，每次10～20分钟，每日2～3次，每日1剂，连洗5～7日。

【功效】有燥湿祛风止痒的作用，用于风邪偏盛兼夹湿邪的瘙痒。

浴足疗法

【制法】白鲜皮、蝉衣、蛇床子、苦参、紫草、防风各10克，共同加水煎汤取汁备用。

【用法】将药汁倒入浴盆中，等到药汁温热时浴足，每次10～30分钟，每日2次，每日1剂，连用5～7日。

【功效】有祛风杀虫的功效，适用于微生物感染所致的瘙痒。

填脐疗法

【制法】山栀、大黄、红花、紫草各等量，研为细末，加冰片适量，混合均匀，装瓶密封保存。

【用法】每次取少许药末，与适量凡士林调成糊状，外敷于肚脐处，用纱布覆盖，胶布固定。保持敷药处清洁、干燥，并每日换药1次，连用1～2周。

【功效】有清热解毒的作用，适用于热毒较盛的全身瘙痒。

药酊疗法

【制法】乌梢蛇、鸡血藤、夜交藤各20克，加入适量高浓度白酒，浸泡7日即成药酊。

【用法】每日洗浴时，在水中加入药液30～50毫升，连洗5～7日。

【功效】此药酊疗法有搜风通络活血的功效，加入白酒制成酊剂更增强了通络作用，适用于血瘀阻络的皮肤瘙痒。

◉ 绿豆大枣汤

【制法】绿豆100克，大枣20枚（瓣开），冰糖适量，猪油1匙，加水共煮至绿豆开花即成。

【用法】每日2～3次，每日1剂，一般服1周瘙痒感即可减轻。

【功效】健脾利湿兼解毒，可治疗脾虚湿热偏盛导致的瘙痒。

◉ 甘油白醋方

【制法】甘油与白醋按7∶3的比例混合即成。

【用法】洗浴后立即用少许混合液涂抹患处皮肤，每周2～3次或每

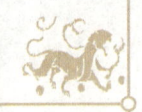

日1次。

【功效】甘油保湿效果良好，白醋味酸可养阴生津，可治疗干燥所致的瘙痒。

贴敷疗法

【制法】何首乌、刺蒺藜各30克，研为细末，装瓶备用。

【用法】每晚温水浴足后，取适量药末，加少许米醋调成稀糊状，敷于双足心涌泉穴，覆盖干净纱布，用胶布固定，每晚贴敷，次晨取下，连用7～10日。

【功效】养血润燥，祛风止痒，适用于血虚风燥的瘙痒。

国医大师教养生

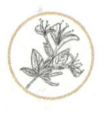

张老言：

"本方（遗精方）用茯苓之开泄，且入心宁神，加五倍子之固涩闭阖，且入肾经敛浮火，正可以应肾脏动静开阖之机、心肾交通之制。此方妙在茯苓之用，不单取其宁神之效，且有补肾之功。补肾不独地黄、鹿茸之类，茯苓利水渗湿，有助肾司水液之功，亦为补也。"

——《名老中医验方集》

遗精是指不因性交而精液自行泄出的现象，其中做梦时遗者名为"梦遗"，而那些清醒时精液自行滑出者为"滑精"。张老指出，遗精过多多由肾阳虚而精关不摄，或是由于心肾不交、湿热下注所致。

我国自古就有许多治疗遗精的验方，而且都有不错的疗效，但由于所用药物多是属于大补之药，价格昂贵，寻常百姓很难用得起。张老为了让普通百姓也治得起病，结合自己的临床经验，将五倍子、茯苓两味价格便宜的药进行组合，配成遗精方，效果亦是不错。

张氏遗精方

【组成】茯苓75克，五倍子40克。

【制法】把这两味药研成粉即可。

【用法】每天早晚空腹各服6克，温水送服。

跟国医大师学保健

张老指出，本方弃鹿茸、熟地黄等滋腻的补肾药物不用，而用平和的茯苓、五倍子共奏补肾之功效。方中茯苓不但有开泄的功效，还有清心宁神的作用；而五倍子不但有固涩控摄的功效，还能入肾经收敛浮火。需要注意的是在服用此药的同时，不可食用辛辣油腻的食物。

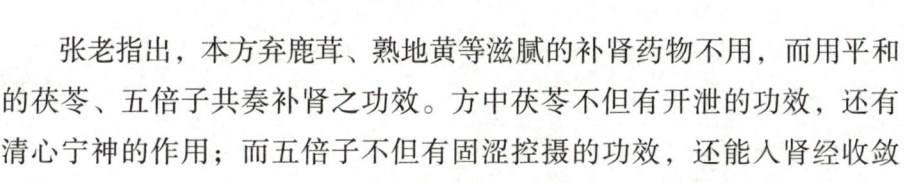

在吃药治疗遗精的同时，配合食疗，效果更佳。下面是几个食疗方，以供参考。

⊙ 百合莲子猪肉煲

【材料】百合30克，莲子30克，精瘦肉250克左右。

【做法】瘦猪肉洗净切碎，同莲子、百合一起放入锅中，加适量水，置文火上煲熟。

【服法】喝汤吃肉，每日服1次。

【功效】固摄精气，交通心肾。

⊙ 益肾鸡蛋汤

【材料】鸡蛋1个，莲子（去心）、芡实、淮山药各9克，白糖适量。

【做法】将莲子、芡实、淮山药放入沙锅内，加水熬成药汤，再放入鸡蛋煮熟，最后在汤内加入少量白糖即可。

【服法】喝汤吃蛋，每日服1次。

【功效】健脾益肾，固精安神，适用于肾虚遗精。

⊙ 龙骨糯米粥

【材料】糯米100克，煅龙骨30克，红糖适量。

【做法】龙骨捣成粗末，加水200毫升，入沙锅内煎1小时，滤去药渣取汁，再把糯米加入熬好的汤汁中，加适量水、红糖，煮成粥即可。

【服法】早晚空腹热食，5日为1个疗程。

【功效】镇惊潜阳，收敛固涩。

⊙ 核桃仁炒猪腰

【材料】新鲜猪腰1只，核桃仁20克，食盐、黄酒、姜、葱各适量。

【做法】猪腰洗净，剖开去掉里面白色的筋，加开水浸泡2小时，捞出切花；核桃仁洗净，剖碎备用。锅内放入少许油烧热，再加入切好的

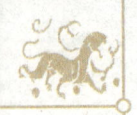

猪腰、核桃仁同炒，加食盐、黄酒、姜、葱调味后食用。

【功效】涩精止遗，补肾益气。

◎ **酒炒螺蛳**

【材料】白酒适量，螺蛳500克。

【做法】螺蛳洗净表面的泥土，放烧热的铁锅中稍微翻炒至热，加适量水和白酒同煮，直至汤将尽时起锅装盘。

【服法】用牙签挑螺蛳肉蘸调料吃。

【功效】清热利尿止遗，适用于滑精及小便白浊不利。

国医大师教养生

张老言：

"养生是一个比较复杂的问题。它包括养形与养神两个方面，而养神尤为重要。神虽寄于形，然形常随神而动。故神伤者，形难健。故必寓养于生活、工作、学习之中，凡事顺其自然，衣食温饱而足，适寒暑，节哀乐，劳逸适度，动静结合，再辅之以必要的锻炼身体的方法，则长生虽不可及，而长寿亦能有望。"

——《长寿有道：名老中医谈养生》

张老强调养生必须与生活相融合才是真正的养生，那些为了养生而改变正常生活的行为反而会适得其反。张老结合自身养生实践给出了几点建议，教大家如何寓养生于生活。

1. 顺应气候助摄生

应随着气候的变化调整衣物，特别是要注意保暖，若是发生感冒，应立即服药。张老十分注意气候变化，每当外出时，必随身带着足够的衣物和防治感冒的药物。

2. 生活适度少贪欲

"淡食以养胃"，饮食应该以清淡为主，五谷杂粮皆用，喝水以凉白开为主。衣着不求华美，只求四时可更换为足。一般不搭车，坚持骑自行车，既锻炼身体、活动关节，又可愉悦心情。

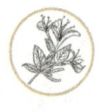

跟国医大师学保健

3．能忍能让方能安

忍让是一种美德，同时也可陶冶性情。张老对于家庭事宜，采取的是"不痴不聋，不做家翁"的态度，以减少烦恼。而在社会活动中，对于那些非原则性的问题，张老往往也是以让为先。张老指出，这样不但可以减少心中的不快，亦可避免许多的麻烦。

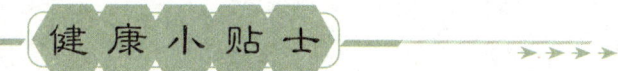

健 康 小 贴 士

张老在业余的兴趣爱好上也有3点建议。

1．爱好广泛可养性

广泛的兴趣爱好有助于修身养性。张老爱看戏，爱听音乐，并且学二胡、笛子、小提琴、口琴以及锣鼓等多种乐器。此外，张老对书法、绘画、诗词等也很有兴趣。张老说，这些爱好可以缓解精神压力，减少疲劳，使大脑得到充分的休息。

2．勤于读书能养神

阅读除了能丰富知识外，还有助于养神。张老认为，有了知识就可提高解决问题的本领，能够妥善解决各种矛盾，减少思想上的烦恼，放松精神。

3．忙里偷闲乐呵呵

忙里偷闲是一种态度，是一种积极的处世方式。张老在青年时期，农忙劳动时都带一本书，在休息时读。阅读专业书劳累时，可改换专业之外的书。兴趣的交替，转移了兴奋点，既不劳累，又增长了知识。

◎ 鲫鱼羹

【材料】鲫鱼250克，白豆蔻末3克，生姜5片，盐3克，味精2克。

【做法】鲫鱼剖腹去肠杂、洗净，白豆蔻末放入鱼腹中，加开水适量，加生姜、盐，煮熟至汤白如奶，加味精即可。

【功效】健脾温胃，止呕消肿，用于食少脾胃虚寒引起的呕吐和呃

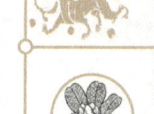

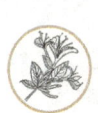
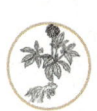

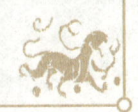

逆、产后体虚、乳汁少、水肿尿少等症。西医用于慢性胃炎、胃或食道癌初期的呕吐、产后缺乳、宫颈炎、营养不良性水肿和慢性肾炎性水肿的辅助治疗。

【注意】阳盛体内有实热者不宜食用，不可与鸡、羊、狗、鹿肉同食，不宜与厚朴、二冬、芥菜、猪肝同食。

11 陆广莘

夏季保健需求本，夏长土化自动生

陆广莘，1927年出生于江苏省松江县颛桥镇（现属上海市闵行区），18岁时在上海国医学院跟随陆渊雷、章次公、徐衡之三位大师学习，形成了独特的治学态度和学术观点。陆老还是我国第一批"中学西"人员，他从中西医的角度参悟中医学精髓，常常通过严密的逻辑思辨提出新的观点，被誉为"中医界的哲学家"。

陆老施治以"上工治未病，以养生保健为先"为核心，强调养生保健在中医治疗中的核心地位，指出应按《黄帝内经》中所提出的"正气存内，邪不可干"来构建一个和谐的健康环境。陆老坚持中医理论的独立性，强调中医理论的独特特点，以及应以中华文化为基础开展研究，对我们重新认识和发展中医具有重要的指导意义和启迪作用。

陆老对用药治病有着自己的看法，他认为："用药治病，用药的目的是为了不用药。通过一个时期适当的药物帮助，目的是为了帮助机体自稳调节的正常化，恢复健康'以求勿药'，最终摆脱对药物的依赖。'需要数年内每天都给药'的社会背景，是医药事业的商品化，它的学术背景则是'唯药物论'。

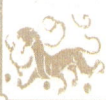

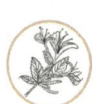

国医大师教养生

陆老言：

"肝脏疾病的治疗很简单，全世界都对肝病恐慌，我就不紧张。我从减少肝脏负荷做起，少吃药，拒绝过度营养，因为这些都会加重肝脏解毒，病就是这么好的。"

——《中医专家陆广莘笑谈养生之道》

陆老今年已经83岁，但一头黑发、面色红润的他看上去也就50多岁。据他的研究生介绍，陆老即使做两个多小时的报告，也没有一丝倦意，一点也不像个耄耋之年的老人。陆老在一次讲演的时候，指着他的满头黑发说："我绝对没有染发，不过现在头上也有一些白发了，可能市民离得远，看不清楚。"可以看出陆老对自己养生之道的自信。

陆老说："我以前得过肝病，甚至到了很严重的肝硬化阶段了，患病时间长达26年，但是我的病也好了20多年了，现在每年都会体检，都说我转氨酶等指标是正常的。"陆老是怎么做到这一点的呢？陆老介绍说，他并不是用药物进行治疗或是大吃补药来调养的，而是通过少吃药、不过度营养来减轻肝脏负担，让肝脏得以休养生息，慢慢地利用肝脏的自我恢复能力自身治疗，慢慢的病就好了。

既然过分治疗和补药反而会加重肝脏的负担，那么，我们就可以从饮食方面来加以调养。下面给大家提供几种可以养肝护肝的食物，肝脏病的患者可选择食用。

⊙ 鸡肝

鸡肝味甘而温，有着补血养肝的功效，相较于其他动物肝脏，鸡肝的补肝作用更强，同时亦可温胃，可谓是食补养肝之佳品。可以做成鸡肝粥食用，具体用法是：取新鲜鸡肝5只，大米150克，煮成粥即可。本粥可用来治疗中老年人食欲不佳、眼睛干涩、肝血不足、易流眼泪等症。

⊙ 鸭血

鸭血性平稍凉，有着丰富的营养，可滋养肝血且辅助治疗贫血，

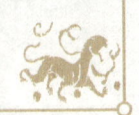

为保肝养血最佳的食品之一。可制成鸭血鲫鱼粥，具体做法是：取鸭血150克，鲫鱼150克，白米150克，共同煮成粥即可，可养肝血。又可以配合具有滋阴抑燥、舒肝养血作用的菠菜烧制成汤，对肝气不舒有着较好的辅助治疗作用。

◉ 醋

醋味酸而入肝，有平肝散瘀、解表杀菌的作用。平时可通过少量食醋来平肝阳、散肝郁。每日可食醋40毫升，加温水冲淡后饮服。也可用食醋泡鸡蛋或黄豆食用，对中老年人肝阳偏亢的高血压有着较好的治疗效果。

健康小贴士

这里给大家提供22字的养肝秘诀："多饮水，少饮酒，饮食平衡，心情舒畅，适量运动，服饰宽松。"

1.多饮水：水是春季养生不可或缺的物质，初春天气寒冷且多风，导致气候干燥，人体易缺水，多喝水可补充体液，增强血液循环，促进新陈代谢，有利于代谢产物及毒素的排泄，减少这些物质对肝脏的损害。

2.少饮酒：初春时节，寒气较盛，此时可少量饮酒。酒有通经活络、活血散瘀的作用，同时有利于肝脏阳气之升发。但不能过量饮酒，要知道肝脏对酒精的代谢能力是有限的，多饮必伤肝。

3.饮食平衡：肝脏是人体合成和代谢的重要器官，饮食的均衡对肝脏十分重要。食物中的各大营养物质，如蛋白质、糖类、脂肪、维生素、矿物质等要保持相应的比例；同时保持五味不偏，不宜对某种口味过度偏好；多吃新鲜蔬菜、水果，少吃辛辣食品；忌暴饮暴食或饥饱不匀。

4.心情舒畅：由于肝为将军之官，喜疏达恶抑郁，因此生气发怒容易导致肝脏气郁血停不畅而成疾病。因此要学会克制自己，尽力做到心平气和，使肝火不生，肝气能够顺调。

5.适量运动：中医说养生宜"广步于庭"，也就是鼓励人们多运动。因此应多多开展适合时令的户外活动，既可使人体气血通畅，强身健体，促进吐故纳新，又可怡情养精，达到护肝养生的目的。

6.服饰宽松：除了适量运动还应做到"披发缓行"，也就是松散衣

跟国医大师学保健

带，使身体得以舒展，这样气血就不会郁积，肝气血自然就能顺畅，身体也就必然强健了。

国医大师教养生

陆老言：

"他们就会问了，您的养生秘诀是什么啊？我说，简简单单两句话：吃得慢，吃得少。"

——《养生就是吃得少吃得慢》

陆老反复强调要少吃，要慢吃，是因为现在并不是什么困难时期，大家都不缺营养，却都有营养过剩的倾向，每天摄入的营养超出了身体的代谢能力。长此以往，人不但会衰老得快，而且还容易生病。

陆老有他的一套饮食方案。

早餐：陆老的早餐是一日三餐中吃得最多的，常是一大碗稠稠的粥，里面放了五谷杂粮以及核桃、花生等各种干果，再吃两个茶叶蛋。

午餐：一个馒头或一小碗米饭，配上些荤素搭配的家常菜。

晚餐：陆老从来不吃主食，如果是夏天的晚上，就喝一罐啤酒；天气转凉的时候，就烫碗黄酒喝，或是喝一些葡萄酒。他的下酒菜通常是橘子、西红柿、苹果等果蔬，有时还会有些花生、核桃等干果。

陆老特意指出鸡蛋是个很好的食物，他说："鸡蛋是孕育新生命的，所以营养非常丰富，特别是鸡蛋黄中含有的卵磷脂，补脑很好。"曾经有一个陆老的患者，做完心脏搭桥手术后身体非常虚弱，后来陆老建议他吃鸡蛋，主要吃蛋黄。几年后这位患者精神很好，而且让人感到吃惊的是，他的头发以前是花白的，现在则长出了不少黑头发。还有陆老对橘子可以说是情有独钟，但是陆老吃橘子不只吃橘肉，更要吃橘络。陆老指出，橘络是可以入药的，对身体很好，一方面粗纤维可以调整肠道，另一方面可以疏肝理气。

吃得少更要吃得慢，如何能吃得慢呢，陆老的秘诀在于多咀嚼。陆老提到他在1958年做过一个试验，让50个糖尿病患者咀嚼海绵半小时之后吐掉，一查血糖、血脂，发现指标都降低了，这说明咀嚼可以降血

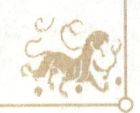

脂、血糖，防治糖尿病。这也就是陆老为啥早上要喝放了五谷杂粮的稠粥，因为"有嚼头"，通过咀嚼可以减轻胃的负担，保养中焦。

健康小贴士

陆老反复强调咀嚼的作用，那么到底有什么好处呢？

首先，咀嚼的时候，大量的唾液可以分泌出来，这个唾液，中医又叫"金津玉液"，是宝贝，西方的科学家在唾液中发现一种能使人保持年轻的物质——腮腺激素，它不但能强化血管、结缔组织、肌肉、软骨、骨和牙齿的活力，还可以起到活跃结缔组织活力和增强血管弹性的作用。

其次，咀嚼可以促进胰岛素的分泌，从而改善体内糖的代谢，有防治糖尿病的作用。

第三，反复咀嚼可以激活大脑皮质。经常咀嚼，可有效地预防大脑老化和老年痴呆。

第四，咀嚼还能减肥。美国曾风行一时的"夫勒拆氏咀嚼法"就是主张吃饭时要多咀嚼。夫勒拆是美国的一个富翁，体重曾达到90多千克，常常感到身体疲惫不堪，严重影响到日常生活和工作。无意中听说吃饭时细嚼慢咽可以减肥防病，长时间为肥胖困扰的他积极试行，规定自己每餐饭至少要吃30分钟，咀嚼2000多次，坚持了4个月后，他的体重减了20多千克，人也健康多了。

第五，充分咀嚼食物，还能防治口臭、老年性哮喘、老年性便秘等疾病。

另外，人们在咀嚼食物时所分泌的唾液中不但有大量的淀粉酶用来帮助消化，还含大量的溶菌酶，有着很强的消毒、抑菌作用。而且唾液还能中和食物中一定量的致癌物质，所以多咀嚼还能起到防癌的作用。

国医大师教养生

陆老言：

"我每天晚上都会用花椒水泡脚。"

——《健康时报》

俗话说得好，"热水泡脚，胜吃补药"。陆老的长寿秘诀就有泡脚

跟国医大师学保健

这一条，不过陆老在他的洗脚水里加了一味药——花椒。

"花椒是个好东西"，陆老如是说道，陆老用他多年的经历指出花椒水泡脚比热水效果好很多。花椒不但是厨房里最常用的一种调味料，亦是一味中药，可以起到温中止痛、祛湿散寒的作用。那到底应该怎样做呢，陆老仔细地把花椒水泡脚的流程讲述了一遍。

先把50克花椒装入袋中，放入洗脚盆中倒入热水，待到水温适度时即可开始泡脚。需注意一袋花椒可以用1周，所以要在水凉后擦干脚，把花椒袋取出以待下次用。

这一招对睡眠不好、心脑血管疾病、高血压、咳嗽等病症有着非常好的疗效。此外，用花椒水泡脚对治疗脚气还有一定的帮助。

中医有个说法叫做"上病下治"，坚持泡脚有助于机体的血液循环，还能增强呼吸系统的屏障功能，可以减少感冒发生，并缓解咳痰症状。与此同时，泡脚可以促使血液自上向下走，就是所谓的引血下行，这样一来血压也变得平稳了。

健康小贴士

在我国医学古籍中就有"观趾法"、"足心道"的记载，将足底的经络穴位与人体脏腑相联系，通过足浴防治疾病。下面就给大家介绍几个泡脚的方子。

失眠方

【组成】吴茱萸50克，米醋50毫升。

【用法】把吴茱萸煎汁后倒入温水，再加入米醋，每日浴足30分钟。

高血压方

【组成】磁石10克，炒杜仲10克，牛膝10克，独活20克，石决明10克，党参10克，黄芪15克，当归10克，桑枝10克，枳壳10克，乌药8克，蔓荆子10克，白蒺藜10克，白芍10克。

【用法】把药一同放入锅中，再加入适量清水，泡5～10分钟后上火水煎，15分钟后待温时泡足，一副药可以用5日，每日泡1次，每次20～30分钟。

中老年足跟痛方

【组成】当归30克，威灵仙30克，乳香15克，没药15克，栀子15克。

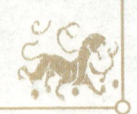

【用法】先于锅中水煎取汁，对入温水，泡足20分钟，每日2次。

足冻疮方

【组成】红花10克，当归10克，花椒20克，鲜萝卜250克。

【用法】上火水煎后取汁混入温水，泡双足30分钟，每日1次即可。

国医大师教养生

陆老言：

　　"中医药在防治血管性痴呆的研究中，应放眼于老龄生理衰老这个根本背景，它的自组演化能力、流通调节能力都在走下坡路，切不可因医疗手段加快其下滑趋势。患者为本、医工为标、上工守神、粗工守形，要尊重患者自身的调节能力，中医药养生之道，追求的是人自身的自组演化调节能力改善和发展之效。"

——《中医学之道：陆广莘论医集》

　　血管性痴呆，是由血管病变引起的脑梗死所造成的痴呆，常于50～60岁时发病。其早期主要有头痛眩晕、睡眠障碍、肢体麻木、耳鸣耳聋等症状表现，同时可能伴有近期记忆力轻度受损、注意力不集中和一些情绪变化；随着病情的加重，会出现发音不清、吞咽困难、面肌麻痹、幻听、幻视、失认、尿失禁、偏瘫等症状。

　　陆老认为，血管性痴呆的形成，根本在于心脑血管危险因子的综合作用，治疗的关键在于防止新的梗死，应当以改善机体自身流通和调节为核心。不可追求快速有力的外源药效，应着力于人自身的修复。正如《温病条辨》所说的那样："治内伤如相，坐镇从容，神机默运，无功可言，无德可见，而人登寿域。"对此，陆老提出了一套治疗方案。

　　（1）正所谓人老先老腿，下肢无力少动会导致大脑慢性缺血缺氧。对此，陆老提出要坚持走路和热水泡足，同时按摩涌泉穴和足三里，可以改善大脑供血。

　　（2）可以开展气功和太极拳的锻炼，通过意守丹田和腹式呼吸，改善大脑血流供求矛盾。

　　（3）血管性痴呆伴有高血压和心律失常的患者，要注意避免低血糖，可以按摩内关同时配合腹式呼吸，以改善心律和调节血压。

跟国医大师学保健

（4）如前面所提到的那样少吃多餐、细嚼慢咽，可以起到降低血脂和血糖，延迟唾液分泌的退化的作用，同时也有助于延迟衰老过程。

（5）适当地培养音乐、绘画和舞蹈等方面的兴趣，以促进两侧脑半球功能的协调，调动形象思维。

（6）对于高血压、高血糖等疾病，宁可稍高一些也不要硬压下来。降低功能代谢、抗凝、活血化瘀类的药物不要久用，以防止外源性抑制导致内源性激发反应，反而促使血栓形成。

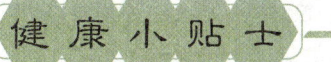

健康小贴士

除了陆老所提到的6点以外，老年朋友可以通过自我按摩，促进脑血液循环，预防血管性痴呆。

【选穴】风池穴、翳风穴、四白穴、印堂穴、委中穴。

风池穴在颈项部，枕骨的下方，取穴的时候先稍微低头，耳后高骨后一横指凹陷处即是；翳风穴则在耳垂后凹陷处；四白穴在下眼眶的中点下半厘米的凹陷处；印堂穴位于两眉连线的中点，委中穴位于腘窝横纹中点。如此取穴可改善基底动脉供血情况，改善颅内供血与循环。

【操作】早晚各按摩1次，1次20分钟即可。

⊙ 枸杞子烩胡萝卜

【材料】枸杞子10克，满天星菌150克，胡萝卜丝50克，生姜10克，味精2克，素油30毫升，盐2克。

【做法】将枸杞子拣去杂质，洗净，润透；满天星菌漂洗干净，入沸水锅中焯一下，沥干水分；生姜洗净，去皮，切片；胡萝卜去皮，洗净，切长方形薄片。炒锅置武火上，放入素油，烧至六成热，放入生姜、葱爆香，随即放入满天星菌、枸杞子、胡萝卜烩熟，调入盐、味精炒匀即可食用。

【功效】补肝肾，明目，美容瘦身，用于肝肾虚弱、视物模糊、肌肤不润、身体肥胖等病症的辅助治疗。

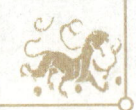

【注意】不宜与排钾利尿药、维生素C、白萝卜同用；不宜同时饮酒，酒精与胡萝卜中的胡萝卜素同时进入人体会在肝脏中产生毒素，导致肝细胞损害。

12 强巴赤列

雪域高原有名方，佛心藏医可求将

　　强巴赤列，1929年出生于西藏拉萨八廓街大昭寺旁的一座石砌的藏式小楼里。他的祖父和父亲都是西藏著名的医生，他本人自13岁被一个老尼姑占卜出"如果学医，将来定会造就伟业，成为雪域高原上的大医生"的卜辞后，便拜入钦饶诺布大师门下，以《四部医典》为核心开始了9年的藏医学习生涯，从一个小喇嘛成长为现在的藏医学泰斗。

　　强巴赤列始终工作在临床的第一线，对于治疗黄疸病、高原病、心血管病有着丰富的临床经验。强巴赤列大师毕生致力于藏医藏药的发展，在环境极度困难的情况下，编写了藏医史上第一套分科教材，如今在藏、川、滇、青、甘地区仍广泛使用，为此他付出了惨重的代价——右眼失明。即使因身体原因不能到医院出诊的时候，他仍在家里为患者看病，正如他所说的"我是国家级专家，国家级专家不能退休"那样，强巴赤列大师处处为患者着想，医德高尚令人敬佩。

国医大师教养生

强巴赤列言：

　　"我付出的一切努力，就是想在有生之年把恩师钦饶诺布的功德传承下去，为后人留下一点财富。"

——《"国医大师"书写藏医传奇》

跟国医大师学保健

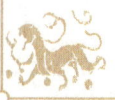

强巴赤列大师用他毕生的精力实践着这句话，他不断地著书立传，以求将以《四部医典》为核心的藏医藏药传承下去。因此想要学习大师的养生奥秘，首先应当了解《四部医典》这部藏医宝库，从而学习藏医保健之术。

《四部医典》的内容丰富，包括"根本部"、"论说部"、"秘诀部"、"后读部"4部分，共计156章，24万余字。此书行文均为7字句或9字句的诗歌体裁，以药王与5个化身相互问答的形式，系统地论述了藏医学的知识。藏医有"不读《四部医典》，不可为人医"的说法。这部医书相当于中医的《黄帝内经》，为历代藏医所学习。

从《四部医典》我们了解到，在藏医看来人体内存在着"隆"（气）、"赤巴"（火）、"培根"（土和水）三大因素，以及饮食精微、肉、血、脂肪、骨、骨髓、精七种物质基础，与大便、小便、汗液三种排泄物。人体是由三大因素来支配七种物质和三种排泄物的运化。其中"隆"主气血、食物的输送分解、五官感觉、肢体活动和生殖机能等；"赤巴"主热能生成、调解体温气色、胆识智慧和饥渴消化等；而"培根"负责味觉感受、液体运输、睡眠和性格等。

《四部医典》还提出"天人相应"的调解饮食方法，在第45页"时令之行"中指出："饮食冬夏热食餐，春进粗食夏秋宜凉。冬夏宜食辣涩苦三味，春食酸咸甜食初夏甜。秋季可进甜苦涩三味。"提出人的饮食应当随着四季的更迭、气候变化进行有规律的调剂，这样才有利于健康长寿。

藏医理论认为人生病是由于环境、气候和饮食起居的影响及体内三大因素的失调。藏医的诊断方法亦采用望、闻、问、切，与中医不尽相同的是藏医尤其重视舌苔与早晨首次小便的变化，通过辨证，将疾病分为热证与寒证两大类，并将患者分为"隆"型、"赤巴"型和"培根"型。藏药分内服和外治两种，其中内服药物多依据"热者寒之"、"寒者温之"的原则进行配伍，平时所用的药物都是由多种药物预先配制好的成药，大概有1400多种，其中一大部分是青藏高原的特产。而外治药物则是有地域特色的灸疗、放血、拔罐、热酥油止血、青稞酒糟贴敷外伤患处等。

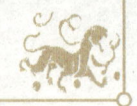

　　《四部医典》中明确指出自然界四季的变化和寒暑燥湿的气候变化能够直接影响人的健康，藏医认为自然是万物生命生长、发育、衰老的根源，机体的健康与否与自然界的四季变化休戚相关。

　　春季人体肌表日渐舒松，而自然界中寒去热来，阴退阳藏，可以说是百病丛生的季节。《四部医典》44页的"时令之行"中指出："冬季易将培根积体内，春季日光渐暖体热衰。"因此在起居上做到"陈年青稞旱地肉蜂蜜，开水姜汤饮而粗食餐"。要奉行"勤竞行走搓身祛培根，常坐芳香园林阴凉中"的养生信条。还指出要注意防寒、保暖以及预防各种传染病对机体的侵袭。饮食上则多吃蒜、葱、姜、辣椒等辛温发散的食物。还要保持心情舒畅，减少在室内的时间，多到室外活动。

　　夏季大自然一派火热蒸腾之势，体内也是阳盛而阴虚，内脏机能相对下降，以至于许多人出现饮食缺乏的现象。因此夏季养生是十分重要的。《四部医典》明确指出"夏季骄阳之光渐炎热，只为耗力宜进甜凉食，忌食咸辣酸物忌曝光，凉水浴身酒水掺而尝，身着薄衣宜住清香房"。

　　秋季气候干燥，人体内也是以易受燥邪侵染为主，出现口干咽燥、咳嗽少痰等各种秋燥病症，因此秋季养生润燥是十分重要的。除了在室内保持湿润外，在饮食上也要做到《四部医典》所说的"秋季可进甜苦涩三味"。

　　《四部医典》中的"时令之行"提出在冬季人体是"初冬严寒使得毛孔闭，少食必将导致体质减"的状态。因此饮食上应注意要"当进辣涩苦三味，芝麻油擦肉汤油食添"。而生活起居上应注意"常着皮衣皮鞋避风寒，取暖烤火日晒亦酌量"。冬季人体的生理运化处于缓慢状态，此时阳气收敛、阴精潜藏于体内，所以养生需要注意"收"和"藏"。做到早睡早起、精神安定，以利于阳气的潜藏与阴精的积累，为来年春天的生发做好准备。

强巴赤列言：

　　"经常用冷水洗澡，尤其在秋季八月份，于河谷长流的冷水中洗澡，有壮阳、增强体力、焕发容光、美容、延年益寿、消除汗臭、止痒、恢复机体活力等作用。"

　　　　　　　　　　　——《国家级藏医专家强巴赤列谈养生》

　　水疗法不仅是中医一种有效的辅助性治疗方法，同时也是西藏人日常保健养生的方法。对关节炎及胃病、痛症及多种妇女病症水疗都有着奇特的治疗效果。水疗又分为天然水疗和药浴两种，其中天然水疗包括户外与温泉浴两种，药浴包括蒸汽浴及药水泡浴。

　　西藏有一种流传已久的风俗习惯，在阴历八月，很多人家都会挑选其中几天去河中沐浴玩耍，形成了自己特有的天然养生习惯。天然水疗之所以有保健作用，其秘密在于某些特殊日子，人体受到天体运动及相对位置的影响，户外山涧、河流及湖川的水及其中矿物成分和含量会产生微妙的变化。所以在这些时间进行户外浸浴，对身体有一定的保健疗病作用。总而言之，在特定的时间去山谷中的溪涧沐浴是一种原始且有效的养生保健方法。

　　随着人们对养生的重视，温泉浴已经逐渐被大众所接受和喜爱，但人们往往忽视了温泉也有各自的特点和浸泡宜忌。按照所含主要矿物质的成分，可把温泉分为五大类，即硫黄泉、五灵脂泉、石灰石泉、寒水石泉及矿石泉。这五种温泉有着共同的疗效，但又因所含矿物质不同又有各自独特的药效，其中有臭味者对消化系统病症（如胃病）特别有奇效，而无臭味的温泉则对关节炎等病有显著的功效。进行温泉水疗必须由经验丰富的医师诊断及建议浸浴的细节，并配合藏药内服及有营养的汤水。1个疗程大约需时3周，并非如游客般偶尔浸几个小时就可以生效。温泉疗法有严格的操作程序：在治疗期间，患者必须在晚上进行浸浴，每次只浸于热泉水中至出汗（约10分钟），然后以厚被盖身小睡片刻，令身体发汗，擦干汗水后再入泉浸泡，每晚如此重复浸泡多次；日

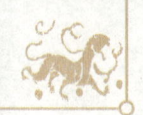

间仍要注意调护，必须好好休息，保证充足的睡眠及进食有营养的食物，如补身汤水。如果疗效显著，患者应在间隔1年后再次进行温泉水疗，同样以3周为1个疗程。在日间泡温泉，虽然对身体并无损害，但却不会有满意的疗效。此外，在浸泡温泉的过程中，患者会感觉恶心、呕吐或伴有腹泻等不适症状，这是正常的现象，不必因此中断治疗。温泉浴不宜在雨季进行，因为此时泉水会受到不同程度的污染，水中会夹杂很多杂质。

相对于天然水疗来说，药水泡浴更为简单易行，只需用草药煎汤浸泡所需部位即可。五味甘露汤是最常用的药水浴疗配方，可祛风散寒、消肿止痛，用于各类风湿痹病、荨麻疹等疾病。具体操作方法是：每天上午、下午各1次将全身（或部分肢体）浸泡在药液中，每次20～30分钟。浴后擦干身体，盖厚被发汗1～2小时，7～10日为1个疗程，休息半月或1月后再行第2个疗程，总的治疗周期为3个疗程。

蒸汽药浴是用蒸汽蒸腾药物治疗各种疾病的一种方法，所用药物和功效同药浴相似。具体操作是在一个极小的密闭房间中，将诸药同煮一锅，在锅上盖一钻有小孔的木板，在木板上铺上毛毡或是毛毯，让患者盖被躺在上面，用蒸汽熏蒸病患部位，这种疗法尤其适用于类风湿性关节炎和年老体弱及食欲缺乏的患者，同时对新旧疮疡，四肢强直或挛急，各种皮肤病，疔痈，炭疽，跛跷，妇女产后病亦有显著的疗效。

需要注意的是，不是所有人群均适合于水疗，严重高血压，严重心肾疾病，结核活动期，发烧，妊娠，水肿的人应慎用。

健康小贴士

想必大家都想知道药浴所用的方药吧，下面便是五味甘露汤的组成和变化了！

【主方】五味甘露汤：水柏枝、高山麻黄各1000克，圆柏叶、黄花杜鹃叶各500克，"坎巴"（白野蒿）500克，另加"森等"（青海俗名野山楂）500克。

【辅方】五根散：天冬、迷果芹、黄精、喜马拉雅紫茉莉根、蒺藜各15克，研成细末，待用。

【加减】上部血盛导致的头晕头痛，出现赤巴热症者，可加入紫檀香、白檀香、硫黄各15克。因寒邪、风邪所致的不消化的患者，可加入野姜、寒水石、岩精（红耳鼠兔粪膏代）、荜茇各15克。黄水盛的患者，可加入黄葵子、朱砂、安息香、白芸香、草决明、文官木各12克。白脉病严重者，即各种神经障碍疾病患者，可加入麝粪、望月砂、羊粪、碱花各20克。

国医大师教养生

强巴赤列言：

"诊断（治疗）疾病，须从引起疾病病因、病缘、饮食、起居中去分析，找出真正原因。"

——《浅谈藏医诊断学》

强巴赤列大师不仅在诊断治疗疾病时充分考虑饮食对治疗的影响，在保健养生的时候亦是将饮食放在相当关键的地位。藏医的治疗系统中，食疗受到高度的重视可能是受到唐代汉族中医传入藏区的医学思想的影响，藏医亦提出，人在患病的时候，先用调理饮食的方法来治疗，同时注意起居养生是最好的方法。

藏医尤其重视老年人的营养，认为老年人养生应该常用补养之法，并创立了专门的方药进行调理，其中最具代表性的药方由天冬、黄精、手掌参、寒水石、茅羔菜等组成，研成细末后，加入酥油、红糖、蜂蜜，充分混合，制成丸药，常年服用。

依据季节来调整起居饮食也被列在藏医的养生保健方法内，他们强调应通过适应环境达到养生长寿的目的。除了根据天气的寒热变化增减衣物外，还要注意及时建立起与季节相适应的饮食习惯，以期达到增强体质、提高抗病能力的目的。如在春季，应多吃涩、辣、苦三味食品，如干燥地区畜肉、陈青稞、饮用蜂蜜，可用豆类粉面搽涂身体。至暑热之夏季，宜吃凉性、甘性及轻性食物，少吃辣、酸、咸等味。到秋天，食物以苦、甘、涩味为宜。在冬季，胃火炽盛，消化增强，应当食饱，多吃酸、甘、咸味食物，肉汤及油腻食物也可适当多吃，可涂搽芝麻

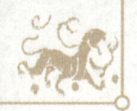

油。藏医理论指导下的饮食养生颇为讲究，总而言之，其根本在于饮食不应一成不变，而是要根据季节对饮食进行调整，更不要食用与季节相抵触的食物，以免有碍健康。早在《四部医典》中就详细论述了各类食物的性和味，藏医对饮食的重视可见一斑。

健 康 小 贴 士

藏医非常重视饮食与身体健康及疾病的关系，并且较明确地规定了各类食物的食用方法和宜忌。按照传统观念将食物分为五大类，即肉类、油脂、谷物、绿叶蔬菜和液态食物类。

肉类是藏族常用食物，他们认为高原出产的肉类性凉、轻而粗，可治疗培根发热症。与之相对的平原上肉类性温而重，对胃痛、背痛等疼痛性疾病有较好的疗效。而且他们认为死动物的肉有毒，不能食用。

西藏地处高寒地带，居民多食用大量高油脂食物御寒，故藏医也十分重视油脂类食物的摄取。油脂类食物性凉、重，味甘，有补养身体的功效，最适合老年体弱者及妇女食用。酥油本性凉，使人精力充沛，气色红润，宜常服；陈酥油使人体力衰微，健忘，切不可多服。

谷物为禾本科植物的种子，主要包括稻米、小米、荞麦、青稞等。因谷物都是甘味的，也易于消化，食用这类食物可增加人体的精液。如大米属轻性，可使津液增多，而使人体培根、内隆和赤巴减少，可治疗身体肌肉松弛相关的疾病。小米味甘、性凉，多在骨折时食用。芝麻性寒，亦可增加体内津液，治疗隆病。豆类性轻而甘，可增加体内的血、脂肪和赤巴，从而能够治疗腹泻类疾病。生长在干燥地区的绿叶蔬菜性温而轻，可治风湿病和肾病；生长在潮湿地区者则药性凉而重，可治疗各类发热性疾病。

液态食物多种多样，藏族最为重视奶类和水的治疗作用。认为牛奶药性凉而重，可产生培根，味甘，使人皮肤有光泽、面色红润。牛奶可治肺结核，对口渴、饥饿、咳嗽、眩晕、尿频等，都有一定疗效。山羊奶相对牛奶药性较轻，可治疗腹泻、呼吸困难及因发热而出血的疾病。

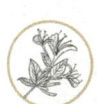
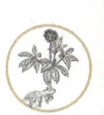

生奶药性凉而重，刚挤出的奶营养极好，有如甘露，但人体对纯奶的消化作用并不是很强，同时需注意避免因服用纯奶而腹泻的现象。

藏医认为水也是有很高的保健医疗价值，雨水、河水、海水、井水、雪水、森林水、泉水均可供医用。其中又以雨水的医疗价值最高，因为它在降落的过程中，充分接触了日光、风和月光，从而认为雨水是有活力的，轻似甘露，可以提神。治疗效果最好的雨水，最好是用干净的容器，在开阔地区收集的。不见日光、月光的，又掺入杂物或浑浊的雨水，则不能做医疗用。放凉后的沸水药性轻，有益于赤巴患者。凉水也可以治疗头晕、恶心、昏迷、酒精中毒等。

酒也是藏医饮食疗法中一个必不可少的食材，其药性甘、酸、辛，可治疗消化不良、食积、失眠。老酒对隆病、培根病有益；瘦削的人适量饮酒，有益身体健康，可使身体强健。但无论何种酒，都不宜饮用过多，否则与饮毒药无异。

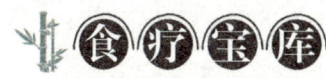

◎ 川芎白芷炖鱼头

【材料】川芎6克，白芷6克，鳙鱼头500克，葱10克，胡椒3克，生姜10，盐4克。

【做法】将鱼头去鳃，洗净，连同川芎、白芷、葱、胡椒、生姜一同放入沙锅内，加开水适量，武火烧沸，改文火煮30分钟，加盐调味。

【功效】祛风散寒，活血止痛，用于外感风寒、头痛、眉棱骨痛。西医可用于神经血管性头痛、鼻炎、鼻窦炎的辅助治疗。

【注意】川芎、白芷的气味浓烈，故用量不宜过大；阴虚、血虚引起的头痛不宜食用；川芎活血力强，失血及妊娠者不宜食用。

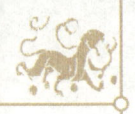

13 徐景藩

问君何药助润效，徐氏藕粉糊剂方

徐景藩，1927年出生在江苏省吴江县盛泽镇的一个中医世家，从小便在父亲的启蒙下接触中医，后跟随当地名医朱春庐一边侍诊，一边研读中医典籍。1952年，他北上学习西医知识，走上了中参西治疗脾胃疾病的道路。

徐老潜心于脾胃病治疗60多年，其发明的"糊剂方卧位服药法"，创新地解决了食道炎中药附着难题，为食道炎的中医治疗开辟了一条捷径。徐老治病擅长综合治疗，常采用内服、鼻饲、外治用药、针刺并进等多种方法，取得了极好的疗效。

徐老常说"淡泊名利，多做贡献"，这也正是徐老一生的写照。他时刻以患者的利益为重，立法择药反复斟酌；他还勤于思索，一生发表论文130多篇，大大发展了中医对消化系统疾病的治疗思路与效果。

国医大师教养生

徐老言：

"凡食管有炎症（包括食管憩室炎）、溃疡，治疗性药物力求能在食管稍稍停留，使药物对食管黏膜直接起作用。"

——《徐景藩脾胃病治验辑要》

徐老指出，传统治疗食管炎症、溃疡的方法，无法让中药集中处理疾患，效果自然不显，只有让药物能够直接对食管黏膜起作用，才能取得较好疗效。对此，徐老通过多年的临床经验，总结出了一种服药方法，就是"糊剂方卧位服药法"。

这种方法，需把治疗疾病的汤药浓煎，头煎和第二煎各自浓煎到150毫升左右。每次在药液中加入1～2汤匙的藕粉，要是没有藕粉的

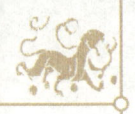

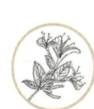

话，可用山药粉、首乌粉或米粉代替。充分调匀后，用文火加热，边煮边搅，等到药煮沸形成薄糊状半流质状时，盛出置于碗中。之后让患者解衣卧床，分别取左侧卧、平卧、右侧卧、俯卧的姿势各喂药1～2汤匙，余下的药可以选在于仰卧时吞服。服药后，温水漱口吐出后平卧于床上，可以稍稍翻身，需要注意的是半小时内不饮水，不进食，若是晚间服药，按上法服完后即睡，效果更好。

徐老认为，人若是在直立或坐位时服药，药物很快通过食管而入胃中，效果不佳，因此应对服药姿势加以改进，改为卧姿服用，另加上藕粉的黏性，可有利于直接作用于食道"病所"。藕有清热凉血之功，藕粉性黏，兼能"护膜"。若患者胸骨后隐痛、刺痛，痛位固定，证兼淤滞，有憋闷感，还可以在药糊中调入人参、三七粉等补气活血的药物，每次1～1.5克即可，或是选择云南白药每次0.5克。徐老治疗食管憩室炎症，一般按X线片上所示，取卧位服药，服药后向憩室突向的那一侧侧卧，把腰臀稍稍垫高，10～20分钟后再转向对侧卧20分钟。之后抽出枕头，放低头部位置，过20分钟后再加枕头。这样就可使药物先作用于憩室部位，增强疗效。

徐老强调，按上述方法服药，对食管炎症、溃疡等疾患，可起到提高疗效的作用。对于那些嫌药味苦的患者，可以放少量的糖调匀后服。但糖量不可多，特别是舌白、胸闷显著的患者，有痰咳出者，最好不放白糖。

健康小贴士

藕粉是久负盛誉的传统滋养食品，有着较高的食疗和医疗价值，而且味道鲜美，冲制方便，可用于老幼妇孺、体弱多病者的日常保健。要想最好地发挥其保健作用，掌握正确的挑选和冲泡方法便是关键。

【挑选方法】

（1）看色：纯藕粉因为含有大量的铁质和还原糖等成分，在与空气接触后，极易氧化，藕粉的颜色由白而变为微红。其他淀粉没有这种变化，都是纯白色或略带黄色的。藕粉的颜色不是微红而是玫瑰红色，则是加入食用色素所致。

（2）观形：藕粉和其他淀粉虽然都会呈片状，但藕粉的片状表面上

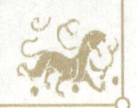

有丝状纹络，而其他淀粉的片状两侧表面是平光的。

（3）鼻嗅：藕粉有独特的清新香味，而淀粉制品则无此香气。

（4）手试：取少许藕粉用手指揉擦，藕粉的质地比其他淀粉都要细腻滑爽，如脂状且无异物感。

（5）口尝：取少许藕粉放入口中，触及唾液很快就会溶化，而其他淀粉不但不能很快地溶化，而且还会黏成一团。

【冲泡方法】为了使藕粉变黏稠，最好先加少量温水或是凉开水将藕粉化开，然后再搅匀加入滚烫的开水，一边加开水一边搅拌，藕粉的颜色会随着开水的加入而迅速改变，最后变成淡褐色透明的胶状即可食用。要注意的是两道水的加入顺序不能颠倒。

藕粉的原材料也是一种很好的保健食物，下面给大家介绍几种藕的食疗方法。

◉ 鲜藕白蜜汁

【做法】取鲜藕150克，捣烂后，绞取汁液，再加入白蜜60毫升，搅匀后服用。

【功效】有清热除烦、益胃生津的作用，用于暑热或热病伤津，烦渴喜饮。

◉ 姜藕饮

【做法】藕90克，生姜10克。捣烂，绞取汁液，一日分3次服用。

【功效】有清热生津、和胃止呕的作用，用于因胃热而胃气不和，口渴口干，恶心呕吐。

◉ 煨藕汤

【做法】藕200克，切成块，加水适量，小火煨炖至烂熟，饮汤食藕。

【功效】有补益脾胃、调养阴血的作用，用于脾胃虚弱，阴虚血少及各种失血症。

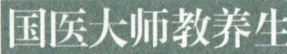

国医大师教养生

徐老言：

　　"消化系统疾病临床甚为常见。据我的实践经验，除内服药以外，配用外治方法，甚有良效。"

——《徐景藩脾胃病治验辑要》

消化系统疾病包括口腔、唾液腺、食管、胃、肠、胰腺、肝、胆、腹膜及网膜等脏器的疾病。对于此类病的治疗，徐老经多年临床实践，总结出一些外治法，同时使用内服药，常起到不错的疗效，现摘录于此，以供相关患者参考。

1．口腔溃疡

（1）平时可以用镊子选取几个较大而完整的鸡内金，置于酒精灯上直接烧至焦黑，然后将其放置于干净的白纸上，待冷却后压研成细粉末，贮存于小瓶中备用。在用的时候先把口腔漱干净，然后把少量鸡内金炭粉敷抹于患处。若是舌尖溃疡的患者，可将手洗净擦干后将少量鸡内金炭粉置于掌中，用舌尖舔药即可。需要注意的是，敷药以后半小时不要进食、饮水，每日2～3次。药粉经唾液混合，可先含一会儿后再咽下。本方适用于口腔溃疡屡屡发作而伴有消化不良，无明显红、痛者。

（2）取炙五倍子3个，生石膏10克，冰片0.3克，共研极细粉末，一则可以用于直接敷抹，另外也可以用少许蜂蜜调匀后再敷，每日2～3次。

（3）取大黄3克和生甘草3克，共同研成极细粉末，涂抹于患处，每日2～3次。

（4）鲜冬青叶捣取自然汁，加入冷开水少许和匀，敷涂患处，每日2～3次。

以上（2）～（4）的三种方法适用于口腔溃疡红、痛较重者。

2．牙龈出血

（1）取地骨皮25～30克，煎取浓汁，待到药液微温时含于口中，低头，使药液浸于出血的牙龈部，含约5分钟后，可将药液咽下。每次含数口，每日3～4次，血止后仍续用数日。

（2）用棉球蘸取黑山栀粉，在出血部位涂抹后，闭口咬合棉球，固定棉球于出血部位，约10分钟后吐出棉球。如有其他出血位置，再如法治之。

3．泄泻

（1）葱白一把，捣烂，加生姜汁适量，外敷脐部或脐下三指关元处，加盖以塑料膜，再以纱布固定，每日1～2次。适用于急性泄泻患者。

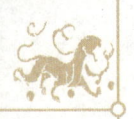

（2）苏叶15克，车前草100克，煎水，每天浸洗双脚1~2次，需要注意的是要保持水温。本法适用于慢性寒湿泄泻。

4．胆道感染

（1）葱白一把，捣烂，加入生姜汁少许、肉桂粉0.5~1克，和入面粉适量，加水拌揉成饼状，敷于上腹痛处，上下各放一张棉纸，再覆以纱布，胶布粘贴固定，每日1次。适用于慢性胆囊炎、胰腺炎。

（2）香附30克，五灵脂30克，炒热加醋15毫升，拌匀，趁热敷于胆囊炎上腹痛处，盖以纱布，胶布固定，外加热水袋温敷。每日1次，连用5~7日。适用于慢性胆囊炎或伴有结石，常自觉隐痛者。

健康小贴士

徐老对于治疗胃痛也有三个小方效果很不错，大家可以选择使用。

1.选用鲜生姜500克，洗净去皮，切成片，加水少许，用榨汁机榨取姜汁，或加水煎煮取其浓汁，把鲜姜汁均匀地滴洒在平铺的丝绵（或棉花）上。之后放置于烈日下晒干，用薄布包好后，缝成约25厘米×20厘米的兜肚，在三个角上都缝细绳，上角挂于颈部，左右两个角围在后腰上，下端悬垂。在秋后即可佩戴应用，适用于各种慢性胃痛，尤以受寒后胃痛易发者。

2.用公丁香、肉桂等量研成极细末。令患者仰卧，先用热毛巾擦上腹胃脘部，待皮肤干燥后，将药粉少许置于中脘穴或痛处皮肤上，外用4厘米×4厘米白胶布1~2层。第二天揭去胶布，清洁皮肤，隔半小时再服药贴胶布。如果痛重者，还可以在所贴胶布处加艾条灸或热水袋贴熨，以助药力内行。但应注意艾条切勿烧焦胶布，热水亦不宜过烫。适用于胃寒或气滞胃痛。

3.取皮硝或芒硝30克，以薄纸包成方形，外面再加一层纱布，敷于胃痛部，后用布带围裹固定，晚上睡觉时加盖衣被。第二天起床时取下，清洁皮肤后再敷。若是卧床患者，则可以不分昼夜地敷用。皮硝与芒硝得温后潮解者的效果更好，所以可先对药包加热，使之潮解后，再如法外敷，直至疼痛控制后再用药1~2次。本方法适用于因食滞内停而诱发疼痛的胃病消化不良患者，或是脘腹部疼痛有灼热感的患者。

跟国医大师学保健

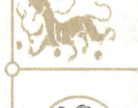

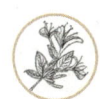

国医大师教养生

徐老言：

"胃与食管相连，病机常有气滞，气滞久则及血，可以导致血络瘀阻。虫类药物一般具有活血化瘀、通络走窜之功效。能据证而在辨证方中配用某些虫类药物，常能提高治疗效果。"

——《徐景藩脾胃病治验辑要》

徐老在临床治疗食管与胃的疾病的时候，常加入虫类药，效果明显，我们把徐老常用的虫类药加以总结，供大家参考，具体运用时建议咨询当地医师、药师。

1. 九香虫

九香虫是蝽科昆虫九香虫的干燥虫体，性味咸温，有理气通络止痛的功效。煎剂每日常用量为5～10克。适应证有如下数项：

（1）胃脘疼痛久病时发，痛位比较固定，痛甚常窜及下胸、背、胁等部时。

（2）胃脘痞胀难受，心窝有时有堵塞感，其胀可及于下胸、腹部，嗳气、矢气不遂，用一般理气药物效果不显著者，可加入九香虫。

（3）食管炎或反流性食管炎、贲门失弛缓症，自觉胸骨下方隐痛不适，常伴有嘈杂、恶心、食物反流，甚则呕吐，一般止呕药物效果不显的。

需要注意的是，九香虫有较强的活血功效，凡是消化道疾病有上消化道出血史，一般在2个月以内，慎用或不用九香虫；胃阴肾虚而兼气滞血淤，胃脘部灼痛，舌红而干也不可用。

2. 蜣螂

蜣螂是金龟子科昆虫屎壳郎的干燥全虫。性味咸寒，功善破淤散结攻毒，走窜通络。煎剂每日常用量为5～10克，必要时短时（3～5日内）可用15克，适用于：

食管中下段有阻滞不畅之感，吞咽不利或困难，大便干结而量少，

第二章 夏季养生

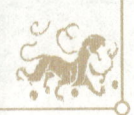

可用蜣螂。

幽门不完全梗阻，胃中胀满，漉漉有声，呕吐胃内容物，甚则呈朝食暮吐、暮食朝吐之状，可加蜣螂。应在呕吐后服药，或先用胃管插入将胃内潴留液抽出，再从胃管中注入药液，拔去胃管，右侧卧，臀腰部稍垫高，1小时内勿进饮食。

胃中有息肉，不易摘除，表现有胃脘痞胀隐痛等症，根据症状配加蜣螂，重用薏苡仁。药需浓煎，服后半小时卧床，根据息肉部位，使药物尽量作用于患部。如系多发性息肉，卧后隔数分钟转换体位1次。

3．地龙

地龙即蚯蚓的干燥全虫，因其能行能走而生于地中故得名。性味咸寒，有平肝清热、通络活血之功。煎剂常用量是10～15克，适用于：

慢性胃炎、食管炎，具有心下、胸骨后胃脘部隐痛、灼痛，舌质微红，口干，久治未愈，属肝胃郁热证者。

食管功能障碍、咽中不适，兼有隐痛。或伴有食物反流，经其他药物治疗而效不显著者。

胃病兼有肝阳上亢，或是肝阳化风证，有胃痛痞胀，头目眩晕，口苦咽干的症状者。

需要注意的是，脾胃气虚而内寒，证见脘腹冷痛、大便溏泻者，不宜用地龙。

4．蝉蜕

蝉蜕即蝉衣，蝉科昆虫黑蚱羽化后的蜕壳。性味甘咸凉，功效散风热，宣肺定痉。煎剂常用量每日3～6克，适用于：

胃脘痞胀、隐痛而兼有痒感，痒属风，可据证配加蝉衣。如果痒得严重的话甚至有淤血的，另需加云南白药，以煎剂汤液送服。

胃痛发作卒然，如有痉挛收缩之感，甚则剧痛，躬身驼背，手按上腹，腹壁软者可据证加用蝉衣。

食管功能障碍或者食管炎，胸骨后不适，咽中如有物阻而干，证属

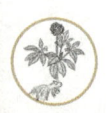

痰气而有郁热者。

胃脘发作或加重时，伴有风疹块，由于过敏因素所诱发的患者。

5. 蟅虫

蟅虫又名土鳖虫，鳖蠊科昆虫。性味咸寒，功用为有助于破积聚，通络活血，煎剂常用量每日5～10克，适用于：

食管功能严重障碍，饮食吞咽时胸骨后不适、欠畅，或有隐痛，甚则呕吐少量食物，可据证配加。

贲门失弛缓症，剑突部有不适、刺痛感，或伴有恶心呕吐者。

上腹部有跌打损伤史，以后胃部时有隐痛，痛位较为固定，久治未愈，可配加蟅虫，并加味降香。

需要注意的是，如果使用上述虫类药后出现荨麻疹或皮下紫癜者，应当立即停用。原有过敏性紫癜者，慎用或不用。

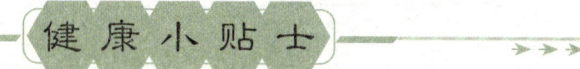

健康小贴士

徐老治疗脾胃病不只是用药有奇效，他自创的脾胃保健茶也让不少人从中受益。脾胃不好的人不妨一试：

【材料】花生10颗，松子5颗，核桃6个，乌龙茶4克，热开水500毫升。

【做法】先将松子、花生、核桃洗净、沥干备用；再把花生炒熟后去皮；于壶中加入乌龙茶，以热水略洗，冲去杂质后，沥干备用。在研钵中放入炒熟花生、核桃、松子，研磨成细末。将研磨好的细末加入装有乌龙茶的壶中，注入热开水，静泡2分钟后即可饮用。

食疗宝库

◉ 天麻川芎蒸鲤鱼

【材料】天麻25克，川芎10克，茯苓10克，活鲤鱼1000克，料酒10毫升，生姜5克，葱10克，盐3克，味精2克。

【做法】将川芎、茯苓洗净，切片，与天麻一同放入水中浸泡4～6小时，取出天麻，置于米饭中蒸熟透，切片。再将天麻片放入去鳞、

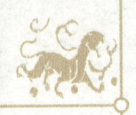

鳃、内脏的鱼腹中，置盆内，加入生姜、葱、少量清水，隔水武火蒸30分钟。最后将川芎、茯苓放入锅内，加适量清水煎煮，加入盐、味精制作羹汤，浇于鱼上即成。

【功效】平肝潜阳，活血止痛，适用于肝阳头痛、眩晕、失眠等症。西医用于高血压、梅尼埃病、更年期综合征、神经官能症的辅助治疗。

【注意】虚寒精滑、气虚下陷者不宜食用，不宜与米醋、狗肉、咸菜同食，阴虚火旺、月经过多、出血性疾病者不宜食用。

14 张镜人

调气活血治胃病，夏护脾胃得健康

张镜人，1923年出生于上海的一个中医世家，作为家族中的长子，自小就被寄予了继承祖业的厚望。他4岁入私塾，12岁始学医，18岁随父出诊，22岁独立应诊后医名鹊起。作为海派乡土医学的代表，新中国成立后他把上海中医药事业的发展视为己任，被誉为"沪上中医第一人"。2009年6月，国医大师表彰大会前，张老在上海华东医院仙逝，享年86岁。

张老毕生悬壶于沪上，擅长治疗内科杂病，对热病与脾胃病有着独到的认识。他以"表"、"透"为治疗热病的基本方法，使邪外出而不留于内，符合《黄帝内经》"其在表者，汗之可以"的理论。张老重视调气活血法在内科领域的应用，用调气活血治疗萎缩性胃炎，给胃癌的防治提供了新的思路。

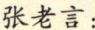

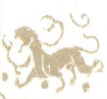

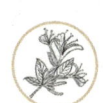

张老言：

"余临床凤重脾胃学说，最喜用参苓白术散，以其药性平和而缓缓建功，视为仁者之师，倍加推崇。"

——《张镜人》

参苓白术散是我国古代的一种成药，见于宋朝的《太平惠民和剂局方》的"诸气门"，用以治疗脾胃虚弱、饮食不入、困倦乏力、腹满气喘、呕吐腹泻等症。张老指出："（参苓白术散）一种调理脾胃的成药，所以老幼咸宜。有上述诸症者，自可取效。无病者常服亦必益寿延年。"

◉ 参苓白术散

【组成】莲子肉（去皮）、白茯苓、薏苡仁、缩砂仁、桔梗（炒至深黄色）各500克，白扁豆（姜汁浸，去皮，微炒）750克，人参（去芦）、甘草（炒）、白术、山药各1000克。

【服法】上为细末。每服10克，枣汤调下。

张老认为："胃之与脾，以膜相连。"胃主表而属腑，司受纳以降浊，也就是说胃能接纳水谷，排泄糟粕；脾主里而属脏，司运化以升清，也就是说脾能消化水谷，吸收营养，这样一升一降，再加肝胆和大小肠的功能配合，构成了人体重要的生理活动，故称"脾胃为后天之本"。参苓白术散可以补脾祛湿，调气行滞，使虚得补，湿得祛，气得顺，滞得畅，则身体康健，精神焕发。因此，张老在临床上广泛运用参苓白术散加味治疗咳嗽、胃炎、肝炎、结肠炎、肾炎等多种疾病。

1. 咳嗽

【证型】肺脾两虚，痰湿内盛。

【症状】咳嗽伴音喉痒，咳痰黏稠，面色黯淡，胸闷痛，胃口差，

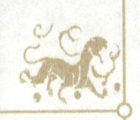

大便稀，神疲乏力，舌边有齿痕。

【处方】参苓白术散加制半夏10克、陈皮10克、象贝母10克、白僵蚕10克。

中医认为，"脾为生痰之源，肺为贮痰之器"。张老认为脾虚故聚湿生痰，痰生于脾而贮于肺，肺虚常受痰湿内扰，清肃失令，咳嗽难已。故咳嗽之症，易治亦不易治。外邪袭肺引起的咳嗽易治而愈。内伤痰湿引起的咳嗽，常经常发作，张老用参苓白术散补肺脾之气，而又加味化痰行气之药，可使痰源不生，咳嗽自愈。

2. 慢性萎缩性胃炎

【证型】脾胃虚弱，气阴营血俱亏。

【症状】胃脘胀满，食少神疲，形体消瘦，舌偏红，病程久者。

【处方】参苓白术散加丹参10克、陈木瓜10克、炙乌梅10克、六神曲10克、香谷芽10克。

张老指出胃炎的病症，在浅表阶段的时候，多偏重于肝胃失调，而呈气滞热郁的证候；气滞热郁，日久必致络损血淤，加之病情迁延，伤及中气，气血俱累，煦濡无能，遂引起胃黏膜腺体萎缩，从而导致慢性萎缩性胃炎。张老在参苓白术散中加入思食丸的部分药物，乃是收纳胃气诸药及养血调营之品，往往能获良效。

3. 慢性肝炎

【证型】肝失疏泄，脾失健运。

【症状】面色萎黄，头昏恶心，右胁常感疼痛，胃口差，饭后腹胀，下肢酸软乏力，大便溏薄，舌苔黄腻。

【处方】若是肝气阻滞，心情不畅者，选加柴胡、白芍、枳壳、郁金、延胡、川楝子；若是肝经热郁，目赤小便黄者，选加连翘、田基黄、鸡骨草、黄芩、白花蛇舌草；若肝血虚，目干涩，经量少者选加当归、丹参、枸杞子、制首乌、旱莲草。

张老指出，慢性肝炎，病情时有反复者在治疗的时候除了治肝之外，还必须治脾。如《金匮要略》中所说的那样："见肝之病，知肝传脾，当先实脾。"而肝病症见胃口差，头涨，大便溏者，非当以参苓白术散实脾

跟国医大师学保健

不可，此治肝补脾之要妙。因此，临症补脾当以参苓白术散为基础。

4．慢性结肠炎

【证型】脾胃气虚，清阳不升。

【症状】大便不实，严重时便稀似水，便时伴腹痛，饮食油腻则大便次数增加，面色萎黄，饭后胃脘不舒，疲乏倦怠，舌淡白苔薄腻。

【处方】参苓白术散加白芍10克、陈皮10克、炒防风10克；若停食积滞，嗳腐吞酸，加炒六曲、焦山楂，以助消导。

"脾宜升则健，胃宜降则和"，脾胃升降协调，则清升浊降，纳谷馨而运化健，大便亦调。如脾胃气虚，升运失调，消化与吸收受障，粪便在肠内移行过速，从而导致大便稀薄，正是《黄帝内经》中所谓的"清气在下，则生飧泻"。因此张老选择参苓白术散补脾虚，止泄泻。加入白芍可以寒泻肝火，酸敛逆气，缓中止痛，防风之辛能利气，炒香尤能燥湿醒脾，使气行则痛止。

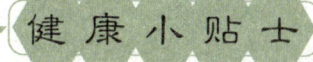
健 康 小 贴 士

张老在《海派名老中医养生之道》一文中提到："人体需要经常活动，只是不要过度，通过运动可以使饮食中的养分得到充分的消化吸收，能使经脉气血流通顺畅，这样疾病就不会产生，好像一直在活动的门枢不容易朽烂一样。因此，动而适度是老年人养生必须遵守的。"因此适度的锻炼便是张老养生的一大关键。

张老在1991年做过一次胃部肿瘤手术，切除了胃的4/5，之后在2003年又因为一次肠粘连肠梗阻，食不能入，便不能排，腹痛难忍，危在旦夕。张老每次手术后，都用自己的"独门秘籍"——八节按摩操，配合自己的汤药加以调养，很快恢复了健康。张老指出，生命是在于运动的，但是要"动而适度"，才能使经脉气血流通畅顺，对养生有帮助。

张老每天早晨7点起床后都坚持做这套养生操，这套操虽然只有八节，但是兼顾了全身上下各部关节的运动，在举手投足间就达到了运动健身的目的，十分适合于养生保健。具体操作方法如下：

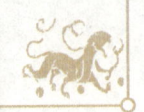

第一节，按摩洗脸。也就是我们日常所说的"干浴面"，五指并拢，用手指及手掌贴紧面部上下摩洗，重点在于按摩鼻翼两旁的迎香穴、眉梁，以及双脸颊。此方法可以改善面部的血液循环，增强身体抵抗力，也可以促进皮肤新陈代谢，使面部红润，皮肤细腻和富有弹性。

第二节，叩齿吞津。"叩齿吞津保健法"是传统中医重要养生术之一，其具体操作是有规律地上下叩击牙齿，并将蓄积的唾液咽下。中医认为"齿为筋骨之余"，叩齿能使筋骨健壮，精神爽快；现代医学研究证明，叩齿能坚固牙齿，预防牙周疾病。唾液又称"金津玉液"，有滋养血脉、灌溉脏腑的作用，经常漱津有益寿延年的作用。

第三节，运动眼球。该操作比较简单，眼球做有规律的上下左右多方位运动即可，有保护视力、锻炼眼部肌肉功能、缓解眼睛干涩的作用。

第四节，握拳振臂。双手自然握拳，左右臂轮换向上向后伸展扩胸，注意挥拳抡出时要有爆发力。该活动既达到了运动和伸展双上肢肌肉的目的，同时也有开胸顺气的功效，可使人感觉神清气爽。

第五节，双臂弧圈圆抡。先自然站立，调匀呼吸，双手撮指虚握，放置于身前，与肚脐同一水平线，然后双臂悬肘，顺着胸线缓缓向上提，到达眉心后左右分开，伸展双臂后回到最初的状态。在运臂提肩上移过程中都要屏住呼吸。这一节动作看似在运动双臂，其实是对肩关节功能的锻炼，有利于改善肩臂关节粘连，对肩周炎有很好的预防及治疗作用。

第六节，插手扭腰。双脚并拢，双手叉腰，腰部连同膝关节一起做大幅度环转运动。注意腰椎间盘突出症、骨质疏松及骨关节病患者，不宜运动过于剧烈，以防扭挫伤。

第七节，弯腰俯仰。双脚并拢，双臂自然下垂放于身体两侧，弯腰前俯，以指尖触地为度，然后缓慢起身，双臂上举，腰部往前挺，上身尽量朝后仰。如此反复数次。

第八节，左右弹踢腿。该操作比较随意，左右腿分别轮换向左右踢出即可，要点是要有爆发力。借此可以充分锻炼双下肢内外侧肌肉，使下肢筋脉得到舒展。

跟国医大师学保健

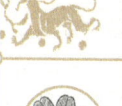

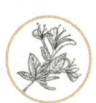

张老言：

　　"根据胃的生理功能及脏腑之间的内在联系，我认为中焦脾胃，互为表里，脾气宜升而胃气宜降，脾喜温燥而胃喜柔润，相反相成，犹如称物之'衡'，在动态变化中，保持相对平衡，以维持正常的生理功能。"

——《张镜人谈胃病》

　　现代社会由于环境污染，人们生活、工作压力过大，许多人都患上了胃病，常见有上腹胃脘部不适、疼痛、饭后饱胀、嗳气、反酸，甚至恶心、呕吐等症状，严重影响了生活质量。张老作为脾胃病大家，提出了"平衡"的治疗观点，并创制了治疗胃病10法，分型论治。

　　（1）清热和胃：运用于胃中灼热疼痛、口干口苦、泛酸吐酸的患者，药用黄芩、连翘、铁树叶、芙蓉叶、知母等。

　　（2）疏肝和胃：运用于情绪不舒、胃脘胀痛或引至两胁的患者，可用柴胡、白芍、枳实、甘草等药。

　　（3）升降并调：运用于胃气上逆的嗳气、恶心、吐酸以及脾虚下陷的形瘦便溏的患者，常用柴胡与旋覆花、代赭石相互配合，升降并调。

　　（4）寒温相适：运用于胀痛明显的胃炎患者，以苏梗与黄芩、平地木、连翘通用，寒热相适，则气机舒而脾胃和，胀痛自缓。

　　（5）益气养胃：运用于胃病经久不愈，神疲乏力，胃口差，大便不成形的患者，可选用太子参、白术、淮山药、香扁豆之类，脾气健则胃气自调。

　　（6）清化淤热：运用于胃脘部刺痛，胃镜下常见肠上皮化生的患者，常选择丹参、血竭、赤芍、白花蛇舌草、白英之类清热活血药，正所谓淤化热清则胃自安和。

　　（7）调气活血：运用于萎缩性胃炎胃脘隐痛、胀满、神疲乏力的患者，选用太子参、白术、柴胡、香附、丹参、赤芍。

　　（8）消导悦胃：运用于脘腹饱胀、食欲缺乏的患者，常用六曲、香

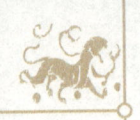

谷芽，消食化积，健脾和中而快脾乐胃。

（9）养阴益胃：运用于口干引饮、舌苔光剥的患者，常选择南沙参、川石斛、淮山药、杭白芍、炙甘草、乌梅、木瓜，以益阴润燥，养胃以助运，也有助于胃酸的分泌。

（10）化湿和中：运用于因为贪食生冷油腻食物所致的胸闷脘胀、口渴而不欲多饮，纳呆，苔腻的患者，常用陈佩梗、生熟米仁、半夏、陈皮之类，湿化则胃安矣。

健 康 小 贴 士

除了用药物治疗胃病，还要从平时的生活习惯上加以调整，注意护胃养胃，这里有8条养胃原则，供大家参考。

1.规律饮食：研究表明，有规律地进餐，可形成条件反射，有助于消化腺分泌消化液，而不规律的饮食往往是很多消化系统疾病的诱因，如消化性溃疡、胆结石等。

2.定时定量：每日三餐要定时，帮助机体形成良性的条件反射。到了规定时间，不管有无饥饿感，都应主动进食。同时要做到每餐食量适度，避免过饥或过饱。

3.温度适宜：饮食的温度应该以温热为宜，过冷过烫均不利于身体健康。饮食过冷，会刺激上消化道黏膜，减少消化液的分泌。饮食过烫，会损伤口腔及食道黏膜，增加食道癌的发病几率。

4.少吃生冷、刺激性食物：生冷和刺激性强的食物对消化道黏膜具有较强的刺激作用，影响食物的消化吸收，容易导致消化道炎症或腹泻。

5.少吃腌制食物：腌制食物往往含有较多的亚硝酸盐等致癌成分，同时含盐量也很高，可增加心血管系统的负担，不宜多吃。

6.少吃油炸方便食物：这类食物油脂含量过高，摄入过多时会有导致高血脂的危险。同时油炸食品不容易消化，会加重消化道负担，多吃会引起消化不良。

7.细嚼慢咽：唾液除了有湿润、磨碎食物的功能外，还具有一定的消化功能，咀嚼食物越充分，唾液分泌的也就越多，也就可以使食物消化得更充分，从而减轻胃肠负担。

8.饮水择时：虽然饮水可以帮助排除身体代谢废物，但不是饮水越多越好，也不能不择时机饮水。最佳的饮水时间是晨起空腹时及每次进餐前1小时。餐后不宜立即饮水，否则会稀释胃液，影响食物的消化；用汤泡饭也会影响消化。

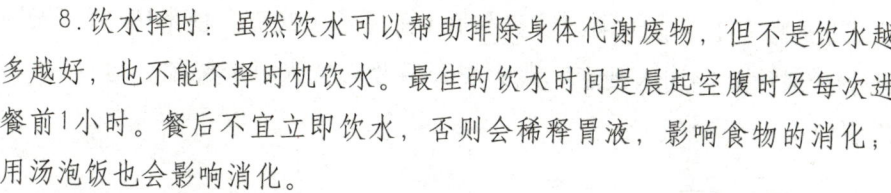

张老言：

　　"嗳气是胃气上逆的一种表现，在各种胃病中均可出现，尤其在胃炎和消化性溃疡等疾病中尤为多见。嗳气声音沉长，是气从胃中上逆所引起的，嗳气伴气味酸腐而臭者称为'嗳腐'。临床上一般分虚证、实证两大类。食滞停胃和肝气犯胃出现的嗳气属实证；脾胃虚弱出现的嗳气属虚证。"

——《张镜人》

　　嗳气是胃病中一个很常见的症状，这个症状虽然不严重，但若是持续不停的话，会严重影响患者的正常生活起居。对于嗳气，张老提出应当分虚实与病位进行治疗。在此根据张老的分型，有几个食疗方可以分别加以治疗，大家不妨一试。

1.食滞停胃

【症状】病程较短，嗳气有酸臭味，嗳声闷浊或伴恶心，中脘痞闷饱胀，大便酸腐秽臭或秘结。

【食疗方】麦芽山楂粥：生山楂、炒麦芽各20克，粳米100克。先把山楂和炒麦芽煎汤，然后用此汤加入粳米煮粥，服时加少量白糖调味，每日2次，连服5日。化食粥：芡实、莲肉、神曲、麦芽各15克，山药40克，扁豆30克，山楂25克，加入200克粳米煮粥，每日1碗，连服3日。本粥亦可长期服用，可起到健脾、消食的作用。

2.肝气犯胃

【症状】嗳气较为频繁，嗳声响亮，胸脘满闷或胁肋胀痛，苔薄白。

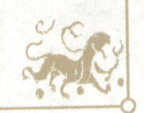

【食疗方】莱菔子粥：炒萝卜子（莱菔子）20克，粳米100克。先用萝卜子煎汁，再加入粳米，武火烧开后改用文火煮成稀粥，每日1次，连服5日。

3．脾胃虚弱

【症状】病程较长，嗳气断续且低弱，或泛吐酸水，不思饮食，面色少华，苔薄白。

【食疗方】内金山药粥：淮山药30克，鸡内金15克，小米或大米200克。将淮山药、鸡内金一同研成末后与粳米混合后共同煮粥，待粥熟后，加入少量白糖调味即可食用。

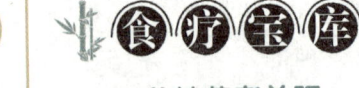

健康小贴士

如果不慎与打嗝"狭路相逢"，不妨试试以下方法。

1．弯腰喝水法：先喝几口温开水，在慢慢咽下的同时做10～15次弯腰90°的动作。

2．闭气法：屏住呼吸半分钟到1分钟，打嗝症状会有所改善。需要注意的是心肺功能不好的人不宜用此法。

3．惊喝法：趁患者不注意猛然拍患者的后背一下，或叫其名字，有时也能止嗝。但是要注意对儿童，高血压、心脏病患者应当慎重选用此法。

4．按摩法：①内关穴，以拇指指腹按揉腕横纹上2寸处的内关穴5分钟。②足三里穴，用食指指腹压揉外膝眼下4指，旁开1指的足三里穴5分钟。

食疗宝库

◎ 谷精草煮羊肝

【材料】谷精草15克，白菊花15克，羊肝60克，盐3克。

【做法】将谷精草、白菊花洗净，加清水适量煎取药汁，羊肝洗净、切片，加药汁煮熟。

【功效】补肝明目，用于角膜炎、白内障、夜盲症的辅助治疗。

【注意】每日1次。不可与维生素C同用。

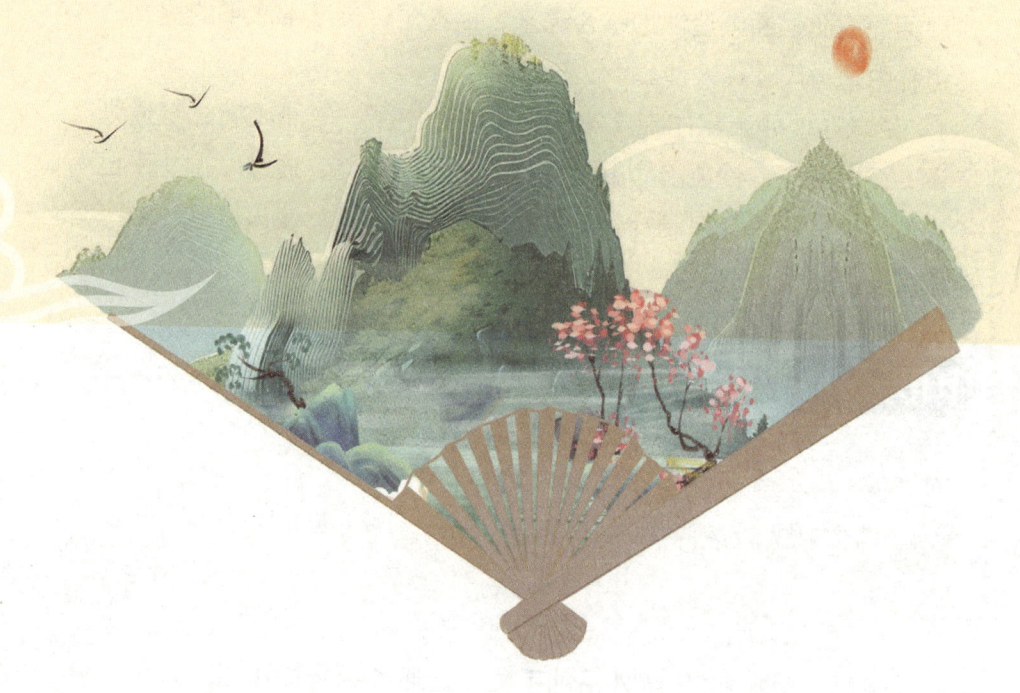

第 三 章

秋季养生

　　"秋三月，此谓容平。天气以急，地气以明，早卧早起，与鸡俱兴，使志安宁，以缓秋刑，收敛神气，使秋气平，无外其志，使肺气清，此秋气之应，养收之道也。逆之则伤肺，冬为飧泄，奉藏者少。"

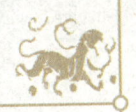

15 贺普仁

吐纳气自充，气充身自宁

贺普仁，1926年5月出生于河北省涞水县石圭村，14岁时拜入京城针灸大家牛泽华门下，后又跟随尹式八卦掌第二代大师曹钟升学习，从此走上了武医同修的道路。贺老于1956年调入北京中医院，任针灸科主任，所创的"贺氏针灸三通法"将毫针针刺微通、火针温通、放血强通创造性地结合起来，促进了针灸学术水平的提高，堪称中国当代针灸大师。

贺老在他60余年的临床实践中，总结出了"气滞则病，气通则调，调则病愈，针灸治病就是调理气机"的观点，通过发掘几乎已失传的火针疗法，自制针具，并将心得广为传授，使火针这一中医瑰宝得以传承。

国医大师教养生

贺老言：

"（刮痧）方法虽好，但并非人人适用，刮痧也是有禁忌证的。"

——《贺普仁》

刮痧是一种中医传统外治的手法，是通过刮痧板作用于穴位、经络、皮肤，起到疏通经络、活血化瘀的目的。其可以扩张毛细血管，增加汗腺分泌，促进血液循化，对疼痛类疾病、感冒发热、亚健康状态、防病保健以及轻度脏腑功能失调都有着较好的疗效。但刮痧虽好，亦有禁忌，贺老指出以下10种患者是不宜刮痧的。

1. 有严重心、肝、肾功能不全，全身水肿的患者

因为刮痧会促进血液循环，会增加心、肝、肾的负担。所以，凡是

跟国医大师学保健

重症心脏病、脑血管病、高血压、中风及有严重肝、肾功能不全者，应及时送往医院治疗，禁用本疗法。

2．孕妇与经期妇女

孕妇的腹部和腰骶部是不可以刮痧的，否则有可能会引起流产；经期妇女刮痧会加重血行，使经量增多，因此切勿对孕妇与经期妇女施用此术。

3．体表有疖肿、破溃者

在体表有疖肿、破溃、疮痈、斑疹和不明原因包块处刮痧，会导致创口的感染和扩散。

4．急性扭伤、创伤、骨折者

急性扭伤、创伤的疼痛部位或骨折部位刮痧，会加重伤口处的出血和淤血，增加疼痛，延缓愈合，因此禁用刮痧。

5．接触性皮肤病传染者

虽然施治前后都对刮痧板等工具加以消毒，但还是应当避免对接触性皮肤病的患者刮痧，以防传给他人。

6．过激状态者

过度饥饱、过度疲劳、醉酒者不可接受重力、大面积的刮痧，否则血行扩散过重而气机涣散，引起虚脱。

7．有出血倾向者

如糖尿病晚期、严重贫血、白血病、再生障碍性贫血和血小板减少患者，刮痧后产生的皮下出血难止难吸收，淤痧经久不退，因此应禁止刮痧。

8．精神疾病患者

刮痧所产生的血行加快会诱发精神类疾病，因此此类患者禁止刮痧。

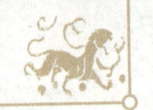

9. 暴露敏感部位有病变者

刮痧会引起眼睛、口唇、舌头、耳朵、鼻头、乳头、肚脐、前后二阴等部位的黏膜充血，而且并无明显疗效，因此应禁止对上述部位的刮痧。

10. 虚弱者

患者身体羸弱，皮肤常常失去弹力，又或见背部脊骨突起，这种情况下不宜刮痧，或不宜在背部刮痧。

贺老还指出，即使是在刮痧的适应证下，也有许多注意事项。

1. 刮痧环境适宜：刮痧应避免寒冷的环境，尤其是冬季应注意保暖。若是在夏季，则应注意避免风扇直吹刮痧的部位。刮痧板边缘要光滑，操作时手法要均匀一致，轻重适宜，时时蘸刮痧油以保持润滑，避免损伤皮肤。

2. 刮痧适度疗效好：刮痧的条数应因人因病而异，一般每处刮2~4条，每条长2~3寸即可。需严格掌握每次刮痧只治疗一种病症的原则，不可连续大面积刮痧治疗，每次刮痧时间不宜过长，10~20分钟即可，以顾护正气。前一次刮痧部位的痧点未退之前不宜在原处再次刮痧，之间一般需要间隔3~6日。

3. 刮痧后应休息好：刮痧后应饮用一杯温开水，最好是淡糖盐水，并休息15~20分钟。30分钟以内不可洗凉水澡。保持情绪平稳，不宜发怒、烦躁或忧思焦虑。忌食生冷瓜果和油腻食品。

国医大师教养生

贺老言：

"经络导引养生功是我根据气功的原理，在经络循行的基础上自创的一套祛病健身的功法，能起到通经活络、通畅气血、引气归元的作用。"

——《中国中医药报》

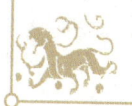

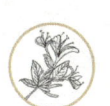

贺老凭借着自己深厚的气功学功底，加上对中医经络循行规律的充分掌握，把二者有机地结合起来，自创了一套行之有效的祛病健身功法，并命名为经络导引养生功。通过练习经络导引养生功，可以把小周天和大周天结合起来，使得经络循行路线畅通，以达到通经活络、通畅气血、引气归元的作用。坚持练习一段时间，就可使元精、元气、元神逐渐充沛，达到有病祛病、无病健身延年的目的。此功坐姿即可，对场地和时间没有限制，对于无暇锻炼的人和活动不便的患者尤为适宜。时间可根据个人的情况而定，一般只需1~5分钟即可。

经络导引养生功法共分为六步。

第一步：取端坐式，要求颈项挺直，两眼向前平视，不可张口，自然呼吸，气要均匀，用舌舔住上腭，思想安静、洒脱，全身放松。

第二步：要求以意领气，由会阴开始上入小腹，沿着任脉的关元、神阙、膻中、天突、廉泉等穴一路到头顶；再沿着督脉由头顶下行，依次过风府、大椎、至阳、命门等穴至尾闾，回到会阴后，再入小腹。

第三步：从小腹向左行至气冲穴、髀关穴后循足阳明经下行过内庭，至足心涌泉穴，再从足三阴（即大腿的内侧）上行，经阴廉穴到气冲穴，同样的路线循行右侧。

第四步：从气冲穴引至任脉的曲骨穴，经关元、气海、神阙、下脘、中脘、膻中直到天突穴。

第五步：由天突穴向右经过中府穴、俞府穴到肩井穴、巨骨穴、肩髃穴，后循手阳明向下至阳池，再依次下行至拇指、食指、中指、无名指、小指，之后由手三阴向上到极泉，经中府穴、俞府穴，到天突穴，同法行左侧。

第六步：自天突向上到廉泉穴，沿舌舔上腭所成的任督之桥，引气至头顶，再向下过风府，循督脉下至尾闾穴，回归会阴，最后上行送至丹田即可。

健康小贴士

贺老的经络导引养生功中提及了许多穴位可能大家不知道怎么找，我们在这里给大家分别加以介绍。

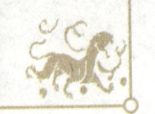

会阴、曲骨、关元、气海、神阙、中脘、天突、廉泉都是任脉上的穴位，任脉位于人体腹正中线，起于会阴，位于两阴之间，沿腹中线上的关元、神阙、天突、廉泉上行。

风府、大椎、至阳、命门、尾闾都是督脉上的穴位，督脉位于人体背正中线，起于头顶正中的百会，沿背风府、大椎、至阳、命门、尾闾下行。

气冲穴乃是冲脉所起之处，位于脐中下5指，距腹正中线2指。髀关穴在髂前上棘与髌骨外缘连线上，平臀沟处。内庭穴则在足背第二、第三趾间缝纹端。阴廉穴就在气冲穴直下2寸，大腿根部。

中府穴在第一肋间，距正中线6寸。俞府穴在锁骨正下方据中线三指处。巨骨穴锁在骨肩峰端与肩胛冈之间凹陷处。肩髃穴在锁骨肩峰端前缘直下约2寸，骨缝之间。阳池在腕背部横纹中，指伸肌肌腱的尺侧凹陷处。极泉穴在腋窝顶点，腋动脉搏动处。

国医大师教养生

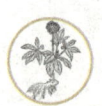

贺老言：

"我原花眼150度，经3个月按摩以后就摘去了老花镜。因按摩承泣穴能疏通经络，调理气血，改善局部血液循环和神经营养，并能减轻眼肌紧张和疲劳，改善眼的调节功能，故能达到防治多种眼疾的功效。"

——《中国中医药报》

老花眼是上了年纪的人因为晶状体硬化，弹性减弱以及睫状肌收缩能力下降所致的近距离阅读或工作困难的现象，这是人体老化的一个正常的生理现象。由于老花眼给老年人的日常生活带来了诸多不便，甚至会产生头晕头痛、眼胀眼干的不适症状，还有发展成白内障的危险，应当尽早加以治疗。

贺老通过按摩仅用了3个月就治好了自己的花眼，这方法我们自然要借鉴过来。方法其实十分简单，就是每天早起的时候用食指肚按摩承泣穴35次，使之有酸胀感，坚持下去自有奇效。

中医认为，眼睛为一身精明外达之处，其能蕴精，故与肝肾相关，又汇气血，所以和肝脾有关。而老年人，气血精微本就不足，因此治疗预防老花眼常从肝脾肾三脏着手，下面给大家提供几个食疗方子，可适当选用。

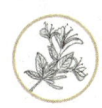

⊙ 山药甜羹

【材料】山药100克，白糖适量。

【做法】将山药切成小块，用水煮熟后加入少许白糖，再煮10分钟即成。

【服法】每天1次。

【功效】固肾健脾。

⊙ 鲜藕芹菜汁

【材料】鲜藕、芹菜各200克，黄瓜150克，柠檬汁7毫升。

【做法】先把鲜藕、芹菜和黄瓜切碎后一起放入榨汁机中榨成蔬菜汁，再在蔬菜汁中加入柠檬汁，搅拌均匀即可。

【服法】每天早晚各1次，连喝1周。

【功效】滋阴养脾。

⊙ 羊肝韭菜粥

【材料】韭菜200克，羊肝250克，大米150克。

【做法】羊肝切成小块，韭菜切碎，与大米一同入锅煮成粥即可。

【服法】每周1次。

【功效】补肝养血，滋阴明目。

⊙ 胡萝卜小米粥

【材料】胡萝卜75克，小米100克。

【做法】把胡萝卜洗净切成丝，与小米一同煮粥即可。

【服法】每天1次，连喝2周。

【功效】开胃益脾，明目补虚。

⊙ 明目银杞汤

【材料】银耳25克，枸杞子15克，鸡肝100克，茉莉花（干品）30克，料酒、姜汁、食盐、味精适量。

【做法】把银耳洗净切成小片，入清水浸泡后待用。在锅中加入适

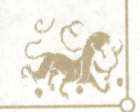

量清水，一同放入银耳、鸡肝、枸杞子，武火煮沸后加入料酒、姜汁、食盐和味精等调味品，改小火待鸡肝煮熟，撒入茉莉花即成。

【服法】每日晚餐时服用。

【功效】补肝益肾，明目养颜。

◉ 肉丝炒枸杞子

【材料】枸杞子50克，瘦猪肉200克。

【做法】先将枸杞子洗净，放入碗中入蒸笼蒸熟待用。再将瘦猪肉切成丝，加入植物油炒至快熟时加入蒸熟的枸杞子，再翻炒片刻，加入调味料即成。

【服法】每日正餐时佐餐服用。

【功效】滋肾养肝，明目。

◉ 苹柑蛋奶

【材料】芦柑、苹果、鸡蛋各1个，牛奶250毫升，蜂蜜15毫升。

【做法】先把苹果和芦柑切成小块后一同放入榨汁机中榨成混合果汁，再把鸡蛋打入碗中搅匀以待用。牛奶入锅中，用中火煮至快沸腾时即可加入搅匀的鸡蛋，沸腾后关火，趁热加入混合果汁和蜂蜜，均匀搅拌后即成。

【服法】每日早晚各饮1次。

【功效】润目，滋阴。

健康小贴士

1.经常转动眼睛：经常有意识地让眼睛向上、下、左、右等方向来回转动，可锻炼眼肌，从而改善眼肌血液循环，提神醒目。

2.经常眨眼：利用眼睑一开一闭的方式来兴奋、维护眼部肌肉，每次做15下左右，同时用双手轻揉双眼，可加快眼睛的房水循环，使眼球得到充分滋润，这样能使眼肌经常得到锻炼，延缓衰老。

3.冷水洗眼：每天晨起和睡前用冷水清洗眼睛和面部，可缓解眼睛的疲劳。将眼睛浸泡在洁净冷水中1~2分钟或用手泼水至眼中，再用毛巾擦干眼部，然后用手指轻揉眼睛周围30次左右。

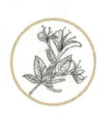

4.定时远眺：每天晨起、午后和黄昏前，选视野范围内最远的目标，远眺1～2次，要目不转睛地视物10分钟左右。

5.避免阳光直射：从暗处到阳光下要闭目，不要让太阳光直接照射到眼睛。

6.防止视疲劳：在看书和看电视时，一定要保持距离，也不宜连续超过1小时，以防止眼部肌肉和视力的过度疲劳。若超过1小时，可闭眼休息或做眼保健操等，使眼睛暂时得到休息。

7.合理膳食：多吃一些富含维生素和优质蛋白质的食物，以营养眼部，如胡萝卜、鱼、牛奶等。常吃黑豆和黑芝麻对视力衰退也有着缓解的作用。

国医大师教养生

贺老言：

　　"针灸减肥法是以祖国医学的经络学说为指导，以针灸有关穴位为治疗部位的一种手段，起到疏通经络、祛除痰浊、条畅气机的作用，从而消除过剩的脂肪，达到减肥健美的目的。"

——《贺普仁》

　　现在由于人们生活水平的提高，在我国肥胖人数呈迅速上升的态势，因此也就有越来越多的肥胖患者选择通过针灸治疗来减肥。贺老指出，针灸减肥在诸多减肥法中有着"操作简便、安全、可靠、减轻患者痛苦"的优势。

　　针灸减肥的方法一般包括：体针、耳穴、火针、穴位埋线等，临床上以体针和耳穴这两种方便无伤、易被患者接受的治疗手法为主。

1. 体针

　　一般选择的是毫针针刺，以调整脾胃为核心，根据患者体质加以辨证分型，据证论治。

脾虚湿盛证

【症状】面色黄，四肢冷，神倦乏力，脚踝肿，舌质淡，苔白腻。

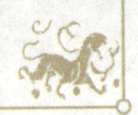

【取穴】关元、足三里、内关、水分、天枢、丰隆、列缺、脾俞。

【操作】每次留针30分钟，2日1次，1个月为1个疗程，2个疗程间隔5日。

湿热内盛

【症状】面色赤红，身烦躁热，小便黄赤，食欲过盛，舌红，苔黄腻。

【取穴】阴陵泉、三阴交、水道、曲池、支沟、大横、四满、内庭、腹结。

【操作】每次留针30分钟，2日1次，1个月为1个疗程，2个疗程间隔5日。

冲任失调

【症状】面色淡白，体虚畏寒，小便清畅，纳差纳呆，舌淡，苔薄白。

【取穴】关元、三阴交、支沟、中注、带脉、血海、肾俞、太溪。

【操作】每次留针30分钟，2日1次，1个月为1个疗程，2个疗程间隔5日。

建议在专业的针灸师的指导下进行针灸减肥。

2. 耳穴

一般使用王不留行子穴位按压，贴敷。王不留行有着行气活血的作用，可以有效地调整体内气血运行，起到减肥的作用。

【取穴】口、食道、饥点、十二指肠、内分泌、脑、胃的耳屏反射点。

贺老指出，针灸减肥尚不能达到最佳减肥效果，还需配合饮食调整。要做到不饿不吃，饿了再吃的原则。饮食以青菜、瘦肉和蛋类为主，吃到饱即可；不吃甜食、肥肉以及淀粉含量高的食物，如土豆、藕、粉条等；肥胖大多和不爱运动、嗜睡、熬夜、过饮过食有关，所以在饮食控制的同时还要调整生活起居习惯。

以上观点告诉我们，中医针灸减肥不主张"饥饿疗法"。不同于众多减肥方法的是，在针灸减肥的过程中，不要求过分地控制饮食，特别

跟国医大师学保健

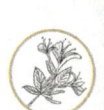

不主张采取"饥饿疗法"。针灸减肥的目的在于调节身体的气血，而不是通过不进食这种耗气伤血的行为来减少体重。过分节食后，可造成人体代谢功能降低，而代谢功能降低是进一步增肥的潜在因素，一旦恢复正常饮食，患者会继续增胖，甚至较之前有过之而无不及。更有甚者在节食减肥后出现了厌食症，造成消化器官功能障碍，身体抵抗力明显下降。针灸减肥的最大优势便是可以不通过节食而达到健康减肥的目的。

同时贺老强调，需要注意的是，因为针灸减肥是通过经络系统的调节作用，调动人体内在的调节功能，这是一个渐进的过程，只有持之以恒，才能获得满意的疗效。

健康小贴士

耳穴疗法现在常用压丸法治疗，即在耳穴表面贴敷压丸来刺激穴位而治疗疾病的一种方法。此法不但能持续刺激穴位，而且安全无痛，无副作用。压丸所选用材料广泛，如王不留行子、油菜子、绿豆、小米、白芥子、磁珠等，临床现多用王不留行子，因其表面光滑，大小和硬度适宜，且有行气活血之功。

操作时先把王不留行子贴到一张0.6厘米×0.6厘米的胶布中央，用镊子把胶布夹住贴在所选的耳穴上。每日自行按压5~7次，每穴每次按压半分钟到1分钟，3~5日更换1次，双耳交替操作，需要注意的是刺激的强度应依患者的具体情况而定。一般而言，儿童、孕妇、神经衰弱者、年老体弱者宜用轻刺激法，而对于急性疼痛性病症则应用强刺激法。

下面介绍一下刚才提到用于减肥的耳穴的定位主治。

1. 口穴

【定位】耳轮脚的下方前1/3处。

【主治】口腔炎，胆囊炎，面瘫，胆石症，戒断综合征，牙周炎，舌炎。

2. 食道穴

【定位】耳轮脚的下方中1/3处，紧接口穴。

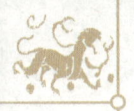

【主治】食道炎，食管痉挛。

3．内分泌穴

【定位】屏间切迹内，耳甲腔的前下部即是。

【主治】痛经，间日疟，更年期综合征，痤疮，月经不调，甲状腺功能减退或亢进症。

4．十二指肠穴

【定位】耳轮脚的上方后1/3处，承接食道穴。

【主治】胆囊炎，胆石症，十二指肠溃疡，幽门痉挛。

5．胃穴

【定位】耳轮脚的消失处即是。

【主治】胃炎，胃溃疡，失眠，牙痛，胃痉挛，消化不良，恶心呕吐，前额痛。

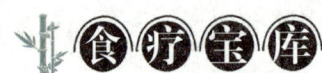

◎ 白兰花炒鸡丝

【材料】白兰花15朵，鸡脯肉150克，鸡蛋2个，盐2克，味精2克，料酒20毫升，白糖10克，鲜汤、鸡油、湿淀粉、素油各适量。

【做法】将白兰花去掉蒂、叶，取花洗净。鸡脯肉剔净筋皮，用清水泡10分钟后取出，切成细丝，控净水。鸡蛋去黄留蛋清，将蛋清、盐、湿淀粉放入鸡肉丝内，腌渍入味。用料酒、盐、味精、鲜汤、白糖、湿淀粉调成汁。炒锅放素油烧热，下鸡肉丝，待鸡肉丝变白时倒入漏勺内控油。锅内留少量底油，入白兰花略煸炒，下鸡肉丝，再将调好的勾芡汁搅匀，从锅的周围倒下去，翻炒均匀，淋上鸡油即成。

【功效】温中益气、补精添髓，用于习惯性腹泻、遗精、牙齿过早松动的辅助治疗。

【注意】不宜与兔肉、鲤鱼、大蒜、李子同食，不宜同服铁剂、左旋多巴类药物。

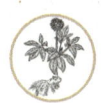

16 颜正华

平淡可见奇，四两拨千斤

颜正华，1920年出生于江苏省丹阳县，14岁时便师从同乡名医戴雨三，从背诵经典开始，打下了坚实的中医理论基础。后又师从"孟河学派"名医杨博良，称为"孟河学派"第四代传人。

1956年，我国的中医教育事业才刚刚起步，颜老夜以继日地努力，在短短数月内将《中药学讲义》这本中药学科的奠基之作赶制出来，为中药学课程的开始创造了条件。自此之后，颜老始终是我国《中药学》教材编写、修正、审查的领军人物。

颜老不仅精通药性，更勤于临证，在70多年的行医生涯里，颜老用药以四两拨千斤为核心，不投猛剂，不用大剂，平中见奇，却往往能治沉疴，愈难疾。"用药当知药，知药才能善用。"这便是颜老自己总结的遣方用药经验。

国医大师教养生

颜老言：

"老年人最适合打太极拳、慢跑、广播操、散步等运动方式。要提倡老有所为，不论脑力劳动或体力劳动，做些力所能及对社会有益的工作，也是体育锻炼的一部分。此外，还可以做些自己爱好的事，如种菜、种花、绘画、书法等，都能得到锻炼，提高生活乐趣，对身心健康、延缓衰老很有好处。"

——《悬壶六十载 笑谈养生经》

生命在于运动。颜老指出，适度的体育锻炼有助于气血流通，增强脏腑功能，对养生有所裨益。颜老50岁时，还每天早晨要围着400米操场跑上三五圈。而在颜老老年的时候，操练自创的"颜氏健身操"便成

第三章 秋季养生

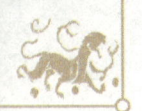

为颜老日常的养生保健活动了。

下面就让我们和大家一起跟颜老学习这套"颜氏健身操"。

1．顺逆时针转动头部各10次

通过转动头部可以疏通督脉与精明之府——大脑的沟通，同时可以疏通颈椎部的气经血脉，可以缓解头颈部的不适。

2．前后各转动手臂25次，再甩手25次

转动手臂可以有效地治疗和预防肩周疾病，同时与抖动手六经的甩手相配合，可以疏通上肢的经脉，起到疏泄邪气的作用。

3．扩胸100次

扩胸可以开胸中之气，使胸中大气得以运转，如医圣张仲景所言"大气一转，其气乃散"，可以治疗胸痛气闭的心肺疾病。

4．上半身后仰25次

现代人常处于前倾的坐姿，十分不利于任督二脉的畅通，通过后仰可以充分伸展胸背部的任督二脉，通阳畅阴，以得健康。

5．左右转动腰部各25次

腰乃肾之府，又是带脉循行的部位，因此转腰一方面可以护腰以养肾，另一方面又可以疏通带脉，对腹中痛胀以及大便不调均有益处。

6．俯腰伸展25次

同后仰一样，俯腰伸展的是腰腹部的任督二脉。另外，对于腰椎间盘疾病也有康复的效果。

7．提踵25次

提脚后跟乃是补足三阴经的操练方法，足之三阴，从足走腹，顺之可以起到调补的作用。

8．左右腿各踢25次

与提脚后跟相反，踢腿伸展的是足三阳经，足之三阳，从头走足，踢腿可以起到伸通阳气的作用。

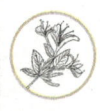

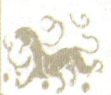

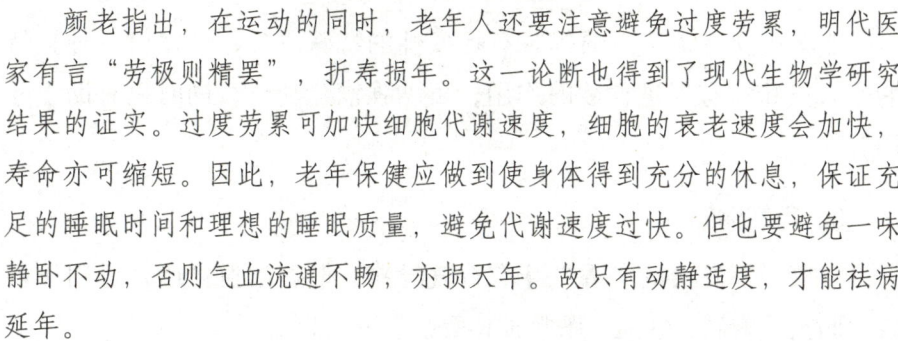

颜老指出，在运动的同时，老年人还要注意避免过度劳累，明代医家有言"劳极则精罢"，折寿损年。这一论断也得到了现代生物学研究结果的证实。过度劳累可加快细胞代谢速度，细胞的衰老速度会加快，寿命亦可缩短。因此，老年保健应做到使身体得到充分的休息，保证充足的睡眠时间和理想的睡眠质量，避免代谢速度过快。但也要避免一味静卧不动，否则气血流通不畅，亦损天年。故只有动静适度，才能祛病延年。

颜老还补充说："要养生益寿还应起居有节，重视生活规律，老年人养生宜养成早睡早起的起居习惯。"现在的年轻人常常晚睡晚起，生活非常没有规律，加上劳累过度，身体健康状况每况愈下。这是现代社会不少人未老先衰、英年早逝的重要原因。在保证睡眠的同时，还要注意"适寒温"，当随着环境气候的变化增减衣物。随着身体对外界刺激反应能力的下降，老年人调节功能渐差，更应避免与环境变化不适应，导致疾病的发生。

国医大师教养生

颜老言：

　　"（韭菜子）味辛、甘，性温，归肝、肾经。本品功能补益肝肾，壮阳固精。适用于肝肾不足、肾阳虚衰、肾气不固引起的阳痿遗精、腰膝冷痛、小便频数、遗尿、白带过多等症。"

——《颜正华中药学讲稿》

在中医里，韭菜有一个很响亮的名字叫"壮阳草"，而它的种子，也就是韭菜子，更是有着温补肾阳，有助生子的作用。而在颜老看来，韭菜子具有以下4条保健功效。

1. 温阳补肾

韭菜子味辛，性温，归肝、肾经，具有温阳补肾的功效，故可用于

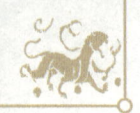

治疗遗精、阳痿、早泄等疾病。

2.疏肝健胃

韭菜子含有硫化丙烯等具有挥发性的特殊成分，散发出一种独特的辛香气味，有促进食欲的作用，可增强消化功能，同时也有助于疏调肝气。

3.行气活血

韭菜子挥发出的辛香气味有行气导滞、散瘀活血作用，可用于反胃、肠炎、胸痛、吐血、跌打损伤等症。

4.润肠通便

韭菜子含有大量粗纤维和维生素，能促进胃肠蠕动，以治疗便秘，同时还可预防肠癌的发生。

在食用韭菜子的同时，我们还要注意以下几点。

（1）韭菜子宜与补肾壮阳中药如枸杞子、菟丝子等相配，可以增强疗效。

（2）韭菜子宜与动物睾丸如鸡睾、羊睾等同吃，可以增强补肾壮阳的功效，以提高韭菜子治疗阳痿的疗效。

（3）韭菜子不宜与苦寒中药如黄连、黄柏、知母、栀子等同用，抵消其兴奋性功能。

（4）韭菜子不宜与鸭肉同吃，因鸭肉性凉，韭菜子性热，二者性味相冲突，可削弱韭菜子的壮阳作用。

（5）韭菜子有温阳的作用，阴虚火旺者禁用，恐加重症状。

日常生活中韭菜子既可以单独服用，又可以研末蜜丸服，每次5~10克为宜。我们在这里向大家介绍颜老以韭菜子为主的药膳——韭菜粥。

◉ 韭菜粥

【材料】韭菜子15克，粳米75克，盐少许。

【做法】先将韭菜子用小火炒熟，和粳米、细盐同放沙锅内，加水750毫升，米开粥熟即可。

【用法】每日午、晚各服1次。

【功效】有补肾益阳、健脾暖胃、止遗固精的功效。

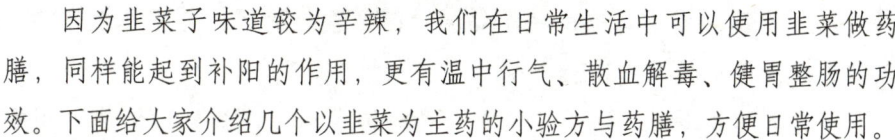

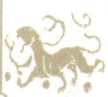

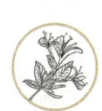

因为韭菜子味道较为辛辣，我们在日常生活中可以使用韭菜做药膳，同样能起到补阳的作用，更有温中行气、散血解毒、健胃整肠的功效。下面给大家介绍几个以韭菜为主药的小验方与药膳，方便日常使用。

小验方

1.夜盲：羊肝100克，洗净切片；韭菜100克，洗净切段。一起放入锅中（以铁锅为宜）大火炒熟后食用，每日2次。

2.慢性便秘：韭菜根或韭菜叶200克，洗净切碎，捣汁一杯，用温开水略加酒冲服。

3.牛皮癣：韭菜30克，大蒜50克，一同捣烂成泥状，烘热后用力抹擦患处，每日1次，连用3日。

4.噎嗝反胃：带根韭菜200克，洗净切碎，捣汁备用。每次取出1汤匙，加入100毫升牛乳，煎后缓缓咽下，每日2～3次。

5.白带：鸡蛋1个，韭菜根30克，白糖15克，加水同煮，连服数日。

6.治鹅掌风：韭菜50克，洗净切碎，蓖麻子肉（去壳）20克，一起捣烂成糊状，加入新蒸出的热米饭和匀敷患处。

7.盗汗、腰膝无力、遗尿、阳痿、遗精：新鲜韭菜200克，洗净切段；鲜虾100克，炒熟去壳。将鲜虾同切好的韭菜放锅内翻炒至熟，再放入适量的酒和食盐调味即可。趁热食用，每日1次。

8.阴虚盗汗、糖尿病：新鲜韭菜300克，洗净切段；蛤蜊肉200克。先将蛤蜊肉下锅煮熟，再加入切好的韭菜同煮，最好加入适量的盐等调味即可。每日1次。

9.误吞金属物件（如螺丝钉、铜物、金银饰物、铁钉）：韭菜300克，洗净切段；放入沸水中煮软食用，金属物可能随韭菜一起从大便排出。

药膳

1.蛤蜊肉煮韭菜：蛤蜊肉200克；新鲜韭菜300克，洗净切段；先把蛤蜊肉下锅煮熟，后下切好的韭菜同煮，调味食用。有滋阴养胃、止消渴的功效，适用于阴虚盗汗，糠尿病等。

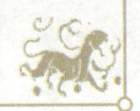

2.韭菜炒鸡蛋：韭菜100克左右，洗净切碎；鸡蛋2个，打碎搅匀。锅中加油烧热，加入韭菜和鸡蛋，炒熟调味即可食用。有温肾暖腰膝、温中养血作用，用于肾虚所致阳痿、遗精、腰膝酸痛、肾虚寒性哮喘等症的辅助治疗，效果显著。

3.韭菜炒核桃仁：韭菜150克，洗净切成小段；核桃仁60克，用香油炸黄。二者放油锅内同炒熟，加适量食盐调味食用。有壮阳、固精、补肾、暖腰膝作用，适用于腰膝冷痛，肾虚阳痿，遗精梦泄，夜尿频多等症。

国医大师教养生

颜老言：

　　"一个人如果身体没有什么偏性，可以服用填补精血、活血化瘀的中药，能起到延缓衰老的作用。如六味地黄丸、杞菊地黄丸、首乌延寿丹、丹参片、冬虫夏草、何首乌、女贞子、旱莲草等。蜂蜜、蜂王浆等药物本身比较平和无偏性，也可以服用。但如果身体有偏性，就要辨证论治，不能一概而论。"

　　　　　　　　　　　　　　　　　——《悬壶六十载 笑谈养生经》

　　颜老指出："虽然衰老是客观规律，是不可抗拒的，但我们却可以（通过医学）延缓衰老。"大家都明白，人体若是衰老，便会出现须发早白、头晕眼花、耳鸣耳聋、食欲减退、少气无力、行动则喘、腰腿酸软等表现。要延缓衰老，就必须弄清楚引起衰老的原因。颜老认为精血不足、血脉淤滞是引起衰老的主要原因。总的来说便是气、血、阴、阳不足所致，因此对于衰老的延缓，可以分别从气、血、阴、阳加以论治。颜老指出不可认为中药都可调养而不加选择，吃药之前需辨清体质，对症下药，否则，热病用热药岂不如火上添油。

　　颜老对于气、血、阴、阳的虚弱，给予了用药方案，"如气虚出现食欲减退、少气无力，可以服用补气类中药如人参、黄芪、党参、白术，或香砂六君丸、人参归脾丸；阴虚出现口干、内热，可以服用地黄、枸杞子、黄精，或六味地黄丸、杞菊地黄丸、首乌延寿丹；阳虚出现怕冷、小便频繁，可服用人参、鹿茸、淫羊藿、巴戟天，或金匮肾气丸、人参鹿茸丸等；血虚可以服用何首乌、当归等。"

颜老指出，完全依赖药物的养生是不可取的，还需要结合其他的养生方法，方能达到健康养生的目的。饮食方面宜吃富有营养而又清淡易消化的食品，如豆制品、蔬菜、水果、鱼类、海产品、牛奶、米面等；宜少吃胆固醇含量高而又不易消化的食物，如动物内脏等。

总结起来，饮食方面要注意以下5点。

（1）饮食有节：节，就是节制的意思，饮食不能过饱，否则会损伤脾胃功能，同时还要避免摄入的营养过剩，产生血脂升高、脂肪肝等。

（2）营养均衡，忌偏嗜：饮食要做到合理调配，保证营养成分的比例适当，正如古人所说"五味调和"方能养生。

（3）适量饮酒：可饮少量黄酒和葡萄酒，这两种酒性温而不烈，可行气活血，防止气血淤滞，降低心血管疾病的发病率，延缓衰老。适量饮酒延缓衰老作用已经得到日本老年病专家下方浩史研究证实：每日饮用30毫升以下酒者，较之过量饮酒及不饮酒者的老化指数明显降低。

（4）少吃脂肪：脂肪不易被人体利用和代谢，容易在身体堆积，从而对人体产生危害，如导致动脉粥样硬化等。

（5）戒烟：香烟内含有大量对人体有毒害作用的物质，严重危害人体健康，应果断戒除。颜老自己以前也抽烟，但在60岁时就彻底戒烟了。

健康小贴士

我们按照颜老的思路给大家提供了一套辨证调养的方案，让大家能够有本可依地加以调养。

1. 气虚

【特征】疲乏无力，语声低懒，胸闷气短，精神不振，头晕昏沉，自汗易出，食欲缺乏。

【用药】人参、黄芪、党参、白术、山药。

【用方】香砂六君丸、人参归脾丸、补中益气丸、参苓白术散、玉

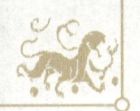

屏风散。

【食材】粳米、牛肉、鸡肉、鲢鱼、鳝鱼、鳜鱼、樱桃、葡萄、花生。

【药膳】山药黄精粥

材料：黄精20克（鲜品则用50克），山药15克，粳米50克，白糖适量。

制作：将黄精洗净，煎取浓汁后，去滓。山药、粳米洗净同放入锅中，加药汁，加清水适量，武火沸腾后改用文火煮至米烂粥稠，加入适量白糖即可食用。

注意：黄精较为滋腻，脾虚有湿，咳嗽多痰以及中寒便溏者忌用。有外感的患者忌服。糖尿病患者用此方时不宜加白糖。

2. 血虚

【特征】面色苍白或萎黄而无光泽，口唇色淡，指甲苍白，伴有失眠多梦、心悸健忘、头晕耳鸣、大便秘结、女子月经不调等症状。

【用药】何首乌、当归、阿胶、熟地黄、大枣。

【用方】当归补血膏、阿胶补血膏、四物汤、人参养荣丸。

【食材】菠菜、莲藕、黑木耳、羊肉、海参、桑葚、葡萄、红枣、桂圆。

【药膳】补血八宝饭

材料：红枣15克，桂圆肉15克，白扁豆30克，粳米100克，当归10克，北芪10克，党参10克，鸡肉80克，素油30毫升，料酒10毫升，生姜5克，葱10克，盐3克。

制作：将红枣、桂圆、白扁豆、粳米放入沙锅中，加入清水，煮成饭。把当归、北芪、党参熬成浓汁。鸡肉洗净，切成鸡丁，加入生姜、葱、盐、料酒煸炒加入中药浓汁，炒至鸡肉香熟，连汤汁浇在饭上即可食用。

注意：不宜与糖皮质激素、退热药、维生素K、左旋多巴、藜芦、五灵脂等同食。不宜与黄瓜、萝卜、肝脏、兔肉、鲤鱼、大蒜、李子同食。

3. 阳虚

【特征】平素畏冷，手足不温，易出汗，喜热饮食，精神不振，睡眠偏多，大便溏泻，小便清长，性欲减退。

跟国医大师学保健

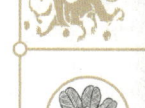

【用药】人参、鹿茸、淫羊藿、巴戟天、川乌、冬虫夏草。

【用方】金匮肾气丸、人参鹿茸丸、右归丸、五子衍宗丸。

【食材】核桃、姜、肉桂、虾、狗肉、韭菜、淡菜、鹌鹑蛋、牛鞭。

【药膳】芪杞醉虾

材料：黄芪10克，枸杞子10克，草虾500克，料酒500毫升，辣椒豉油50毫升。

制作：将草虾去泥肠，洗净沥干水，放入瓦锅内，加入300毫升料酒，加盖。将虾灌醉，倒出剩余料酒，再加入枸杞子、黄芪和醉虾拌匀。将剩下的200毫升料酒倒入锅内加热。当料酒出现熊熊火焰时，加入醉虾烹熟，去掉枸杞子和黄芪，加入辣椒豉油拌匀后即可食用。

注意：外感表证、阴虚火旺者忌食用。不宜与维生素C、铁剂、地高辛同食。

4．阴虚

【特征】手足心热，口燥咽干，渴喜冷饮，大便干燥，或有面色潮红，两目干涩，皮肤干燥，耳鸣眩晕，睡眠差。

【用药】生地黄、枸杞子、沙参、麦冬、石斛、百合。

【用方】六味地黄丸、杞菊地黄丸、首乌延寿丹、月华丸。

【食材】鸭肉、猪肉皮、鸡蛋、牛奶、甲鱼、龟肉、干贝、蛤蜊。

【药膳】百合麦冬猪肚汤

材料：百合25克，麦冬15克，猪肚100克，盐3克，味精2克。

制作：百合、麦冬洗净，去杂质。将猪肚洗净，切片，放入沙锅中，加入适量清水，武火煮30分钟。放入百合、麦冬、盐，煮15分钟，加入味精即可食用。

注意：不宜与鲤鱼、鲫鱼同食。痰湿实热内盛、大便溏泻，畏寒肢冷忌用。

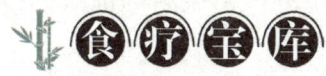 食疗宝库

◉ 当归羊肝

【材料】当归10克，羊肝100克，葱10克，生姜5克，蒜蓉5克。

【做法】将当归洗净，用温水浸软，切成片装入纱布袋内，葱切

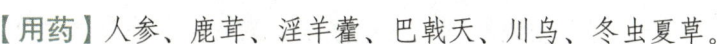

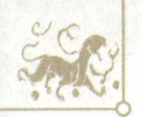

段，姜切片。羊肝洗净放入沙锅，加适量水，放入药袋、葱段、姜片、料酒、盐。用武火烧开，撇去浮沫，改用文火煮至羊肝熟透，捞出，切成薄片，装入盘中，淋上酱油、蒜蓉、香油调成的料汁即可。

【功效】养肝明目，润泽头发，可以用于须发早白、远视、近视、白内障、青光眼的辅助治疗。

【注意】腹满便溏者禁用当归，高血脂、高胆固醇者不宜多食羊肝。

17 任继学

太极化真气，中医道同源

任继学，1926年出生于吉林省富裕县（现三岔河），在15岁时师从吉林名医宋景峰先生，师成后，投身于革命事业。新中国成立后，任继学就职于长春中医学院，为长春中医药大学终身教授。

任老从医60余年，在学术上提出了多套理论，敢为天下先，对于血证，勇于破血化瘀、醒神开窍，为中医治疗中风提出了一个新思路，开辟了一片新的天地。

任老论医，从太极入手，从阴阳而论，将中医思想与道家理论有机地结合在一起，用"象"来解释中医，将中医的生理与病理结合，将人体与社会结合，体现了中医的整体观以及变化的思想。他提出了内科腹泻理论，《内经》的道学与象学内涵，真心痛的清心化瘀、兼调肝肾证治，权变法等多套理论和27种常见病的证治体系。作为中医急诊学的开拓者之一，开创了中医急证医学体系，主编了第一部《中医急诊学》教材。

跟国医大师学保健

任老言：

"这个午休是必须的，就是阴阳交换期间，子午线交换，督脉和任脉交换。阴阳相交，阴维阳维，阴跷阳跷相交的时候我养一养。……但是（不睡的话）我身上难受，为什么，阴阳不均了，气血不调畅了，十二经络都不通顺了，是不是有点障碍，那你就得伸伸，活动活动四肢，这才能行呢，这午休必须歇。"

——《中华医药》

任老说他现在的大脑记忆仍不逊当年，其关键便是中午短暂的休息。在中医看来，午休是一种对消除疲劳、改善机体状况的自我保健措施。从十二时辰流注的中医观点来看，子午两个时刻乃是人体阴阳二气新生的时刻，能进入睡眠的休息状态，则能充分地提高身体内修复再生，一则消除隐患，一则去旧生新。任老指出如果中午不休息下午就会出现阴阳不能协调的表现，气血便会不畅通，乃至十二经都会受到影响，因此必须进行午睡，以换取一个精力充沛、优质高效的下午。

健康小贴士

西方学者则认为午饭后，人的身体为保证食物的消化吸收，全身大部分血液流向消化系统，大脑的血液相对减少，加上经过一个上午的工作或学习，脑细胞也在疲劳的状态，因此有昏昏欲睡感。这时候就要通过午睡来恢复，午睡不但能补夜间睡眠之不足，更能给人的大脑各个系统以充分放松和休息，为了能更好地午休，他们提出了7条午休黄金律。

1.健康的午睡以15～30分钟为宜，若是午睡时间超过30分钟，身体便会进入不易睡醒的深睡期。若超过30分钟则可以把午睡时间延长到1～1.5小时，完成一整个睡眠的周期。午觉睡太久，刚起来的半小时会有轻微的全身无力、头痛，这是"睡眠惯性"所造成的。这时头脑不会马上清醒，需要经过1小时的缓冲才能恢复正常。但是，最健康的午睡

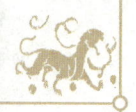

是不应超过30分钟的，经常用这种较长的午睡来补充前一天的睡眠不足，很容易打乱生物钟，影响正常睡眠。

2.睡前的饮食要注意，不要吃油腻的食物，更不要吃得过饱。因为油腻食物容易增加血液黏稠度，从而引起冠状动脉病变，吃得太饱则会加重胃消化负担，影响午休质量。

3.午睡后要轻度活动，醒后慢慢站起，再喝一杯水，以降低血液黏稠度，补充血容量，不要马上从事复杂和具有危险性的工作。

4.习惯要持之以恒方才有效，特别是午睡，若午睡不规律也会打乱生理时钟，影响健康。

5.最好养成每天定时定量的午睡习惯。午睡最佳时间是在一天活动时间的中间，如早上睡醒之后的8小时，或晚上睡觉前的8小时。即使在那个时间不觉得困，也可以稍做休息，而不是靠咖啡醒神。

6.对于有失眠症的人，则不适宜午睡。白天睡多了会导致晚上更加难以入睡。

7.午睡不宜选择在草地上、走廊上、树阴下、水泥地上、课桌上等地方，也不要在风口处睡。这是因为人的体温调节中枢功能会在睡眠时减退，轻者醒后易有颈肩腰背的不适，重者则会受凉感冒。

国医大师教养生

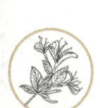

任老言：

"时行感冒，古称时行伤寒，今名之曰流行性感冒。……本病发生发展的规律是：既伤卫又伤气，也能伤肺，更能波及于神明，扰乱于肠胃。因此，必以表卫受束，热毒闭肺，逆传心包，扰乱肠胃为其辨证准绳。"

——《碥石集（第七集）》

感冒是一种常见的外感疾病，中西医均有较为完善的治疗系统，但任老从古籍着手，从明代李诩的《戒庵老人漫笔》中总结此方，并予以发展，给现代中医治疗感冒以新的思路，充分体现了中医治病的简便性。任老说："此方（神仙粥）疗效可信，余在临床常投此方，治疗普通感冒，常常取效。"下面便将"神仙粥"介绍给大家。

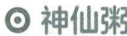 **神仙粥**

【主治】风寒感冒、暑湿之邪，并四时疫气流行，头痛、骨痛、发热恶寒等症。初得一、二、三日，服之即解。

【组成】糯米半合，生姜5大片，河水2碗，大葱白5~7个，米醋小半盏。

【服法】将糯米、生姜和河水于沙锅内煮一二滚，加入大葱白，到米熟时加入米醋，入内和匀后，取起，趁热吃粥或只吃粥汤亦可。

【注意事项】服后即于无风处睡之，出汗为度。半合约为25克，河水现可用日常饮用水，2碗约合350毫升，小半盏则是20毫升。若患者肚内胀满不思饮食即不用糯米，但以葱、姜煎服即可。

任老指出，药用糯米为君，其性温，能行营卫之气血，内养脾胃，外拒邪毒；臣用葱茎白，其味辛、平、无毒，辛能开发腠理，发汗解表，引邪外出而解；生姜辛温无毒，生用有发散之效，祛风散寒，治头痛、鼻塞、镇咳止呕；米醋酸苦温，散瘀解毒，扶正祛邪，近代人用醋熏室内或是口服，能预防流行性感冒。总之，此粥方的功效：能开能合，能散能敛，既祛邪于外，又扶正于里，科学性强，疗效可信。

健康小贴士

任老善用效方治病，在此再介绍两个任老的经验效方，一则安眠，一则养血。

1. 益脑眠可安方

【功效】益肾养脑，理脾升降，交通心肾，解郁除烦，镇静安神。

【主治】心悸、善怒、胃口差、腹胀、乏力，心烦失眠，甚至彻夜不眠。

【材料】清半夏30克，秫米25克（微炒），郁金40克，酒黄连35克，肉桂25克，炒酸枣仁60克，小蓟花80克，黄精60克，炙远志20克。

【制法】上药研成细末，3克1剂。

【服法】每日2次，每次1剂，口服。

对于失眠的治疗，任老指出其病多由长时间的七情内扰、饮食所

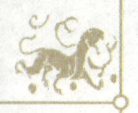

伤，所引起的脏腑气化机能阻滞，导致阴阳不平，经络气血失和，促使脑府不得清静，形成卫气常行于阳，不能入阴的结果。

2．生血膏

【功效】填精生血，补虚和中，养血安神。

【主治】气虚血少，头晕，乏力，纳呆，或由化疗、放疗引起的白细胞血小板减少症。

【材料】生牛骨髓250克，龙眼肉170克，大枣肉150克，红花粉15克。

【制法】先将龙眼肉、枣肉放入沙锅内，加水1000毫升，先用武火烧开，然后用温火炖30分钟，再放入牛骨髓和红花粉，烧开，收膏。

【服法】每次一汤匙，每日3次，饭后服。

任老指出本方中牛骨髓甘温无毒，补中益气，能填精益髓，"髓者精之根，命之元也，精者血之本"，故牛骨髓有生血之功；龙眼肉甘平，能开胃健脾，补虚，益血气；大枣甘平，养脾气，平胃气，通九窍，助十二经，补津液，调营卫，和血脉；红花苦、辛甘，少用则养血，故服用生血膏可以有效起到补血养血的作用。

国医大师教养生

任老言：

　　"腌酸菜以前把它（白菜）修干净，完了以后把它洗了，洗了搁开水烫了，烫了晾凉了，然后再搁在缸里，搁在缸里以后搁石头压上，等它发酵，那个都是酵母菌。酸能疏肝，酸能生万物，对人体氨基酸都有好处的。"

——《中华医药》

　　任老说："百菜不如白菜。"那一坛东北酸白菜是任老的最爱，每年他都会在入冬前亲自腌上一坛，可以看出白菜在任老的饮食中占的分量了。那么，白菜到底都有什么营养价值呢？怎样腌好酸菜？就让我们来一一解答吧。

　　正如俗话所说："白菜吃半年，医生享清闲。"大白菜含有矿物质和维生素、蛋白质、粗纤维、胡萝卜素，以及分解致癌物质亚硝胺的

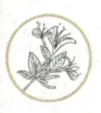

跟国医大师学保健

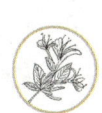

酶。大白菜有丰富的钙，每100克中就含钙43毫克，一杯熟的大白菜汁几乎和一杯牛奶有一样多的钙质，可以强健骨骼，减少儿童佝偻病、成年软骨病、老年人骨质疏松和骨折的发病。大白菜含水量很高（约95%），而热量很低，是十分好的减肥食品。大白菜中的粗纤维，可起到促进肠蠕动，辅助消化，促进排便，稀释肠道毒素，预防大便干燥的功效，不但对便秘有着良好的治疗作用，也有助于营养物质的吸收。白菜含有的吲哚-3-甲醇能帮助体内分解与乳腺癌发生相关的雌激素，如果女性每天吃500克左右的白菜，可使乳腺癌发生率减少。此外，其所含的微量元素"钼"可以抑制体内对亚硝胺的吸收与积累，故有一定的抗癌作用。白菜可以降低人体的胆固醇水平，增加血管弹性，因此常食可预防动脉粥样硬化和多种心血管疾病。而且由于白菜中含有较为丰富的维生素C以及微量元素硒，能有效对抗"自由基"对细胞的损伤作用，因此可以延缓人体的衰老过程。

在中医看来，白菜有着通利肠胃，除胸中烦，解毒醒酒，消食下气，和中，利大小便等功效，常可用于治疗感冒、咳嗽、食积、便秘、冻疮、酒毒、热疮、支气管炎、发烧口渴、小便不利、溃疡出血等疾病。

而任老最爱的酸白菜，不仅口感清脆，色泽诱人，清香扑鼻，有开胃去腻、提神醒酒之功，更因其发酵是乳酸杆菌分解白菜中糖类产生乳酸的过程，而乳酸是一种有机酸，它在被人体吸收后有增进食欲的功效。与此同时，白菜变酸，其所含营养成分不易损失。

但要注意，酸白菜虽好，但不能多吃，多吃常会导致尿路的结石。另外酸白菜的腌制过程会出现亚硝酸盐，如果亚硝酸盐过多，会使红细胞血红蛋白变性，无法携带氧气，导致机体缺氧。

健康小贴士

这里给大家推荐几个白菜的食疗方子，以供选用。

1.白菜肉片汤：白菜500克，洗净，切段；猪肉（半肥瘦者佳）250克，洗净切片，拌入水豆粉少许；食盐、酱油、生姜、葱适量。先把白菜过沸水至半熟，再加入猪肉，煮熟后用食盐、酱油、生姜、葱调味，

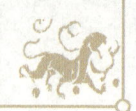

趁热食用，可分两次食。此汤既有白菜通利大便之功，又有猪肉补血润肠之效。适用于血虚肠燥，大便秘结之症。

2.葱姜白菜汤：把150克白菜切碎，与5根葱白、10克生姜一同用水煎汤服。本方对于感冒有一定的防治作用，适用于感冒初起，发热咳嗽，或是感冒的预防。

3.素白菜汤：白菜300克，切碎后过沸水去生味后，加入香油、食盐、味精调味即成。本汤有清热、除烦、利尿的作用，用于消化不良、烦热口渴、小便不利。

4.白菜露：白菜绞汁250毫升，饭前加热温服，每日2次。可治疗消化性溃疡。

5.菜根红糖饮：白菜根300克，红糖50克，生姜3片。将白菜根洗净与姜、糖同煮，趁热饮用。本品有散风寒、解毒之功，可治疗外感风寒之邪引起的发热、恶寒、无汗、头痛、恶心等症。

6.白菜绿豆饮：白菜根茎300克，绿豆芽30克，将白菜根茎与绿豆芽同煮，取汤温服，每日3次，每次100～200毫升。有清热解毒之功，可用以治疗外感温热之邪所引起的头痛、口干、发热、鼻塞等症。

7.白菜面膜：把整片新鲜的大白菜叶洗净，平摊于干净的菜板上，用啤酒瓶或擀面杖轻轻碾压10分钟左右，直到叶片呈网糊状。然后充分清洁面部皮肤，再将网糊状的菜叶贴在脸上，每10分钟更换一张新的菜叶，连续换3张，每日1次。白菜面膜不仅能去除皮肤分泌出来的多余油脂，而且还有独特的清热解毒作用，更有其天然的平和之性。被青春痘困扰者不妨一试，但是一旦出现皮肤变红或起小疙瘩等，这是皮肤过敏现象，应该立刻停用。

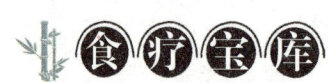 **食疗宝库**

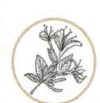

◎ **海参粳米粥**

【材料】海参75克，粳米150克。

【做法】先将海参泡发，处理干净后切碎，加水煮烂后备用。将粳米淘洗干净后与海参一同放在沙锅内，加入适量清水，先用武火煮沸，再用文火煎熬20～30分钟，米熟烂即可。

【服法】每天早晨加入调味料，空腹食用。

跟国医大师学保健

【功效】补肾益精，滋阴补血，适用于肾虚阴亏所致的体质虚弱、腰膝酸软、失眠盗汗等。也可用于治疗肾气虚弱，精血亏损，阳痿，早泄，遗精，尿频，面色无华，头晕耳鸣，腰膝酸软，疲倦乏力。

18 李济仁

一帖化腐朽，偏方成神气

李济仁，1931年1月出生于安徽省歙县，原名李元善，12岁时拜入新安大家张一帖的第13代传人张银桂先生门下，更名为李济仁。张银桂先生看到李济仁勤奋好学，就把二女儿张舜华许配给他，同时把家学也传给了他，夫妻共同继承张一帖家传，先后调入皖南医学院工作，共同被选为"中国百年百名中医临床家"。

李老将新安医学学术思想与《黄帝内经》的理论相结合，形成了独特的诊疗特色。他以张一帖家传心法治疗外感急症，虽用药猛，用量大，却常以一帖药愈顽疾，克重症；又以新安医学"培元"思想提出益肾填精、养血舒筋的治法；对于冠心病寒热错杂、气血皆伤的病机，提出"归芎参芪麦味方"，注重用药时间，大大提高了中医中药的疗效。

国医大师教养生

李老言：

"我这杯茶气血双补，主要是调理气血，调理经络，通经活络。中医讲气血调和就百病不生，人生病主要是气血不和，关键在个和，所以我这杯茶下去，不单是头昏方面好了，身体方面、皮肤方面实际上都有一定的好处的。"

——《中华医药》

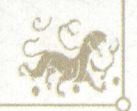

李老虽然已经80高龄了，但每天都在早上7点起床，晚上却要12点睡觉，白天常常要出一整天的门诊，却并无什么不适，而那些跟李老出门诊的学生们却都有些受不了了。李老还十分喜欢旅游，每年都得出国逛逛，这种充沛的精力，让许多年轻人都羡慕不已，这其中到底蕴含了怎样的奥秘呢？

答案就是李老的那一杯药茶，这杯茶并不是黄绿色的茶叶水，而是有点红伴点黄色的药茶。这里面到底是什么呢？

◎ 李氏药茶

【组成】黄芪10～15克，西洋参3～5克，枸杞子6～10克，黄精10克。

【用法】把药放到茶杯里，冲入开水，盖上盖子闷一会儿，一般5～10分钟就可以了。水喝完就再续点开水，一天一帖药，到最后就把剩下的药材全吃掉。

通过分析我们可以看出，李老的这四味药都是补虚之品。其中西洋参的功用与人参、党参基本相似，都是大补中气，但西洋参药性偏凉，李老用偏温的枸杞子与之相配，可以说是寒温并用，共起气血双补之效。另外，黄芪作为"补药之长"，能补五脏之气；而黄精有"补诸虚，填精髓"的功效，能填五脏之精。

李老指出，这个药茶可以起到"活筋通络，调和气血"的作用。若是能坚持长期喝这种药茶，就可以把自己的精、气、神调到一个和谐的境界。正所谓和气血，养肝肾，消百病，美容颜。但对于手脚四肢冰凉、腹泻患者及身体属寒冷型者，李老不建议泡喝上述四味中药浸泡的药茶。

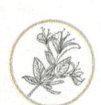

健康小贴士

李老的药茶里总共只有四味药，大家可能对黄芪、西洋参、枸杞子都比较熟悉，而不知道黄精是个什么东西。李老说："黄精主要是既补气，又补血，黄精要九蒸九晒啊，黄精在滋补方面，补肝肾的作用比较好。"那除了喝茶还有什么方法能用黄精呢？下面便是几个运用黄精的食疗方，供大家参考。

跟国医大师学保健

⊙ 瘦肉炖黄精

【材料】瘦猪肉150克，黄精60克。

【用法】瘦肉和黄精加水炖熟后，加适量盐，食肉饮汤吃黄精。

【功效】适用于病后体虚，四肢软弱无力。

⊙ 莲子薏苡仁黄精粥

【材料】莲子50克，薏苡仁70克，黄精40克。

【用法】先把黄精煮汁，将黄精汁加入莲子、薏苡仁同煮成粥，调味服食。

【功效】能清心健脾、补中益气，适用于脾胃虚弱、咳嗽气促、神疲气短。

⊙ 黄精酒

【材料】黄精200克，柏叶250克，苍术200克，枸杞子根250克，天门冬150克，糯米酒5升。

【用法】先用500毫升水煮以上诸药，文火煎煮2~3小时后，取液去渣，将药液与酒混合，再上锅煮，一般30分钟后倒出，用纱布过滤后，装入器皿中密封备用。每次喝10~30毫升，每日喝2次。

【功效】能益血养脾，养心气，除烦躁，适用于虚劳羸瘦、心烦气急、失眠多梦、面色萎黄、食欲缺乏。

⊙ 枸杞子黄精茶

【材料】枸杞子15克，黄精20克，绿茶5克。

【用法】上方用纱布包好后用温开水冲泡，代茶饮，1包可冲500毫升水4次。

【功效】适用于糖尿病的辅助治疗。

⊙ 黄精冰糖汤

【材料】黄精30克，冰糖25克。

【用法】先用冷水泡发黄精，用小火把黄精和冰糖煎煮1小时即可。喝汤吃黄精，早晚各1次。

【功效】能滋阴，润心肺，适用于身体虚弱、肺虚咳嗽、低热咯血。

⊙ 黄精玉竹猪胰汤

【材料】玉竹50克，黄精35克，猪胰1具。

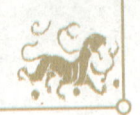

【用法】把玉竹、黄精、猪胰共同放入沙锅内，加水慢火煮熟，最后加入酱油和盐适量即可食用。

【功效】能滋养肺胃之阴，适用于糖尿病属肺胃阴虚者。

◎ 黄精蒸鸡

【材料】黄精、党参、怀山药各50克，小母鸡1只（约1千克）。

【用法】先把鸡肉切成1寸见方的小块，过沸水3分钟后捞出，与怀山药和葱、姜、花椒、食盐等调料一同装入汽锅内，加盖蒸烂即食。

【功效】适用于冬季体倦乏力、腰膝酸软、怕冷的患者。

国医大师教养生

李老言：

　　"不惑之年血脂高，天命之年血压高，耳顺之年血糖高，益寿延年有高招。"

——《家庭医学》

　　李老说自己以前的健康状况并不是很好，曾因肺部空洞被告病危，虽用中药治好，但在40多岁的时候患上了高血脂，50多岁时又查出了高血压，糖尿病也在60多岁时缠上了他。但是李老有着自己的一套高招，通过几十年的保健，已是八旬翁的李济仁又重回健康，不再为"三高"所困。

　　李老有三招高招，手舞足蹈令五脏安和是第一招。为保持健康的体魄、旺盛的精力，李老从中医的五脏理论中反复揣摩，最终总结出一套"运动五脏养生保健法"，即"养心、调肝、理肺、健脾、补肾。"此外，李老认为六腑养生也是十分重要。六腑以通为用，平时多吃一些粗纤维食物以刺激肠蠕动，并养成定时排便的习惯，对通调六腑是很有帮助的。

　　珍藏字画尽享其中乐趣是第二招。李老酷爱收藏字画，在他家中的墙壁上，悬挂着各种名人字画，各具特色。其中以启功先生的一幅作品最是吸引人，上书的"神存于心手之间"可以说是对李老医德与医术的形象描述。繁忙工作之余，李老常饮着他的药茶，小憩于红木椅上，仔

细品味。李老说："收藏字画是一种高雅的文化活动，既能增长文化知识和品味，又能怡情养性，延年益寿。"

亲近自然游览山川名胜是第三招。李老在精研岐黄、笔耕不辍的同时，又亲近自然、酷爱旅游。他女儿李艳谈到父亲的时候说："他（李老）基本上每年都要出国一到两次，他现在说他想周游全世界，国内已经游遍了，游遍全中国了，就游全世界。"著名书法家葛介屏先生曾特意作了一副对联赠予李老，"登五岳名山足迹园林继宏祖，精岐黄鉴古手披图籍踵青莲。"

实际上养生之道，和之为先。李老最大的养生秘诀是"和"：处世平和，待人随和，为人谦和。

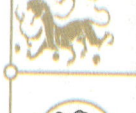

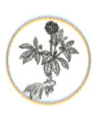

健康小贴士

前面提到李老的"运动五脏养生保健法"包括运动、饮食、工作、心理、睡眠等多个方面，可以说是对五脏实施全方位的呵护。

1．养心

（1）心主神智，养心重在养神。应尽量保持心平气和，遇事不过喜也不过忧，与人交往不计较得失，以保持心神不受不良情绪的影响。

（2）重视中午的休息。午时属少阳，心经当令，心在此时活动最为活跃，而且这时也是阴阳交合的时候，休息能保住心气。

（3）注意饮食的调养。西洋参有补气、养阴生津的功效，泡水喝可以益心气养心阴。常吃桂圆、莲子、百合、黑木耳等，也有养心的功效。

（4）穴位按摩也能起到重要作用。劳宫穴和涌泉穴分别位于手心和足心，二者分属于心包经和肾经，每天晚上临睡前经常按摩这两个穴位，可以起到心肾相交、改善睡眠的作用。

2．调肝

（1）清淡饮食，尽量不吃或少吃辛辣、刺激性食物以防损伤肝气。

（2）肝主藏血，过度疲劳则会耗伤阴血，以致肝血受损，平常应尽量做到既不疲劳工作，也不疲劳运动。

（3）人卧则血归于肝。定时上床休息，保证充足的睡眠时间和质

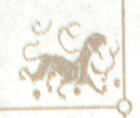

量，是保养肝脏必不可少的环节。

3. 养肺

（1）晨起后经常做深呼吸，可以养肺。而这个深呼吸是有一定频率的，一呼一吸尽量达到6.4秒。人体的呼吸应当与经脉的运行相对应，经脉之气在人体内一昼一夜循行全身50周，经过换算相当于一呼一吸6.4秒，是古人呼吸养生的最佳节奏。

（2）适当地运用闭气法，有助于增强肺功能。在吸气末屏住呼吸，使气暂时不呼出，尽量停止到不能忍受的时候，再呼出来，如此反复18次。

（3）一些水果、蔬菜有助于养肺，如西红柿、梨、黄瓜等，平时可以多吃。

4. 健脾

（1）脾主四肢、肌肉，适宜的运动和按摩，有助于"脾气"活动，增强其运化功能。摩腹功就是一个很好的健脾养生功法：每天起床和睡前仰卧于床，以脐为中心，手掌贴紧腹部皮肤，先顺时针按摩36下，再逆时针按摩36下，然后用手拍打和按摩脐下的丹田穴100下和脐上的膻中穴120下，早晚各做1次。

（2）脾胃是后天之本，共为气血生化的来源，健脾往往与养胃结合起来。在饮食方面，不宜过饱或过饥，每次吃七八分饱。现代人多吃精细食物或暴饮暴食，导致脾胃运化功能障碍，平时可多吃山楂、山药等利脾胃、助消化的食物。夏天暑湿较重，脾胃容易被湿困而导致食欲减退，可常吃一些海带、冬瓜、香菜等养脾开胃之品。

5. 补肾

（1）坚果、豆类有补肾的功效，可常吃核桃、枸杞子、黑豆、芝麻等食物，有助于保肾。

（2）穴位按摩也可达到很好的补肾效果。经常用一只手在前按摩下丹田、关元穴，同时一只手在后按摩命门穴（第二腰椎与第三腰椎棘突之间）、腰阳关（后正中线上，第四腰椎棘突下凹陷中），有助于养肾。

（3）排小便时如果大声说话、咳嗽等，均可导致肾气的受损。所以小便时尽量前脚趾用力着地并咬住牙齿，可以助保肾气。

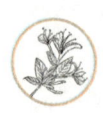

李老指出，坚持是养生的关键，在根据自己的健康情况选择好适当的运动方式后，要持之以恒地逐步形成一种属于自己的生活方式和习惯，从而达到健康长寿的目的。

国医大师教养生

李老言：

　　"冠心病属祖国医学'胸痹'、'心痹'、'真心痛'等范畴。其病机多为本虚标实，虚实夹杂。其本为心脾肾亏损，其标为痰血痰浊。对各型冠心病，余均以自拟'归芍参芪麦味汤'加减施治，每收良效。"

——《李济仁》

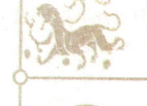

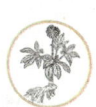

　　冠心病是威胁老年人健康的一种严重疾病，李老从中医学的角度讲其归于心、脾、肾三脏，以痰血痰浊解释其病机，提出了"归芍参芪麦味汤"这一治疗冠心病的基本方。下面就从多个方面给大家介绍一下这一治心良方。

◎ 归芍参芪麦味汤

【组成】当归、潞党参、紫丹参各15克，川芎、五味子各10克，黄芪20克，麦冬12克。

【服法】水浓煎，每日1剂，早晚服。

　　李老指出："方中当归专擅补血，又能行血，养血中实寓活血之力，与川、芍配伍，益增活血祛癖，养血和血之功，故推为主药。党参、黄芪益气补中，实为治本求源之施，辅主药以共同扶正。丹参长于治血，麦冬养阴益肾、润肺清心，于冠心病确有佳效。又取五味子以益气生津，改善血液循环。"

健康小贴士

　　对于不同情况的冠心病，李老还有各异的加减法。

1. 心脾阳虚

【症状】心悸心慌，阵发性气喘，体乏无力，畏寒胸闷，气短自

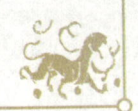

汗，舌淡苔薄白。

【加减】加味附子、枳壳、枳实各10克，肉桂6克。

2．气滞型

【症状】胸痛走窜或刺痛，胸胁满闷，气短，情绪波动大时会加重，胃口差，喜欢长出气。

【加减】加味附郁金12克，香附、枳壳、枳实各10克。

3．痰浊阻滞

【症状】胸中痞塞闷痛，心悸气少，喘咳频作，舌苔厚腻。

【加减】加味瓜蒌、薤白、枳实各10克。

4．心肾阴虚

【症状】头晕目眩，心悸心烦，失眠多梦，有烧心感，苔少。

【加减】另外加服柏子养心丸。

5．血瘀型

【症状】胸痛如针刺，痛有定处或牵引肩背、拒按，夜间加重，心悸气短呈阵发性，舌紫黯。

【加减】加味五灵脂、蒲黄、红花、甘松各10克，心慌重者加苦参10克。

国医大师教养生 ◄

李老言：

"由于穴位是按摩作用的部位，穴位的状态如何对按摩效果影响较大。根据子午流注学说，穴位的气血旺衰有时间变化，不同时间按摩可借助穴位'开、闭'的不同变化达到不同的治疗目的。"

——《李济仁 张舜华》

李老说，人体的经穴除有着不同的气血属性，如太阳经穴多气少血、阳明经穴多气多血等等的同时，还有着时间上的气血变化特性。现在很多人按摩都不依据气血变化的时间特点，自然效果会大大减退。

李老指出，按照子午流注学说，一天十二个时辰有着不同的经络脏

腑属性，依此按摩，无论是养生保健，还是祛邪治病，都能收到更好的疗效。我们根据子午流注，把十二时辰与十二经络及脏腑的对应关系给大家一一列出。

1．卯时（5～7点）：气血流注于大肠经，此时按摩有利于排泄。

2．辰时（7～9点）：气血流注于胃经，此时按摩有利于消化。

3．巳时（9～11点）：气血流注于脾经，此时按摩有利于吸收营养、生血。

4．午时（11～13点）：气血流注于心经，此时按摩有利于周身血液循环。

5．未时（13～15点）：气血流注于小肠经，此时按摩有利于吸收营养。

6．申时（15～17点）：气血流注于膀胱经，此时按摩有利于人体排泄水液，泻火排毒。

7．酉时（17～19点）：气血流注于肾经，此时按摩有利于贮藏一日的脏腑精华。

8．戌时（19～21点）：气血流注于心包经，此时按摩增强心的力量。

9．亥时（21～23点）：气血流注于三焦经，此时按摩通行气血。

10．子时（23点至次日凌晨1点）：气血流注于胆经，此时按摩有利于新陈代谢。

11．丑时（1～3点）：气血流注于肝经，此时按摩有利于养血。

12．寅时（3～5点）：气血流注于肺经，此时按摩将肝贮藏解毒的新鲜血液输送到百脉。

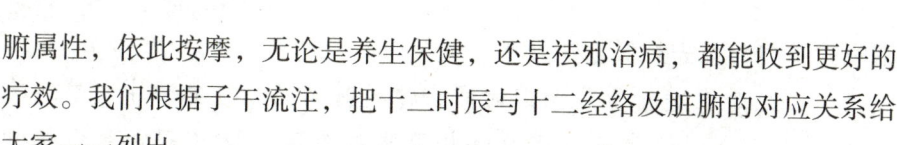

健康小贴士

不只是经络有时间的特性，人体的不少脏腑也对时间有着敏感的反应，需要在以下几个时间段加以注意。

21～23点是脾脏排毒代谢的时间。这个时间段最需要的是安静地休息，听听音乐，看看书，都是很不错的选择。

23点至次日凌晨1点是肝脏排毒代谢的时间。肝脏作为人体解毒的核心，具有分解代谢废物、酒精以及其他毒素的功能。所以为了能让肝

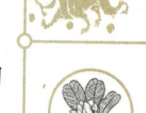

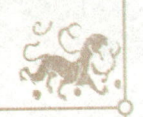

脏好好工作，就去好好地睡觉吧！

1~3点是胆腑排毒代谢的时间。这段时间必须在熟睡中，这样有利于胆腑充分分泌黏液，用来保护胆道的黏膜，防止胆汁的侵蚀和溶解。

3~5点是肺排毒代谢的时间。咳嗽的人在这段时间咳得最为剧烈，但是对于此时的咳嗽不应用止咳药，以免阻碍废积物的排除。

5~7点是大肠排毒代谢的时间。因此这时应该起床排便，减少食物残渣久留肠道内酵解生成的毒素量。

7~9点是胃工作的时间，必须要吃早饭，因为只有胃接受了充足的饮食水谷，人的气血才能充足，精神才会振奋，所以说不管怎么样早饭一定要吃，多少都得吃。

9~11点是脾工作的时间，不可做剧烈的运动，以防止脾的升运功能失司。

11~13点是心脏最为脆弱的时候，容易受到惊吓，一定要小心。

13~15点是小肠吸收营养最为关键的时段。宜静养午休，利于营养物质的吸收。

15~17点是膀胱排毒代谢的时间。如果憋着就会使小便的毒素伤及膀胱，所以说想去小便千万不要憋着。

食疗宝库

◉ 仙人掌白芍猪肚汤

【材料】鲜仙人掌100克，白芍50克，猪肚100克，料酒10毫升，葱10克，盐3克，味精2克。

【做法】先将猪肚洗净切片，武火煮30分钟，再将仙人掌去皮洗净，用淡盐水浸泡20分钟。白芍洗净，加入适量清水，煎煮30分钟后取药汁加入猪肚汤中，最后加入料酒、生姜、葱、味精，改文火煮至烂透，即可食用。

【功效】疏肝和胃，行气止痛，用于肝胃不和、胃脘疼痛、胃十二指肠溃疡等病症的治疗。

【注意】脾胃虚弱者不宜食用；不可用观赏用仙人掌，有中毒的危险。

19 郭子光

道德同建修，健康与身同

郭子光，1932年出生于四川省荣昌县仁义镇郭氏中医世家，6岁便在父亲的引导下步入中医殿堂，父亲因积劳逝世后，跟随舅父济安先生侍诊学习。1956年，郭子光考入成都中医学院，后留校工作。

郭老继承郭氏医术，精研内外方脉、《内经》、《难经》、张仲景之书，以善用伤寒经方治疗内科诸疾而闻名，尤其对冠心病心绞痛、难治性血小板减少症、慢性肾炎蛋白尿、某些癌症等疑难病症的治疗疗效卓著。

郭老行医60余年最重医德，正如他所说的那样，"养生之道，修德为先"。他无数次拒绝了患者的红包和礼物；每有贫苦的患者，反倒送钱给他们买药。郭老行诊一日限号25个，但是为了不想让患者白跑一趟，每次都要加五六个号。

国医大师教养生

郭老言：

"对于前列腺增生肥大而并发感染的患者，往往因足厥阴肝经湿热遏郁，经气阻滞，由气及血，使患者常可出现会阴部酸胀感和睾丸的坠胀疼痛等，此时在治疗中配合疏肝理气有明显的辅助治疗作用。"

——《中国现代百名中医临床家·郭子光卷》

前列腺作为男性特有的性腺器官，位于尿道口，形状如同一个栗子，底向上，与膀胱相贴，尖向下，抵住泌尿生殖隔，前面贴着耻骨联合，后面依靠于直肠。前列腺的主要功能是分泌前列腺液，每天大约2毫升，是精液的主要成分。小儿的前列腺很小，性成熟期会快速地生

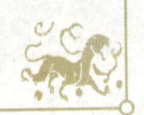

长，到老年时就会退化萎缩，但是如果腺内结缔组织增生，就会发生前列腺增生。

前列腺增生多发于中老年人群，其临床表现最初为尿频、尿急、夜尿增多，继而出现尿液点滴而出，严重的还会闭塞不通，形成尿闭，中医称之为"癃闭证"。"癃闭证"的病机在于"年高则肾气衰，肺气虚，脾气弱，津亏血虚，五脏失润，气化不周"，肾虚而血瘀，炎症发作之时常为湿热所困。郭老在这一基础上进一步指出，"足厥阴肝经湿热遏郁，经气阻滞"多是前列腺增生肥大并发感染的病机，因此治疗时应配合疏肝理气之法，对此郭老常用天台乌药散加减治疗前列腺增生。

1. 天台乌药散加减

【组成】天台乌药、荔枝核、橘核、延胡索、白芍、栝楼仁各20克，黄柏、丹皮、香附、枳壳、川楝子各15克，甘草5克。

【服法】水浓煎，3剂，每日1剂。

肝气疏达之后，常仍有湿热残留于下焦，因此郭老又以四妙散加味加以治疗，以继其功。

2. 四妙散加味

【组成】黄柏、苍术、丹皮、牛膝、王不留行、石韦各15克，薏苡仁、金钱草各30克，茵陈20克，车前子18克。

【服法】水浓煎，3剂，每日1剂。

睾丸疼痛是前列腺疾病的一个常见症状，对此郭老还有一个验方，可以治疗各种原因引起的睾丸疼痛。

【组成】柴胡10克，白芍30克，枳壳15克，甘草8克，乌药15克，荔枝核20克，橘核10克，炒川楝子10克，延胡索18克，黄柏15克。

【加减】若偏寒甚者，下部会阴等处自觉冷痛，可加细辛、桔梗、吴茱萸或是附片；若偏热甚者，下部有灼热感、便秘，可加丹皮、大黄之类。

【服法】每日1剂，水煎服。

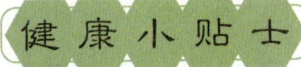

健康小贴士

前列腺疾病治疗起来困难，所以要从青壮年时期起注意预防，要注意以下两点。

1.保持阴部清洁：由于阴囊的伸缩性较大，分泌汗液较多，外加上阴部的通风差，若不及时清洁，很容易藏污纳垢，细菌往往会乘虚而入。这样就容易导致前列腺炎、前列腺肥大以及性功能的下降。因此，坚持清洗会阴部，保持会阴部清洁是预防前列腺炎的一个重要环节。

2.防风防寒：秋冬季节，天气寒冷之时，应注意防寒保暖，以防外感的发生；而夏天不要贪凉而久坐在凉石头上，因为寒冷能使交感神经兴奋增强，从而导致尿道内压升高而引起逆流，导致前列腺炎的发生。

另外，还要注意小便不畅会加重前列腺的负担。若是有小便不畅的感觉，可以采用取嚏探吐法来加以治疗。具体方法是，用消毒棉签轻轻刺激鼻内来打喷嚏，或是用羽毛在喉中探吐，开上窍而利小便。

国医大师教养生

郭老言：

"劳倦内伤所致之劳发证，与今人所称之'疲劳综合征'颇相类似。多因长期饮食不节，房事太过等，使脏腑虚损所致。"

——《疲劳与劳发证的辨治探讨》

秋季是感冒的高发季节，而"疲劳综合征"的初期症状与感冒类似，如低烧、头晕、咽喉疼痛、肌肉酸痛等。"疲劳综合征"与生理、心理和社会等多种因素密切相关，一方面是因为长期睡眠不足、吸烟、酗酒、饮食不节、劳力过度所致；另一方面则与内心孤独，情感无法正常宣泄有关。这些在郭老看来，"多是劳倦内伤心、肝、脾三脏所引起，当以此辨治，而盲目补养则难以收效。正如张景岳在论'劳倦内伤'中指出：'今人以劳倦伤阴而精血受病者尤多，则芪术之属亦有不相宜者。'"

对此，郭老依据中医理论将劳发证也就是"疲劳综合征"分为3类加以治疗。

1. 肝阳不升证

【病因】肝为将军之官，如劳倦太过，气精暗耗，肝阳亏损，阳刚

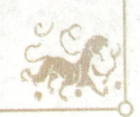

之气升发不足，不能充筋以任劳，则怠惰乏力矣。

【特征】四肢特别软弱无力，甚至软得近乎痛，不想动作，血压偏低，伴以畏寒，神怯，面色苍暗，爪甲无华，舌质淡。

【方药】郭老自拟四仙解乏方。

仙茅20克，仙灵脾20克，仙鹤草20克，威灵仙15克，太子参20克，熟地黄15克，麻黄5克。

2．脾阳不运证

【病因】脾主运化，又主肌肉、四肢。若脾阳不运，不能纳化水谷以生气血，肌肉失于充荣，则软疲乏力矣。

【特征】长期食欲缺乏，消化不良，饮食量少，或有轻度贫血，或伴有畏寒，四肢不温，面色萎黄，舌质淡嫩。

【方药】香砂六君子汤加味。

党参20克，仙灵脾20克，仙鹤草20克，谷芽20克，茯苓15克，白术15克，陈皮15克，法半夏15克，砂仁12克，威灵仙12克，木香10克，仙茅10克，桂枝15克，甘草4克。

3．心阳不振证

【病因】心主血脉，若心阳不振，则血脉运行不利，致使血脉失充引起肌肉、筋脉失荣而疲乏无力。

【特征】神倦懒言、心慌心悸、少气异常突出，血压偏低，有的白细胞轻度减少，或自汗、易汗，头眩晕，舌质淡瘦，苔白润。

【方药】郭老自拟生脉解乏汤。

红参15克，麦冬20克，五味子12克，肉桂10克，熟地黄15克，威灵仙15克，仙茅12克，仙灵脾20克，仙鹤草20克。

在用药物加以调养的同时，还可以通过指压按摩来恢复体能，下面给大家介绍4个小技巧。

（1）按压列缺可以增强肺功能及免疫力：列缺穴在前臂桡侧，腕横纹上两横指宽，紧紧压住，坚持1分钟，然后在另一侧胳膊上重复一次。

（2）按压气海能增加人体的能量储备：气海穴在脐下三指，耻骨的中间。用食指逐渐按压，直至感到抵抗感，坚持1分钟即可。

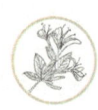
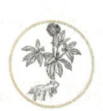

（3）按压合谷可以减轻肌肉疼痛：可以用拇指按压另一侧的合谷1分钟，然后在另一只手上重复，需要注意的是如果怀孕了就不要按这里了。

（4）按压足三里可以增加全身活力和增强免疫力：足三里在外膝眼下4指宽骨外侧，用拇指按压1分钟。

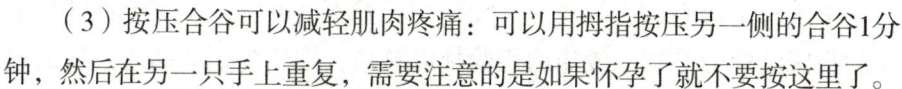

健康小贴士

疲劳综合征是一个慢慢积累出来的病，我们只要做好了预防工作，自然就能拒之于千里之外。下面6条可以有效地缓解身体和心理的疲惫，使你恢复到精力充沛的状态。

1.每天早晨多赖15分钟床，以避免感到匆忙，从倦怠中开始一天的工作生活。

2.适当服用复合维生素，可以促进人体代谢，利于神经和肌肉的运作。

3.戒烟和咖啡。吸烟会对氧气的输送产生影响，其兴奋作用过后会更疲劳。而咖啡虽然有提神的作用，但会消耗体内影响神经、肌肉协调的维生素B族。

4.少吃甜食。大量的糖会过度激活胰岛素，影响血糖，让人产生疲劳，坐立难安，严重的还会引发肥胖问题。

5.勤冲澡。洗澡有助体力的恢复，沐浴时的水流会激发阴离子于空气中，会让人感到较快乐及较有活力。

6.小睡片刻。并不是每个人都需要小睡，但对年龄较大或是工作繁忙的年轻人，小睡一会儿是很有用的，而且最好每天固定在同一时间睡，别超过1小时。

国医大师教养生

郭老言：

　　"中药汤剂治疗冠心病心绞痛效果良好，改善心律失常也有较好的效果，但须患者坚持治疗，充分合作，保持合理的生活方式配合。"

——《郭子光临床经验集》

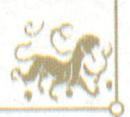

中医对于冠心病心绞痛的治疗一直有着不俗的疗效，郭老将其几十年的临床治疗冠心病心绞痛的经验加以总结，把治疗冠心病心绞痛的过程概括为9个步骤，依此治疗，效果显著。

1．首当之要止发作

快速缓解心绞痛，中止心肌梗死的发作，一般要求患者随身携带速效救心丸、复方丹参滴丸等中成药，一遇到胸闷、心痛就应立即含服，静坐休息。由于这些药物只是暂时缓解疼痛，因此待疼痛缓解之后，还得积极运用益气化瘀等基本方药加味进行治疗。

2．益气化淤为根本

郭老认为，心绞痛的基本病机为气虚血淤，因此他将益气化瘀作为本病的基本治法。经多年的临床探索，郭老根据经验总结出的"益气活血汤"对治疗心绞痛有着极为出色的临床效果。

3．合并病症需控制

一般来说，冠心病心绞痛常伴有高血压、高血脂、高血糖、高血黏度等合并症。对于那些患有较重的高血压、糖尿病的患者，由于通常服用降压、降糖药物，此时绝不能贸然停服；而对于那些血压、血糖、血脂轻微升高的患者，只需在郭老的特效方的基础上加入相关药物即可，如高血压加杜仲、桑寄生、决明子、钩藤，高血脂加茵陈、泽泻、山楂、桑葚，高血糖加生地黄、麦冬、地骨皮、山萸肉等。

4．湿夹寒热要当心

冠心病心绞痛有一部分患者伴有中焦湿热或寒湿郁遏，会加重气郁血瘀的程度，使心绞痛难以痊愈，故需先着力于祛除寒湿或是湿热，只有当湿热或寒湿缓解，待胃脘胀满等主要表现消除，厚腻之苔变薄，再转入以基本方为主的治疗，才会收到较好的效果。

5．大便时时要畅通

大便秘结不畅，腑气不行自然会使血流淤滞加重，从而导致心绞痛，乃至心肌梗死，因此保持大便通畅是治疗本病的重要环节。对于便秘轻者，一般建议多吃橙、香蕉、海带、白菜、玉米等食物；重者则需在主方中加入瓜蒌仁、鸡血藤、虎杖、决明子、肉苁蓉之滋阴润

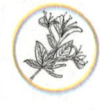

肠的中药；而对于极重不服泻药不解者，则需另服麻仁丸或泡服大黄等药物。

6. 戒烟酒慎风寒

烟酒容易使人气机郁闭，痰湿滋生；风寒外感，营卫失和，这两点都是心绞痛的重要诱因，应绝对戒除烟酒，小心受风，避免着凉。

7. 情绪稳定心可舒

不稳定的情绪，如沮丧、悲伤、愤怒、激动都会使人气机紊乱不畅，从而诱发心绞痛，因此要回避一切竞争性活动、激动性电视节目，保持情绪愉快、平静而舒畅。

8. 注意饮食远肥甘

心脏病患者应以清淡饮食为主，远离肥甘厚味，辛辣寒凉，更不宜过饱过饥。肥胖者则更应严格控制食量和食物。

9. 节制房事稳相火

心为少阴君火，房事不节会使相火妄动而心火不稳，则火劫真阴、情急气逆、精气外泄会使已虚之气阴更虚，已郁之气郁更郁，可诱发冠心病心绞痛，所以房事应适当节制。

健康小贴士

◎ 益气活血汤

【组成】黄芪50克，丹参30克，制何首乌25克，薤白20克，川芎20克，葛根35克，栝楼20克，水蛭5～10克，延胡索20克，法半夏15克，全郁金120克，香橼15克。

【服法】每日1剂，水浓煎，分3次服用，早晚各1次，另1次晚间睡前服。

【功效】益气活血，化瘀通络。

食疗宝库

◎ 话梅银耳粥

【材料】话梅30克，银耳20克，冰糖20克，糯米50克。

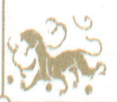

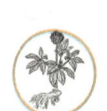

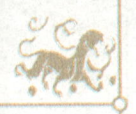

【做法】将银耳洗净，浸透，去蒂，撕成小片，冰糖打碎成屑。再将糯米淘洗干净，放入锅内，加入适量清水，置于火上烧开，加入话梅、银耳、冰糖，改用文火炖至米熟汤稠即可。

【功效】生津养血，护肤美容，适用于津亏血虚而导致的烦渴、面色苍白、月经不调，感染性疾病、消化不良的辅助治疗。

【注意】不宜饮用隔夜的银耳粥，不宜与四环素、铁质同用。

20 路志正

培土固脾胃，后天养先天

　　路志正，1920年出生于河北省藁城，自幼入其伯父所办的河北中医学校拜入名医孟正己门下。于1950年入京，后来到中国中医研究院北京广安门医院工作，从事胸痹、眩晕、风湿等疾病的临床研究。

　　路老从医60余年，崇尚脾胃学说，临床上重视湿邪对疾病发生发展过程的影响，用药轻灵活泼，以运动为核心，以适量为规度。他提倡对待疑难病应当使用综合治疗，在辨证论治的基础上针药并施，内外合用，身心同治，食药配合。他十分重视协调医患关系，取得患者的合作，从而形成全方位的整体治疗。

　　路老治病注重调理脾胃，认为脾胃为后天之本，气血生化之源，气机升降的枢纽，脾胃功能健旺乃身体健康的基础。路老还深入研究了现代常见的慢性病，如糖尿病、高血压、冠心病、高脂血症等疾病的发病机理，认为发病的关键因素是饮食失调损伤脾胃。脾胃损伤常见湿蕴、痰阻、血淤、血亏、气虚、气机紊乱等病症。这些看似复杂的表现，要求医者着眼于发病的根源辨证，可知调理脾胃是治本之道，即"调中央以通达四旁"。路老调理脾胃重在升脾阳，降胃气，升降相宜，而顾其润燥。

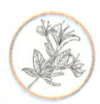

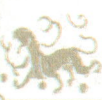

路老言：

"脾胃位居中州，为气机升降之枢纽。若饮食不节，损伤肠胃，则聚湿成饮，酿热生痰，或宿食停滞，壅遏于中，浊气不降，上扰胸膈，而心神不安致失眠。"

——《路志正医林集腋》

这就是中医所谓的"胃不和，则卧不安"，出自《黄帝内经》其所谓的"阳明者胃脉也，胃者六府之海，其气亦下行；阳明逆不得从其道，故不能卧也。"亦是《张氏医通》中的"脉数滑有力不得眠者，中有宿食痰火。此为'胃不和则卧不安也'。"

路老最擅长的就是从脾胃论治，对于失眠的治养自然也有一套独特的治疗保健方法，百麦安神饮便是一个以药茶形式出现的治疗方法，同时也可以用于气阴不足者的保养。

◎ 百麦安神饮

【功效】益气养阴，清热安神。

【主治】适应于神经衰弱、神经官能症。

【组成】百合30克，怀小麦30克，莲肉15克，夜交藤15克，大枣10克，甘草6克。

【服法】上药以冷水浸泡半小时，加水到500毫升，煮沸20分钟，滤汁，存入暖瓶内，不计次数，欲饮水时即取此药液饮之。

【加减法】胸中憋闷者加合欢花30克；有痰加竹茹9克，生姜6克；身重口黏的加藿梗、荷梗各10克。

路老指出，神经衰弱及神经官能症的发生，主要是由于过度的思虑，耗伤了心阴；或是久病不愈化热损伤阴血；要么就是过度劳倦，损伤心脾，使气亏血虚，以致心失所养，而心神不安。其主要是心的病变，或可伤及肺、脾、肝三脏。本证不是脏腑形体实体的病变，而是功能上的失常，临床中多以虚多邪少常见，而且因为病程常常较久，因此在治疗上不可以急于求成，要是因为虚就多用重剂行补益，不但药过病

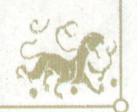

所，且可引起胸闷、痞满、腹胀、纳呆等不良反应；同样要是因为有邪而强行攻之，会进一步损伤正气，加重病情。所以需从功能失常、虚多邪少这两个角度来思考，缓缓调之，以清淡、轻灵、活泼、流动的药物，斡旋枢机，调其功能，让补正不留邪，祛邪不伤正。方取《金匮要略》中桂枝汤和甘麦大枣汤合方的意思，再加上莲肉和夜交藤。方中以怀小麦、甘草、大枣益心脾之气，以莲肉、百合、大枣养血和营；百合性微寒，故能清内蕴之虚热，并且怀小麦、百合、莲肉、夜交藤、大枣诸药均有安神定志的功效。诸药合用，共可起到养心阴、益心气、清虚热、缓诸急、安神定志的作用。

健康小贴士

其实，在药物治疗的同时，我们也可以选用一些食品来进行调整，这里有几种能让你安然入睡的食疗小方，不妨一试。

1.糖水：适用于烦躁不易入睡的患者。糖水可以生成大量血清素，抑制大脑皮质。

2.面包：睡前吃点面包，可以促进胰岛素的分泌，改善氨基酸代谢，从而镇静神经。

3.柏叶枕：把柏树叶洗净后晒干，装入枕头中，可起到镇静、安眠的作用。

4.水果香包：把橘子皮、梨皮和香蕉皮各50～100克，装入不封口的小袋，放枕边。闻果皮香气容易入睡。

5.枸杞子：枸杞子洗净后浸泡于蜂蜜中。泡1周后每日服3次，每次10粒，最好服用蜂蜜（以槐花蜜为最佳）。枸杞子具有晚服安神、早服振奋的作用。

6.葱白包：睡觉前，可将50克葱白切碎，包入纱布包中放于枕边，有促进睡眠的作用。葱味有刺激大脑皮质的功效。

7.核桃粥：用核桃仁50克，加大米100克煮粥，可以治虚证失眠。

在还能够轻松入睡的同时，我们更需要的是优质的睡眠，做好以下7点，可以让你的睡眠更加香甜！

1.保暖足部：数据表明，足部舒适暖和的女性要比双脚凉的女性的

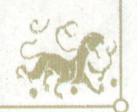
跟国医大师学保健

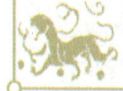
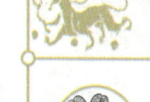

睡眠质量好，所以建议脚凉的人穿着厚袜子睡觉。

2．不要开窗：若是开着窗户，那些容易引起人们过敏的物质和影响睡觉的噪声就会更容易地进入卧室，所以说最好关上窗户睡觉。

3．晚上不要打扫卫生：清扫房间常使用的喷雾剂和化学清洁剂，这些都是可能刺激呼吸道的物质，影响睡眠质量，因此最好是在早晨打扫卧室。

4．卧室不乱放花卉：一般来说卧室里不宜放置花卉，因为大部分花卉能引起人们的过敏反应。若是一定要放，可以选择一这些安全的植物。

5．睡前要卸妆：睡觉不卸妆会导致皮肤发炎，如果涂抹了香水则会引发哮喘。

6．选一张舒服的床：睡觉的床垫要厚一些，软一些，对促进睡眠有着意想不到的帮助。

7．定期运动：定期运动不但对缓解压力有所帮助，更可以有效地减少梦中惊醒的次数，以及延长深睡眠的时间，但需要注意的一点是，睡前2小时以内不宜进行运动，因为运动会促进肾上腺素的分泌，提高人体的代谢率，使人精神振奋，反而更加难以入睡。

国医大师教养生

> 路老言：
>
> "我喜欢吃姜，因为姜本身有健胃作用，不仅脾胃而且对肝脏，促进胆汁分泌都有好处。"
>
> ——《中华医药》

路老在说食姜的时候，提到我们的先贤孔子，说自己吃姜的习惯便是源于孔子的"不撤姜食"。在学中医以后，路老便仔细地把姜琢磨了个透，他指出，姜分五种，有姜皮、煨姜、炮姜、生姜、干姜，分治不同的疾病，如姜皮可以利水；煨姜与干姜可以温和脾胃；炮姜可以暖中治疗妇科疾病；生姜则有发散风寒、和胃止呕的功效，并在中医方药中

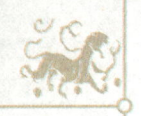

有引经的作用。

中医所认识的脾胃包括了我们所熟悉的整个消化系统，脾胃的作用乃是运化水谷精微以及生化气血，并不断地将精微气血运送到全身各处，五脏六腑正常的运行都要靠脾胃，因此要想五脏六腑的运行正常，就得补充好气血精微，也就是以调养脾胃为核心，所以中医认为脾胃为人的后天之本，生姜能够健脾胃，而脾胃健运则一身气机升降出入顺畅，升清降浊也就容易在一个稳定的状态。

那么，应当如何吃姜呢，路老给了我们几个建议。

（1）用醋腌过再吃，一方面可以制其辣味，另一方面可以收敛其发散之性，防其发散太过。

（2）吃一片即可，多食可产生胃热，也就是孔子所说的"不撤姜食，不多食"。

（3）早上吃姜，姜的性质是生发的，早上一天阳气初生，宜吃；而晚上因为阳气都损失了，该保存阴气，就不能吃姜了，正所谓"早上吃姜，胜过参汤；晚上吃姜，赛过砒霜"。

（4）秋天不吃姜，秋天属于气机收敛的时候，与姜的性质相反，吃姜则不利于养生。

健康小贴士

生姜不但可以入药，更可以应用于食疗之中，治疗各种虚寒性疾病。

1.治脾胃虚弱：老姜汁50毫升，鲜牛肉250克。把牛肉剁成泥后加入姜汁，与适量食用油、酱油搅匀后倒入将要熟的米饭中，再上锅蒸熟即可食用。

2.治寒性腹痛、慢性萎缩性胃炎：生姜150克，洗净，切成细丝，浸泡在400毫升米醋中，密闭贮存。每次饭前服10毫升，1日3次。

3.治老年人肺脾虚寒、久咳白痰、大便溏泻：鲜生姜15克切片，粳米200克，大枣8枚，一同煮粥，加入适量盐调味即可。

4.治风寒感冒、恶心呕吐、胃痛腹胀：生姜5克，洗净，切成细丝，苏叶3克，装入茶杯内，冲入适量开水，浸泡10分钟后，加入红糖搅匀，趁热服用。

跟国医大师学保健

5.治久咳不愈：生姜绞汁200毫升，蜂蜜200毫升，一起放入锅中煎至稠黏如膏，待冷却装瓶备用。沸水冲化饮服，每次20毫升，1日3次。

6.治慢性气管炎：生姜6片，白萝卜250克，红糖30克，水煎服，分2次服用。

7.治血虚经闭：生姜50克，切丝，墨鱼300克，去骨，洗净切片，加油、盐同炒佐膳，1日3次。

8.治妊娠呕吐、胃寒：生姜绞汁1汤匙，砂仁5克，加入半碗清水，小火蒸半小时左右，去渣饮汁，1日2次。

9.治产后虚弱：生姜300克，去皮切块，猪脚2只，切开，醋1500毫升，加白砂糖适量，煮至烂熟，1日2次，分数日食完。

10.治病后体弱、产后缺乳：生姜30克，木瓜500克，米醋500毫升，用紫沙锅或瓦罐炖煮，分次服。

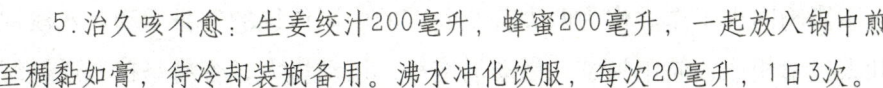

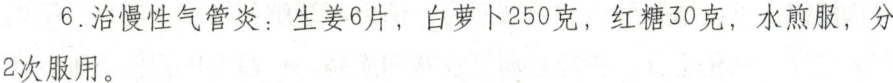

路老言：

　　"要根据自己的体质选择锻炼身体的方法，如导引、吐纳、气功、太极拳、八段锦等。我非常注重八段锦的作用，每天坚持锻炼。"

——《路志正谈养生》

　　路老所坚持锻炼的八段锦可是和普通的八段锦不一样，这是一套路老自创的"路氏八段锦"。"路氏八段锦"是路老结合现代人的快节奏的生活习惯和中医的养生理念，将"老八段锦"进行改编和整理，依据自己的养生经验，创出的一套新的功法。这套功法有着简单省时、老少皆宜、柔和缓慢、锻炼全面、圆活连贯、神与形聚、气寓其中、松紧结合、动静相兼、理念前卫的特点，非常适合中老年人日常练习，也适合患有颈椎病、便秘、神经衰弱、腰肌劳损、胃肠功能紊乱等慢性病患者以及长期在办公室的坐姿工作者练习。

　　就像工间操一样，八段锦可以解除疲劳、恢复体力；不同于工间操的是，八段锦对中老年疾病尚有很好的保健和预防作用。八段锦的练习对环境要求并不严格，有块1米见方的空地便可，可在工作间歇锻炼，

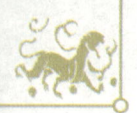

且不影响同事工作。作为两大普及面广的中国传统的健身活动，八段锦和太极拳相比，简单易学，活动场地小，运动量大，容易坚持。通过练习八段锦，可以增强臂力和下肢肌力，治愈和缓解颈椎疼、肩疼、手腕疼、腰疼、消化不良、神经衰弱等症状和疾病。一遍八段锦做下来，使人感觉体力充沛，疲劳顿除，身心愉悦。

健 康 小 贴 士

路氏八段锦有一套口诀，叫做"两手擎天理三焦，左右开弓似射雕，调吾脾胃单举手，五劳七伤往后瞧，摇头摆尾祛心火，两手攀足固肾腰，攒拳怒目增气力，背后七颠百病消"。但是具体应当如何练习，下面我们就一句一句地来解读这套"路氏八段锦"。

1.双手擎天理三焦：两足跟并拢，两手自体侧缓缓上提至腰际时翻掌，掌心向上；两手托至脸前高度时，向外如托盘状外旋，旋到耳根时两手十指相对，由耳后向上托起，同时，两足跟缓慢提起，头后仰，眼观两手背；当两臂伸直，两足跟提到最高点时，屏住呼吸，稍停片刻；两手自体侧缓缓下落，两足跟也渐渐落地。上举过程缓缓吸气，下落过程缓缓呼气。如上所述，双手一起一落为1遍，共做3遍。只有从耳后上举的这一过程中，才意想两掌上托重物。

2.左右开弓似射雕：左脚向左前方迈出一大步，模拟右手取弓，左手取箭，合于胸前如端弓搭箭式；左手屈指向左平拉"弓弦"，右手掌向右后推弓，左腿渐变弓步，右腿蹬地，上身同时渐向右后转；"弓弦"拉满后屏气，双目凝视后上方的"雕"，意如弓箭在手，伺机而射；松指放箭，随即起身、转正，顺势将两手由胸前向下滑落于腿两侧；重复搭箭拉弓动作，向右后放箭做3次。第三次结束时收回左腿。再向右前方迈右腿，动作如前，方向相反，向左后放箭3次，最后一次收回右腿。开弓时吸气，瞄准时屏息，放箭后起身时呼气。拉弓时，意想身后高空飞来一只大雕，勉强用最大的力气拉满弓去射杀。

3.调吾脾胃单举手：并脚直立，先将左手缓缓上提至左腰间，翻掌，掌心向上；左掌沿体侧托向腋前，旋腕1周，保持掌心向上姿势，左手旋腕的同时，右手缓缓上提到腰部，跟着翻转手掌，使掌心向下；

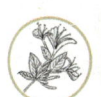

左掌上举到耳根，加力上托，右手用力下按，稍停片刻；左手缓缓下落，右手上提，动作如前左右交替。上举时吸气，下落时呼气。左右手各举3次。上举下按时，意想消化器官顺应身体得到最大的舒展。

4.五劳七伤往后瞧：双脚与肩同宽，双手自然下垂。下身固定不动，上半身向左旋转，两臂随身缓缓摆起；右手摆到身体的前左方时伸掌下压，左手摆向后方，以左手背紧贴在右腰部，使身体最大限度地左旋，待旋不动时，头颈微下俯，目视右脚跟；身体回旋，两手缓缓复位。右边的动作如左边，方向相反。提臂旋转时吸气，目视脚后跟屏气，回旋呼气。每俯视脚跟1次为1遍，共做6遍。身体扭转时，意想躯体的骨骼、肌肉及脏腑得到梳理、调整。

5.摇头摆尾祛心火：向左跨出一大步，垂臂站立。向左摆头：先弓右腿，上身俯向右膝，两臂呈抱球状摆向身体右前方；重心由右腿移向左腿，变成左弓步，上身随之向左摆动，当头部摆到前方时，颈部用力前伸，渐渐变成左弓步，头也摆到左侧，此时趁势向左旋转头颈，两目注视右后方的天空，右手食指平眉梢向前推出，掌心向外，左手按向左胯旁，指尖朝前，掌心向下。向右摆头：同向左摆头，方向相反。俯身呼气，起身吸气，可以适当延长呼气时间。左右交替共6遍。意想身体像一条海豚以脊柱为轴，在水中头尾做摆动嬉戏。

6.两手攀足固肾腰：松静站立，两足跟并拢，两臂自然下垂。身体背伸，两臂向身体侧后下方舒展，然后缓缓上提，两臂提至头顶后翻掌，掌心向下，从头、面、颈前下落，当手按到胸前时，两掌边下按，边弯腰，尽力下按至足，稍停片刻，两掌缓缓提起，同时竖腰直身。每下按1次为1遍，共做3遍，舒臂展体时吸气，下按时呼气。可意守肾俞或两肾。

7.攒拳怒目增气力：向左横跨一大步，平站，双手握空拳，抱在腰间，拳心向上。运内力灌注右上肢全臂，右拳向后上提起，边提边内旋翻拳，使拳心向下，提至肩后上方，接着右拳向左前方缓缓打出，边出拳，边下蹲成马步，拳冲到最远点（肘关节将要伸直又尚未伸直的地方）时，眼睛瞪圆，牙关紧咬，双拳紧攒，力贯全臂；起身旋转撤拳，右拳收回腰间，拳心向上。向右方出左拳，方法如前，方向相反。左右交替攒拳，每冲出一拳为1遍，共9遍。马步冲拳时呼气，起身撤拳时吸气。先设想前面有一个要击打的物体，然后意念调动内气从足底起

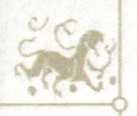

沿下肢、脊柱、前臂缓缓灌注到拳头，向目标缓缓打出。

8.背后七颠百病消：两足跟并拢，两腿直立，身体放松，两手臂自然下垂。向左转体，两臂随之摆起，右手缓缓提向前额，以右手虎口向后压前额，左手以手背向前托腰，两臂摆起的同时两足跟慢慢拔起，拔到最高处，稍作停留；两手缓缓下落于两腿两侧，身体旋回，同时两脚跟缓慢下落。转体、摆臂时吸气，足跟提至最高稍屏气，回旋下落时呼气。双足跟每颠起1次算1遍，左右共7遍。身体轻松缓慢旋转起落中，意想全身的经络畅通、气血活跃、阴阳调和、百病消除。

另外，正式功法完成后，闭目养神，松静站立，进行匀细、深长的呼吸6～9遍，最后收功结束。

——摘选自《"路氏八段锦"功法及其机理分析》

◎ 山党莲子鸡

【材料】新鲜山药250克，党参50克，茯苓50克，莲子100克（新鲜250克），土鸡1只，枸杞子15克，豆苗适量。

【做法】山药洗净表面泥沙，削去外皮，用淡盐水浸泡10分钟左右。将削去外皮的山药和党参一起放入炖锅中，加适量清水，再放入电饭锅中，外锅加半杯水，煮至开关跳起，略冷后，滤去渣，留汁待用。新鲜莲子250克洗净，若干莲子则可以洗净后，放入沸水中煮沸1分钟，即刻捞起放入大碗中，加盖闷数分钟，可使干硬的莲子软化。土鸡去毛，除去内脏及脂肪，放入沸水中烫洗，取出后再以冷水冲干净，备用。将洗净的土鸡放入炖锅中，依次加入切块的山药、茯苓、莲子及之前熬出的汤汁，最好再加入适量水，以没过鸡为度，加盖放入电饭锅中，外锅加水1杯，煮至开关跳起，加入枸杞子及豆苗，略冷，即可上桌食用。

【功用】本方中党参、山药、茯苓、莲子具有补气、健胃、利水、渗湿、利尿及提升免疫的功能。除具有滋养强壮功能外，尚能帮助消化，补疲劳，增加体力，止泻，祛痰。配合具有补中益气功效的土鸡，可起到增加食欲、补脾健胃的功效，而枸杞子的加入，不但增添美味颜色，又有滋阴明目的效果。

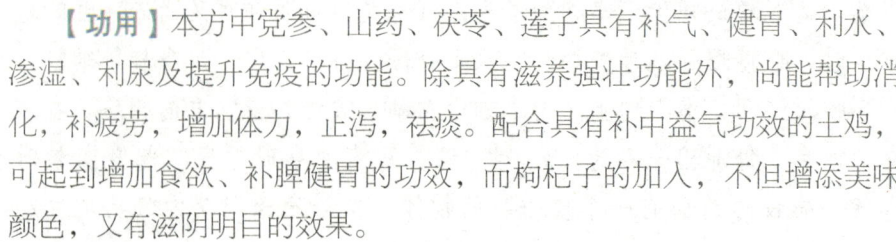

21 周仲瑛

外感可预防，周氏防疫方

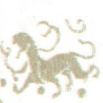

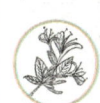
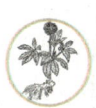

周仲瑛，男，1928年出生在江苏省南通市如东县马塘镇一个中医世家，父亲周筱斋是闻名乡里的大夫，自小在父亲运用中药的神奇疗效的影响下，对中医产生了浓厚的兴趣。在跟随父亲出诊6年后，周仲瑛考入上海新中国医学院中医师进修班，毕业后回家乡行医，后调入江苏省中医院，曾担任南京中医学院院长。

周老中医理论功底深厚，擅长从实践中反思理论，如在研究疫病时，提出"热毒、瘀毒、水毒"的"三毒"理论与"病理中心在气营，重点为营血"，以此指导临床，疗效得到明显的提高。

国医大师教养生

周老言：

"这两个方子说珍贵也珍贵，因为这是我60年从医经历积累而成；说不珍贵也不珍贵，因为中医原本就是要为人民服务。"

——《我的导师周仲瑛》

周老所提及的这两个珍贵的处方是他在2008年汶川地震后，为了预防震后疫病流行，综合他60余年的临床经验，创制的"防疫清解方"和"防疫化浊方"。在周老献方后，南京中医药大学赶制了6000盒颗粒剂，以及3000只中药香囊，送往灾区，及时发放，在四川什邡灾区有效地抑制和预防了灾后次生传染病的发生，为确保"大灾之后无大疫"，控制灾区的瘟疫流行，挽救生命做出了重要贡献。

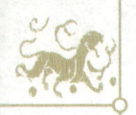

现在我们来看看这两个方子，是怎样用于防治疫毒犯肺所引起的呼吸系统感染性疾病、秽浊伤中所引起的消化系统感染性疾病的。

⊙ 防疫清肺汤

【组成】蚤休10克，贯众10克，淡豆豉10克，青蒿12克，连翘10克，一枝黄花15克，前柴胡10克，光杏仁10克，桔梗5克。

【功效】疏风解表，清宣肺气。

【适用】适用于呼吸道感染性疾病的防治，症见身热形寒，咳嗽，咽痛等。

【方解】方中蚤休、贯众二药合用能增强清热解毒作用，临床治疗瘟疫类疾病常用，是君药。淡豆豉、青蒿、连翘、一枝黄花四药合用既能轻清解表，又能宣解疫毒，故合为臣药。前柴胡、杏仁、桔梗可以加强清宣肺气、止咳化痰的功效，同为佐使。

⊙ 防疫化浊汤

【组成】炒苍术10克，白芷10克，苏叶10克，藿香10克，陈香薷5克，清水豆卷10克，厚朴5克，法半夏10克，陈皮6克，石菖蒲9克。

【功效】芳香化浊，解表和中。

【适应】适用于消化系统感染的防治，症见头痛身重，腹泻、便溏，胸闷呕恶等。

【方解】方中以苍术、白芷为君，合用可起到芳香辟秽解毒的功效，民间亦有用这两味药烧烟来辟秽避瘟的记载。苏叶、藿香、香薷、清水豆卷四药合用以为臣，起到宣表解寒、祛湿和中之功。厚朴、半夏、陈皮、菖蒲合用可除胃中滞气、除其痰湿、行气开蒙，共为佐使。

这两个方子不只可以用于大灾后的防疫工作，也可以在平时加以运用，如防疫清肺汤可以在夏初温热邪气流行，流感暴发时饮用加以预防；而防疫化浊汤则是在夏末湿热之时肠道传染病易犯之时的要方。

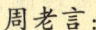
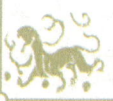

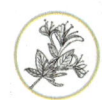

周老言：

　　"肝藏血，发为血之余；肾藏精，其荣在发。肝肾亏虚，气血不足，头发失荣则脱落。"

——《江苏中医药》

　　脱发是临床上常见的皮肤病，以斑秃和脂溢性脱发为主。周老认为精神紧张、焦虑以及过度操劳是其主要的诱发因素，而体内的根本原因是肝肾亏虚、气血不足，肝肾不足则精血不能荣养毛发，从而出现脱发的症状。

　　首先，中医认为"肾藏精，主骨生髓"，"其华在发"，如果肾精盈满，肾气充沛，头发就会有光泽；相反，若是肾阴亏虚，头发就会枯黄、脱落。其次，"发为血之余"，供应头发生长的营养来源于血，而脾胃为人体气血生化之源，脾胃功能的好坏，不但影响五脏六腑的正常功能，也与头发的生长、脱落、光泽、枯荣息息相关。因此，周老提出当以补肾养血为治疗脱发的大法，根据患者各自的体质分别选择补气养血、活血化瘀、滋养肝肾、清热凉血、疏肝解郁的药物，个体施治。

　　周老曾在2001年治疗了一名有着几十年脱发史的患者，最近7年加重，据患者说，她每天早晨起床梳头的时候，掉的头发一抓一把，每逢入秋更加严重，成片成片地脱落。就诊时，头发稀疏零落、没有光泽，头皮有几块指甲大小的光滑无发的皮肤，平时头发不痒也没有出油。与此同时，还伴有头晕、腰酸、怕冷、身体消瘦等症。对此，周老诊断为肝肾亏虚、气血不能上荣所致，为此设立了补益肝肾、益气养血生发的"生发方"加以治疗。

　　【处方】首乌12克，制黄精12克，生黄芪12克，熟地黄10克，枸杞子10克，女贞子10克，旱莲草10克，菟丝子10克，骨碎补10克，当归10克，防风10克，侧柏叶15克，羌活5克，红花5克。

　　患者服完14剂之后，脱发减轻，头发不再如之前般涩滞，继续补

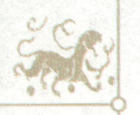

肝肾，益气养血，稍加清热凉血以防滋补太过，在原方的基础上加金狗脊、桑叶、黑芝麻各10克，服药21剂。

患者再次来的时候已是大半个月以后了，这时不但脱发被控制住了，并且已经有细而柔软的新发长出来。周老嘱其按照二诊时的方子继续抓药服用。到第二年3月份随访时，发现新发全部长出，与常人一样，而且面色红润、头晕、腰酸、怕冷等症状都已消除，于是让其停药，后来脱发再也没有复发。

健康小贴士

周老治疗脱发虽说是药到发生，然而最好还是从改善平时的生活习惯来预防脱发，下面8点可以有效地延缓脱发时间，缓解脱发症状。

1.正确洗发：洗发以每周2～3次为最佳，太勤或者太少都不好。洗头太勤会过多地清除皮脂腺分泌的油脂，使头皮和头发失去了天然的保护膜，头发变得脆弱。而洗头太少，油脂得不到清除，便成了真菌的培养基，不利于健康。洗发水温以40℃左右为宜，太烫易损伤头发，太凉则刺激头皮，去除油污效果差。洗发时轻轻按摩头皮，除清洁头皮外，还能促进头皮血液循环。洗发剂要选用无刺激性的，以免损伤头皮毛囊及头发本身。洗发后，不要用力把头发擦干，最好稍微擦干水分后让头发自然干。最好不要使用吹风机，因为吹风机可以带走头发本身的水分。在使用吹风机时，不能用太高的温度，风过热会破坏毛发组织，损伤头皮。经常梳头是保健的好方法。梳头可以按摩头皮，促进血液循环，增强发根部的血液供应和营养，从而使头发更加有光泽，不容易断裂。

2.合理膳食：有脱发趋势的男性应该避免进食过于辣、甜及油腻的食物，多吃黑豆、黑芝麻、蛋等含铁、钙丰富的食物，可加强头发营养。牛奶、瘦肉、家禽和鱼含丰富的优质蛋白质，有利于头发的生长，适宜多吃。同时也要增加膳食中谷物、蔬菜、水果的比重，均衡营养。洋快餐中油炸食品偏多，不适宜常吃。

3.放松心态：压力过大、睡眠不充分是导致脱发的重要因素，特别是与男性脱发年轻化密不可分。长期紧张、焦虑、疲劳导致睡眠质量

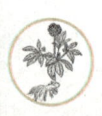

差，相关的内分泌功能紊乱，皮脂腺分泌旺盛，从而加重脱发。所以放松心态、提高睡眠质量有助于改善脱发状况。存在男性脱发遗传因素家庭的父母更应学会帮助孩子减压，从而减少脱发的发生。

4.减少染发、烫发：染发、烫发会使头发内部的水分和营养成分流失，从而失去光泽和弹性，甚至变黄变枯。染发、烫发间隔时间至少要3个月。

5.避免暴晒：日光中的紫外线不仅损伤皮肤，对头发也会造成损害，长期暴晒会使头发变得干枯变黄。因此夏季要注意头发的防晒，避免日光的直接暴晒，在室外游泳、日光浴时要注意防护。

6.不宜长期戴帽：长时间戴帽子、头盔等容易闷坏头发，不利于头皮的血液循环。发际处受帽子或头盔压迫和摩擦，易导致毛孔松弛，引起脱发。所以戴帽子和头盔的时间不宜过长。

7.上网时间不宜过长：长时间上网也是造成男性脱发日益年轻化的因素。据统计，每天平均使用电脑时间超过5小时的男性脱发的危机大大提升，其机制可能与神经过度紧张有关。另外上网打游戏会使中枢神经系统处于紧张状态，长此以往不能休息，导致神经中枢得不到应有的放松，就会引起自主神经紊乱。自主神经紊乱对头发的影响最为明显，会导致皮肤血管收缩功能失调，头皮局部血管收缩，供血减少，从而造成毛囊营养不良而导致脱发。

8.远离烟草：研究证明吸烟是引起脱发的危险因素之一。男性脱发高危家庭应该注意尽量让子女远离烟草。

国医大师教养生

周老言：

　　"失眠，中医称之为不寐，以经常不能获得正常睡眠为特征，对人们的身心健康影响极大……辨治失眠必须深入分析其病机特点，明辨导致失眠的病因；从病因入手是提高失眠症临床疗效的关键。"

——《周仲瑛治疗失眠经验》

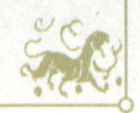

周老治疗失眠讲究辨证论治，他指出，从病位来分析，虽然"五脏皆与失眠有关，但其主病在心、肝二脏"。心、肝二脏不调则气行不畅，气机不畅则气郁，血脉不通则血瘀，津液不归正化则生痰，久郁不通则化火，而郁、瘀、痰、火是引起失眠最为常见的病理因素。周老从心、肝二脏立足，以治疗气郁、血瘀、痰阻、燥火为大法，根据《保生要录》所创制的药枕法，发明了蚕沙枕和桑菊枕两种药枕，分别通过活血清热和清肝疏痰的治法，改善睡眠。

1．蚕沙药枕

【材料】蚕沙60克，葛根20克，桑叶60克，桑枝60克，菊花50克，川芎20克，茶叶40克，玫瑰花50克。

【制法】以上8味药洗净后与荞麦皮装于枕心中，装满后略经日晒，即可装入枕套使用。

【功效】舒筋活血，清热散风，有降压的作用。

2．桑菊药枕

【材料】桑叶60克，菊花40克，桑枝70克，葛根50克，川芎50克，玫瑰花50克，茶叶40克。

【制法】以上7味药洗净后与荞麦皮装于枕心中，装满后略经日晒，即可装入枕套使用。

【功效】清理肝胆，行气活血。

健 康 小 贴 士

每天人们有1/3以上的时间是在睡觉，如何更好地利用这么长的一段时间进行养生保健呢？

枕头作为睡觉的必备武器，起着关键的作用。周老的药枕是一种基于中医传统理论，立足于经络脏腑理论的中医外治法。药枕有着悠久的历史，早在晋代葛洪的《肘后备急方》中便有拿大豆装入枕中，用以治疗失眠的记录。

正所谓"不觅仙方觅睡方"，选择一个好的药枕方可以在给人一个美梦的同时起到养生保健促健康的作用，下面就给大家介绍几个药枕配方，以供参考。

1. 合欢枕

【制作】把磁石、黑豆、决明子、白菊花、灯心草、合欢花、夜交藤各150克，檀香20克，冰片10克，也可以只用合欢花、夜交藤各1000克，粉碎装入枕套做成药枕。

【功用】具有安神开郁、通络活血、散风明目的功效，适用于心神不宁、夜间盗汗、忧郁失眠、胸闷少食、皮肤瘙痒、血虚、肢体酸痛的患者。

2. 舒颈枕

【制作】制川乌、黑附片、川芎、赤芍、红花、地龙、血竭、当归、羌活、藁本、菖蒲、灯心、细辛、桂枝、紫丹参、防风、莱菔子、威灵仙各350克，乳香、没药各250克，冰片25克。把除冰片外的其他药共同研成细末，和入冰片后，制成药枕。

【功用】具有活血散结、通经止痛的功效，对颈椎病有不错的疗效。

3. 畅胸枕

【制作】苦杏仁、桔梗、藿香、青礞石、薄荷、苏叶、枇杷叶、白兰花、麻黄、丁香、白前、生石膏各150克，研为粗末后装入枕中即可使用。

【功用】有宣肺、止咳的功效，适用于老年人慢性支气管炎以及支气管哮喘缓解期的治疗。

4. 藤明麻叶枕

【制作】钩藤500克，罗布麻叶1200克，决明子1000克。将上述药物晒干，钩藤与罗布麻叶粉碎成粗末，与决明子混匀后，用纱布包裹缝好，装入枕心中，制成药枕。

【功用】具有平肝潜阳、清肝明目的功效，可治疗肝火扰心症，失眠多梦，急躁易怒，伴头晕头涨，目赤耳鸣，口干口苦，食欲缺乏等。

5. 绿豆槐花枕

【制作】将绿豆300克，槐花300克研成粗末，装入枕心。

【功效】具有芳香化浊、清热凉血的功效，可以治疗内热、口干口苦、便秘以及心烦失眠，在夏天使用效果尤佳。

国医大师教养生

周老言：

"哮喘是一种发作性的痰鸣喘咳疾患。由于痰伏于肺，成为发病的潜在病理因素，此后每遇多种诱因均可引发。……但临证所见，寒热虚实又每多错杂为患，新病未必皆实，久病未必皆虚，发时不尽攻邪，平时亦非全恃扶正。"

——《周仲瑛临床经验辑要》

正所谓"内科不治喘"，哮喘病是中医内科疑难病之一。自明代杰出的医学家张景岳以后，中医对哮喘病性的认识便定为邪实正虚，但周老在临床上却发现，哮喘往往寒热虚实错杂以为患，可以说是"新病未必皆实，久病未必皆虚，发时不尽攻邪，平时亦非全恃扶正"。因此周老提出，对于哮喘必须根据寒、热、虚、实辨证施治，而不能仅仅由发病程度及发病时间来确定虚实程度而确立治则。于是，周老将哮喘分为寒哮、热哮、痰哮、虚哮4种类型，分别提出了基本方药供临床使用，疗效得到显著提高，下面便一一介绍给大家。

1. 寒哮

【症状】呼吸急促，喉咙里有水声，胸闷重，咳轻，痰少而稀薄，痰色白有泡沫，咳吐较难，面色晦涩带青色，喜欢热饮，畏寒怕冷，背部重，舌苔白滑而润。

【组成】蜜炙麻黄6克，细辛3克，淡干姜3克，桂枝6克，法半夏10克，白前10克，橘皮6克，紫菀10克，杏仁10克，款冬花10克，苏子10克，炙甘草3克。

2. 热哮

【症状】痰鸣喘咳，喉中如作水鸣声，呼吸急促，咳黄色的黏痰，排吐困难，胸部闷痛，咳时加重，咽干咽痒，口干，心烦热而面红，自汗，苔黄质。

【组成】蜜炙麻黄6克，桑白皮10克，光杏仁10克，炒黄芩10克，知

母10克，金荞麦根15克，法半夏10克，海浮石10克，射干6克，广地龙10克，芦根20克，南沙参10克。

3．痰哮

【症状】呼吸急促，喉中喘息痰鸣声重，难以平卧，咳嗽，痰多而黏稠，色灰黑，胸闷心慌，气塞，夜间加重，苔薄白腻，舌质较红。

【组成】蜜炙麻黄6克，葶苈子10克，炙紫菀10克，炒苏子10克，炒白芥子6克，炙款冬花10克，射干6克，法半夏10克，炙僵蚕10克，炙白前10克，茯苓10克。

4．虚哮

【症状】胸闷气塞，气逆而吸气尤难，常伴有烦热多汗，口干，痰黏稠色黄味咸，苔淡黄腻中灰，舌质黯红。

【组成】南、北沙参各10克，生地黄12克，知母10克，天花粉10克，当归10克，炙桑白皮10克，炙僵蚕10克，诃子肉3克，沉香（后下）3克，竹沥半夏10克，炒苏子10克，坎脐2条，海蜇（漂）50克，荸荠7只。

健康小贴士

哮喘在秋冬季节易发作，提前用食疗的方法加以预防是个不错的选择，可以有效地减少哮喘的发作次数和减轻其发病程度，下面按照哮喘的类型给大家介绍几种防治哮喘的食疗方。

1．猪肺300克（洗净切片），核桃50克，生姜20克，一起入锅炖熟，每日吃3次。在2日内吃完。适用于反复发作、日久不愈的寒哮型哮喘。

2．麦芽糖800克，豆腐400克，生萝卜汁1杯，混合后煮开，为1日用量。分早晚服。用于治疗热哮型哮喘。

3．核桃仁、柿霜饼各400克。把核桃仁加盐煮熟后，再与柿霜饼一同装入瓷罐上蒸锅蒸，待原料融化成一体后关火，取出晾凉随意服食。适用于虚哮型哮喘。

4．取生山药、薏苡仁各60克，柿霜饼24克。将山药、薏苡仁捣烂煮至烂熟，再将柿霜饼切碎加入共煮15分钟，分数次服用。适用于痰哮型

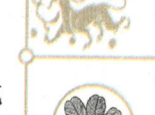

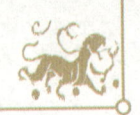

哮喘。

5.芝麻300克，生姜、蜂蜜、冰糖各150克。将生姜捣烂取汁，再将芝麻洗净后泡于姜汁内，放入锅中用文火炒熟后出锅放凉，再把蜂蜜与冰糖溶化后加入调匀，置于一广口容器中密封。每天早晚各服1汤匙，连服半个月，可明显减轻咳嗽咳痰的症状。若是病情严重，可再多服半月。此方对于老年慢性哮喘患者尤为适宜。

食疗宝库

◎ 麦冬鸡腿菇

【材料】麦冬20克，鸡腿菇150克，料酒10毫升，盐3克，味精2克，生姜5克，葱10克，素油35毫升。

【做法】麦冬拣去杂质，洗净，润透；鸡腿菇洗去泥沙，剖开；生姜、葱洗净，生姜切片，葱切段。炒锅置武火上，烧热，倒入素油，烧至六成热时，随即下入生姜、葱爆香，放入鲜鸡腿菇、麦冬炒熟，调入盐、味精、料酒，炒入味即可食用。

【功效】滋阴、减肥，适合肥胖者食用。

【注意】风寒感冒或咳痰较多的感冒，以及脾胃虚寒泄泻者忌食。不宜与鲤鱼、鲫鱼同食。

跟国医大师学保健

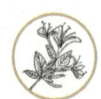

第四章

冬季养生

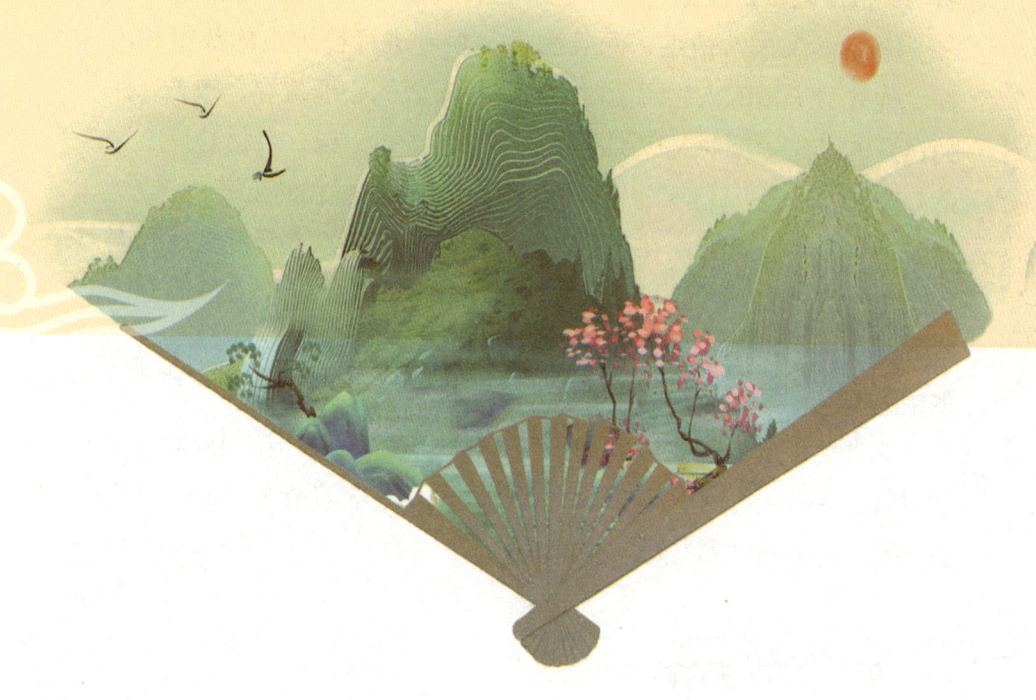

　　"冬三月，此谓闭藏。水冰地坼，勿扰乎阳，早卧晚起，必待日光，使志若伏若匿，若有私意，若已有得，去寒就温，无泄皮肤，使气极夺。此冬气之应，养藏之道也。逆之则伤肾，春为痿厥，奉生者少。"

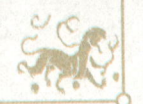

22 李辅仁

冬藏正是进补时，大师带你服人参

　　李辅仁，1919年6月出生于一个中医世家，自幼便跟随父兄行医学医，后又拜入京城四大名医施今墨的门下，成为老师为数不多的入室弟子，深得其要。李老以其精湛的医术以及高尚的医德，为患者与同道所敬重，被称赞为"用药得当，可以通神"的大师。

　　李老不仅医术精湛，而且注重对患者进行精神上的抚慰和治疗。他凭着丰富的人生阅历对患者进行有效的心理疏导，使患者保持良好的心态。同时又以"医生应以患者为本，以仁者之心待之"的心态帮助患者，让前来就诊的患者感受到一股平和的正气。

　　1954年，李老开始在卫生部北京医院中医科从事保健医疗和老年病中医防治工作，同时担任党和国家领导人的专职中医保健医师，从此他的主治方向也转为诊治老年病，是中央保健委员会唯一的中医专家，多次获中央保健委员会表彰。

　　李老治疗老年病，以顾护正气为根本，强调用药补勿过偏，攻勿过猛，用药要平和，通过固脾肾治本而治病，在养生养心、延年益寿等方面有着独到之处。

国医大师教养生

李老言：

　　"老年人夜尿频繁，多者甚至影响正常睡眠，常为元气虚衰，气化无权，宜以扶元固肾为治；老年性便秘则常为气阴不足，津亏血少，故当治以益气养血，滋阴润便之法；又如老年胸痹患者，乃气滞血瘀之证，当以益气为主配以活血化瘀之法。"

　　　　　　　　　　　　　　——《李辅仁治疗老年病经验》

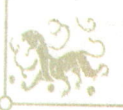

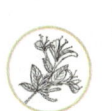

李老在益气活血治疗老年病的时候，独参汤与十全大补汤乃是其常选方剂，因此作为两方的君药，人参便是李老用药的关键。人参作为一味名贵的补药，如何选用，有何禁忌，便是治疗与养生疗效的关键。那么，如何选择人参呢？

（1）吉林红参、红参须、朝鲜参、日本红参性偏热，适用于体虚年高的老年人，大量失血，以及手术后的人调补之用。

（2）白人参、糖参、吉林野山参等性平和，元气不足、偏阳虚者、阴虚者或虚弱者均可服用。

（3）白参、生晒参、皮尾参等性偏凉，口干咽燥、头晕耳鸣、便秘、舌质偏红等表现为阴虚火旺体质者适宜服用。

人参的服用方法也是很讲究的，给大家提供5种，以供选择。

（1）煎汤服用：将切成薄片的人参或整支人参洗净后放入紫沙锅内，加入适量清水浸泡约1刻钟，再加水至水面稍高于参，然后加盖用文火慢炖1小时左右即可，倒出参汁温服。此法药汁被充分浓缩，可峻补元气，起效迅速，适宜大病初愈，元气大伤，邪气已去，急于进补者服用。然而此方法不能充分利用药材，不适合名贵药材的服用。

（2）隔水蒸服：把人参切段或切片，放入稍大的碗内，加入适量的清水，放入加好冷水的锅内，加盖小火隔水蒸约1小时，温服。可以多次蒸煮（一般3～5次为宜）至药汁淡而无味。此法的突出优点就是比较灵活：可以根据个人体质和喜好加入一些具有补益作用的药物或食物一起蒸煮，如莲子、红枣、桂圆、白果、冰糖、枸杞子、百合等。这样可增加补益作用，并能针对个人不同体质进行进补方案的调整，更加具有针对性，使进补疗效更佳。

（3）切片泡茶：把人参切薄片，装入密封的容器中，每次取出5～10片（3克左右），放入保温杯中，加入适量沸水，加盖半小时，即可代茶饮服。此法也可以反复冲泡，至参茶味道变得极淡，最后嚼服参片。相对以上两种方法，这种服法简便易行，可以不受场合的局限，时时服用，且没有药材的浪费，适合没有太多闲暇时间的人长期服用。

（4）切片含服：人参切成薄片，装入密封的容器中，取1～2片，放嘴里慢慢含服，至参味变淡无味时，嚼服参片。此法相比其他方法最

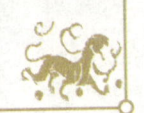

为简便，几乎随时随地均可服食，而且省去了中间各种操作过程，适用于一般健康人进补强身服用。

（5）研粉吞服：把人参研成细粉末，每次取1小勺（约3克），温开水冲服，每日3次。也可将人参粉装入特制的空心胶囊，一次服2粒，1日3次。这种方法没有浪费，可以使人参得到完全利用，适合于比较名贵的人参的服用。

上述几种是冬季服用人参最普遍、最常见的方法，当然以上的方法也适合人参在其他季节的服用。此外，人参还有一些其他富有特色的进补方法，如将人参浸入一定浓度的白酒或黄酒中服用（在补气的同时兼有舒经活血、通络止痛的功效，注意酒精过敏者禁用），在冬季可将熬好的参汤冲入药膏中搅拌均匀服用，或在日常烹饪的食物中加入人参一起制成食品食用，如人参糖、人参糕、人参炖乌骨鸡等，在补益的同时还兼顾了口感。另外，为了省去制作的繁琐，可以适当购买含人参的保健品，如人参银耳精、参茸补膏、人参蜂王浆等。

健康小贴士

并不是人人都适合服用人参，以下几点注意事项需要在服用前仔细看看。

1.经中医辨证属实证、热证者，如外感初起，正气不虚而邪气正盛者，里热炽盛、烦渴汗出者，疮疖痈肿者，以及肝阳上亢、饮食积滞等均不宜服用人参。因为这类患者多有胸闷腹胀、烦躁不安、大便秘结、舌苔黄腻等表现，服食后多会使症状加重。

2.体质壮实之人，素来体健，身体阳气较足，精力充沛，易于激动，不适宜过度进补。如妄用、误用或多用人参，往往会因为补益太过导致闭气而出现胸闷腹胀、烦躁不安等症。小儿为稚阴稚阳之体，心、肝、阳常有余，补益须平和。而人参为大温大补之品，不适宜用于小儿进补，如过用人参则会出现性早熟、肥胖等不良反应。

3.高血压患者忌用：红参有升高血压的作用，严重高血压患者如服食红参，则易引起脑出血等脑血管意外。所以3级高血压（指收缩压超过180毫米汞柱，舒张压超过110毫米汞柱者）患者，应忌用红参。

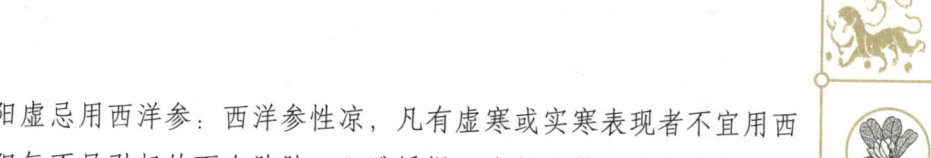

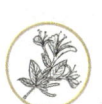

4.阳虚忌用西洋参：西洋参性凉，凡有虚寒或实寒表现者不宜用西洋参。阳气不足引起的面白肢肿、心跳缓慢、大便溏薄为虚寒的表现；而胃由寒湿所导致的恶心呕吐、食欲缺乏、腹痛腹胀、舌苔白厚腻为实寒的表现。此外，诸多妇科疾病，如带多如水、性淡漠、痛经、闭经；男性病，如早泄、滑精、阳痿；小儿消化不良、发育迟缓等；患老年低体温综合征的老年人或常年手足不温者均不宜服食西洋参。西洋参不适合在冬季服用，以免损伤人体阳气，降低抵抗力而发病。

5.其他禁忌病：患有精神类疾病者，如精神分裂症、癔症、狂躁症者，不宜服食人参；患肝炎、肾炎、肾功能不全伴尿少者、冠状动脉血栓形成等的急性期，以及高热口渴、尿黄、咳嗽多痰、腹胀便秘、面红目赤、舌红苔黄干、脉弦数者等，都是人参的禁忌证。

6.忌过量久服：几乎所有药物长期过量服用对身体均会有不良反应，人参也不例外。长期过量服用人参，不仅不能增强人体消化机能，反而会引起腹胀泄泻和食欲减退。有研究表明，连续服用人参2年以上者，大多出现皮疹、高血压、水肿、长期失眠、清晨腹泻，变得烦躁易怒；还有甚者还出现了精神错乱。长期服用人参而突然停用者，还会出现疲乏无力、血压偏低和震颤。

7.忌与人参同用的西药：需要特别重视的是，人参同某些西药同时使用时会产生不良反应，严重者可致死。如人参可使血液稀释，故服治疗贫血的药物的同时，不能服用人参，以防导致病情的恶化。又如人参与诸多药物，如镇静药、强心苷、类固醇、抗凝药等具有协同或拮抗作用，所以人参同样不适宜和这些药物同时服用。一些含有人参成分的中成药如"人参归脾丸"等，不宜与诸如异烟肼、苯乙肼、帕吉林、呋喃唑酮等单胺氧化酶抑制药同用。再有消化性溃疡患者外感时，不能将人参和阿司匹林一起服用，否则可加重溃疡出血。人参与镇静止痉药，如水合氯醛、苯巴比妥等同用，对中枢神经系统的抑制将更为显著，故用药时须十分谨慎，防止对神经系统不可逆损伤。

8.忌与萝卜同服：民间虽有"萝卜赛人参"一说，但二者却不能同时服食。萝卜包括红萝卜、白萝卜和绿萝卜。李时珍在《本草纲目》中提到：萝卜能"大下气、消谷和中、去邪热气"。人参大补元气是其最

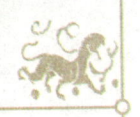

主要功能，而萝卜的功效主要是消食利尿，一个补气，一个下气，功效相抵，故不能同时服用。

9. 忌饮茶：服人参后，避免饮茶，以防止降低人参的药理作用。

10. 咳嗽发烧不宜食用：人参为大补元气之品，其性甘温，不适于阴虚火旺，湿热内蕴者服用。诸如外感发热较重、咳嗽痰多色黄、高血压、心脏病者均不适合服用人参。此外，如果长期过量地服用人参，会出现诸多的副作用，如血压升高、头痛、失眠、水肿、腹泻、皮肤瘙痒等，故服用人参应适量。

国医大师教养生

李老言：

　　"老年人常出现津液不足，如便秘，小便减少，皮肤干燥，失眠心烦，口舌发干，或舌红少津等。常因为老年人不爱喝水，或因年老记忆力差，或患脑病疾患等忘记饮水，所以老年人要每天保持多次少饮的习惯。"

——《李辅仁治疗老年病经验》

水为人体的重要组成部分，占人体总重量的70%左右，因而如何饮水，如何补水便成为养生保健的关键问题，特别是如何通过饮水来起到养生保健的目的。

我们可以选择药茶来对某些特异性的疾病进行调养。茶是人们日常的饮品，其性味甘苦，故能补能泻，可入心、肝、脾、肺、肾五经，可谓通调一身之要药。而药茶是将研成粗末的药物加入适量的黏合剂（如蜂蜜和糖），制成颗粒或者块状，饮用时用沸水冲泡，从而起到治疗疾病的作用。药茶历史悠久，且有诸多优点，被大众所喜爱。药茶即泡即成，饮用十分方便；药茶没有经过长期的煎煮，保存了充足的有效成分；在服用药茶的同时身体也摄入了足够多的水分，可加快新陈代谢，十分适合有饮茶习惯的人及老年人作为保健茶服用。

在这里，我们推荐李老的一个药茶的方子，此方是李老几十年临床

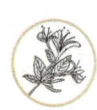

跟国医大师学保健

经验的总结，以茶为载体，精妙配伍，可以有效地对心血管疾病进行治疗与保健。

李氏养心茶

【组成】丹参30克，甘草6克，西洋参10克，五味子6克，麦冬20克，牛膝20克。

【配法】将上药混匀，15克分包。

【服法】每日1袋，每次500毫升水冲泡，冲泡3~5次。

【主治】心慌心悸，肢体倦怠，气短声低，口干舌燥。

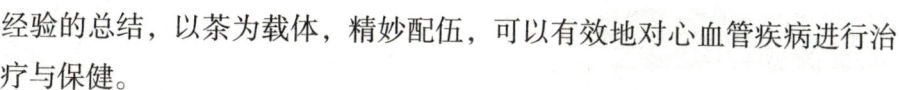

健康小贴士

人每天要饮水2000毫升左右，这些水是应当在何时喝进人体呢，国外的专家建议按下面的"喝水行程表"实施。

6：30经过夜间的睡眠，身体水分丢失较多，起床后先喝250毫升的温水，可帮助肾脏及肝脏解毒，同时也可增强皮肤的代谢功能。

8：00清晨从起床到一天工作开始的过程，时间总是特别紧凑，情绪也较为紧张，身体无形中会出现脱水现象，所以不要急着泡咖啡，先给自己补充至少250毫升的水。

11：00经过一个上午繁忙的工作后，可以趁起身活动的时候，摄入一天里的第三杯水，补充流失的水分，同时还有助于紧张的工作情绪得到缓解。

12：50午餐后半小时，适量喝一些清水，可以加强身体的消化功能。

15：00用一杯矿泉水来代替下午茶与咖啡等提神饮料，同样能够提神醒脑。

17：30下班之前，不忘再喝一杯水，可以增加饱食感，等到吃晚餐时，能有效地控制食物的摄取量，有助于减肥和保持身体健康。

22：00临睡前1小时左右再喝上一杯水，一天累计摄取的水量已经达到2000毫升了。需要注意的是，睡前不宜饮水太多，以免夜间上洗手间，影响睡眠质量。

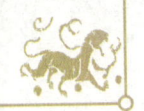

国医大师教养生

《黄帝内经》说："四季脾旺不受邪。"这句话充分说明了脾对人体的重要性。人步入老年时更应该顾护脾胃，李老在治疗老年病或各种疑难杂症时，多以调理脾胃为主，并获得了满意的疗效。只有脾胃功能旺盛，才能保证人体最基本的运化功能，才能升清降浊，同时保护人体不受外在邪气的侵害。现代实验研究也证实了脾的重要性，诸多内分泌、免疫及神经系统的问题，如我们常常提到的亚健康，均责之于脾气虚损。所以对于诸多久治不愈的疾病，李老以调理脾胃为法，往往能收到意想不到的效果。李老在治疗此类疾病的时候，中西互参，在中医理论的指导下，结合现代医学的辅助检查手段，治疗效果甚佳。李老自拟的"行气健中汤"是其治疗脾胃病的代表方，并根据不同人的体质在此基础上进行加减化裁。对脾胃虚弱的老年患者，常加黄芪、黄精增强补气助阳的功效。对于老年人单纯性腹胀，诸医者多从疏肝理气治疗，而李老根据腹部胀满，大便溏泻，脉沉或细，舌淡红，苔薄白等临床表现，多从脾胃论治，以"行气健中汤"加减，其疗效确切。

行气健中汤

【组成】党参20克，炒苍、白术各10克，炒薏苡仁10克，茯苓20克，半夏曲15克，陈皮10克，肉豆蔻5克，藿梗、荷梗各10克，制香附10克，红枣10克，苏梗、桔梗各10克。

【服法】每日1服，连服2周即可。

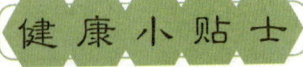

健康小贴士

李老在他的《李辅仁治疗老年病经验》一文中提到十条规则："一、情志开朗，恬淡虚无；二、豁达大度，怡情养性；三、起居有

跟国医大师学保健

常，顺乎自然；四、适当活动，账务恰当；五、睡眠充足，早睡早起；六、居室清洁，阳光充足；七、宽大为怀，宠辱不惊；八、吐故纳新，空气新鲜；九、智能用脑，多做贡献；十、定期检查，防微杜渐。"李老如今虽满头银发，却身形敏捷，精神矍铄，言谈间中气十足，这与他坚持自己的十条养生规则有着很大的关系。李老曾说过，自己自小家境一般，生活上十分朴素，常常都是粗茶淡饭，但李老也乐在其中。工作以后，虽然有条件吃好的了，但饮食上还是以素淡为主，少吃甜食、脂肪类食物，以水果及蔬菜为主要的食物。李老指出，中国人的传统饮食中高糖的食品很多，比如农历正月十五吃元宵，五月初五吃粽子，八月十五吃月饼，所以他有意识地不吃糖，长期坚持下来，至今未患高血压、糖尿病等病症。

李老认为，人的精神寄托是十分重要的，自己不退休，坚持行医看病是身体好的根本，每天保持适量的运动是延年益寿的根基。李老每天都自己擦地板，买菜，上下楼都走楼梯。他认为，气血循环好，人就不容易生病，运动是可以代替部分药物的，而无论怎么吃药都不能代替运动。

李老说，虽然他这一生遇到了太多的不顺与困境，中医百年坎坷路，自己经历大半，若是没有豁达的心态，也就没有今天的一切了。因此心胸坦荡，无愧天地，保持心情的平和亦是李老养生保健的一大秘诀。

但是李老还指出，无论是体力活动还是脑力劳动，都不宜过劳。过劳反而会导致抵抗力的下降，增加患各种疾病的风险，尤其是重度的脑力活动会严重地增加对气血精津的虚耗，造成耳鸣、失眠、头晕、健忘等症。

食疗宝库

◎ 海鲜人参汤

【材料】人参15克，冬笋60克，水发海参、鸡肉各350克，干贝、熟猪肚各30克，蚧黄、水发口磨、海米各25克，猪肋肉250克，葱、姜、调料适量。

【做法】人参润软切成薄片，泡入酒中5～7日，得人参酒，取出人参片留用。把干贝、蚧黄、海米用温水浸泡，猪肚、冬笋片、鸡肉、

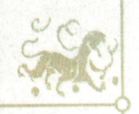

海参切丁，冬笋用沸水烫透，肚丁、鸡丁、海参用开水烫过；锅中放入猪油，加入葱、姜煸出香味后再加入料酒和鸡汤调味，最后把所有原料一同放入沙锅中，用文火煲至肉熟，加入人参酒，再炖10分钟即可。

【功效】有增强体质、大补元气的功效，适用于老年体弱者四季食用。

23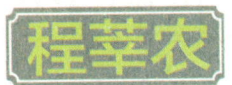

程氏神针名天下，穴位按摩愈病恙

程莘农，1921年出生于江苏省淮阴市大运河畔的一个书香世家，父亲程序生是清末秀才。程莘农6岁时便开始通读四书五经，10岁在父亲的指导下学习中医入门知识，5年后拜入陆慕寒先生门下。值得一提的是，一开始程老并不认为针灸是中医的有效治疗方法，直到"文化大革命"期间被任命为新组建的针灸教学研究室主任，程老才真正开始接触针灸。待程老再次翻阅各类针灸书籍，学习理论知识后，通过反复实践，他了解到针灸的精妙与神秘，认识到针灸是一种"不用吃药"的治疗方法。

程老一生行医，运用针灸治疗的患者有数十万之多。他不断改进和完善自己的针灸理论与手法，不但用中药类比解释穴位，更提出了"程式三才进针法"，无论是从效率还是疗效上都获得了巨大的提升。程老还编写了我国的第一本针灸学专业读本——《简明针灸学》，并多次出访讲学，为针灸的传播做出了不可磨灭的贡献。

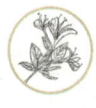

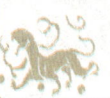

国医大师教养生

程老言：

"中医讲脑子动，是动脉的问题，跟头脑动脉经络活动有关系，所以我就在动脉上取一个穴位叫大椎，头上百会，就这两个动脉经上取穴。"

——《中医针灸名家：程莘农》

据程式传人程凯教授说："程老曾经头发是雪白的，可现在又变为了灰黑色，这是为什么呢？秘密便在于这个百会穴。"据说这是程老运用了他的"拿五经"梳头按摩百会的结果，这个"拿五经"是用五指以百会穴为核心分别点按人头部正中间的督脉，与两旁的膀胱经、胆经一起，共5条经脉，被称为"拿五经"。中医认为头乃是"诸阳之首"，主宰人体。人体所有阳经均上达于头面，而所有阴经都通过经脉上行于头面，并且这些经脉通过头顶的5条经脉而汇于百会穴，这些经脉起着运行气血、濡养全身、抗御外邪、沟通表里上下的重要作用。因此，通过"拿五经"的手法刺激百会可以充分濡养头部，调整阴阳，白发自然变黑。

程式保健穴位名片

【穴名】百会

【释义】百，多之意；会，交会也。百会这个名字便是指手、足三阳经及督脉的阳气在此交会，而百会正位于人头顶的部位，乃是处于人体当中最高的位置。人体上顶天，根据中医的阴阳理论，百会穴是可以通达天气的地方。天的阴阳属性为阳，因此通天气的百会穴可以说是人体阳气最充盛的部位。

【定位】百会是督脉的穴位，在人体的头顶正中，可以用过两耳角直上连线的中点来简易地选取百会穴。但是程老之孙程凯教授指出，这种取法是不准确的，更为准确的方法是要在这个连线中点周围仔细循按，直到找到一个明显的凹陷，古人形容"百会可纳豆"也就是这个意思了。

第四章 冬季养生

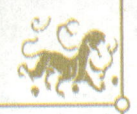

【保健功效】乌须生发；预防老年痴呆；中风康复；升阳举陷。

乌须生发的功效我们可用"拿五经"的手法做到，那其他的3条，程老亦有独特的方法进行治疗。

1．梅花扣刺助思明

按照前面已经教的"拿五经"的方法，刺激的方法由手指点揉改为梅花针叩刺，手法要轻，刺激的5条经络不变，重点叩刺百会及百会周围穴位，每次治疗10～15分钟，隔日1次，连续治疗3个月，每年坚持。程老认为这套保健方式最好在秋冬季节到来之际操作。

2．药熏百会愈中风

中风病在中医看来属于外风引动内风而发生的疾病，风为阳邪，而一身阳气汇集于百会穴，所以一般常在百会穴采用针刺治疗，但是在百会穴用药治疗在国内很少见。这个方法是将人参、红花、三七等中药研成细末放到一个特制药袋中，并将其固定在一个线帽里，让患者戴上帽子正好对准头部百会穴处，这样中药通过渗透，就可以从百会穴输送到全身，从而达到治疗疾病的作用。中风偏瘫患者，特别有消化问题、难以服药者，建议一试。

3．温灸百会升脱陷

百会穴能够会聚人体一身的阳气，且居高而统下，因此温灸百会穴有着补阳升阳、提升固摄的作用，对因体质虚弱引起的胃下垂、脱肛以及子宫脱垂有着较好的疗效，若是同时配合气海穴的温灸，效果更好。

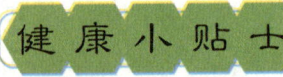
健 康 小 贴 士

关于白发变黑发，民间还有许多小偏方，可供大家选用。

1.黑豆淘洗干净后，上蒸锅反复蒸、晒后，贮于瓷瓶内，每日食2次，每次食6克，嚼烂后淡盐水送下。

2.取大核桃12个，剥去外壳及肉上衣膜，炒香后切碎备用。再将60克枸杞子与60克何首乌加适量水同煎，至汤汁浓后过滤去渣，然后将炒香切碎的核桃肉和240克黑豆一起投入汁中，再同煎至核桃肉稀烂、汁

跟国医大师学保健

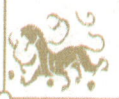

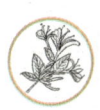

液全部被黑豆吸收即可。最后取出晾干或低温烘干即可服用。每日服2次，每次6～9克，可在早晚空腹或饥饿时随时服用。

3.鲜桑葚1000克（或干品500克）洗净，加水适量煎煮，隔30分钟取煎液1次，然后加水再煮，共取煎液2次。合并煎液后，再以小火煎熬浓缩，熬到黏稠时，加蜂蜜300毫升煮沸停火，待冷后装瓶备用。每次服1汤匙，应用沸水冲化饮用，每日2次。

4.糯米泔水发酵搓洗法。将淘糯米滤下的淘米水，过滤后放置3日发酵，待其发酵变酸后，用来擦搓头发，然后清洗干净，每日1次。经久使用，能使白发变黑，同时还有润发、亮发的功效。

国医大师教养生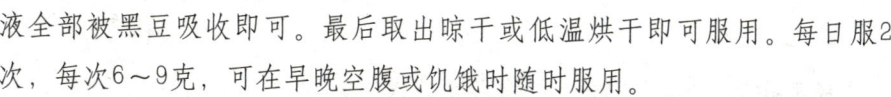

程老言：

"所有长寿的老人生活习惯没有一样的……最重要的就是不轻易改变这些已经形成的习惯。"

——《当代健康报》

程老提到自己的养生原则的时候提出了一条原则，那便是"不轻易改变原有的生活习惯"。程老常年居住的小屋十分简朴，用三点就全包括了，"一床一桌一电视，两椅两窗两字画，三面书墙三把针"，虽然很简单，但是绝不凌乱。这个如何摆放家具确是一门养生的大学问。

中医讲五行，中国家具布局也讲五行，而自然万物亦有其五行属性，所以对于不同五行属性的人有着不同的布置家具方式。

1. 木型人

易患病症：神经衰弱、疲劳、筋骨酸痛、口干舌燥、痛经。

措施：木型人的休息至关重要，而噪声会影响睡眠质量，因此木型人需把防噪声放在首位，并把卧室选在相对隐蔽的地方，尽量远离客厅、过道等公共活动场所。卧室可以选择悬挂厚重窗帘或安装双层玻璃窗，并铺放地毯，以此来减少噪声。在五行中木克土，因此选择土系的黄色为家的颜色主调，可配合一些红、紫色系列的家具。

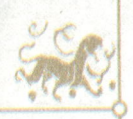

2．火型人

易患病症：胸闷不畅、心悸心慌、火气大。

措施：由于火型人阳气偏旺，所以客厅宜摆放浅色的瓷器和陶器，以此营造一种安静、平和的氛围，平抑炽热之火。因此大件家具应尽量整齐地靠墙放，可以避免视觉上的混乱从而引起内心的躁动。在五行中火克金，因此选择金系的白色为家的颜色主调，可配合一些青、黄色系列的家具。

3．土型人

易患病症：胃痛、便秘、消化不良、肠胃胀气。

措施：土为太阴，而土型人则是太阴之人，易损伤阳气，故应选择在温暖朝阳的房间里居住。房间内也最好铺上木地板或是地毯，以防止寒从脚下起。选用棉麻、绒线、丝绒等材质的床上用品营造出温暖的感觉。在五行中，木克土，五行中木的颜色为青色，因此居室布置宜以青色为主，又因为土生金，在客厅主位最好再摆放青铜器、景泰蓝、金属工艺品。

4．金型人

易患病症：感冒、气管炎、支气管炎等呼吸道疾病。

措施：金型人肺气不足，易发呼吸系统疾病，可以在客厅内摆上一些带水的盆景或鱼缸，以增添居室的湿度，方便痰液排出，有利于疾病康复。而卧室家具的摆放也十分讲究，床不可正对门窗，最好在床头摆放高一点的柜子，以防风寒的侵犯。在五行中金克木，因此选择木系的青色为家的颜色主调，可配合一些红、黑色系列的家具。

5．水型人

易患病症：阳痿、不孕、腰酸、腿疼、内分泌失调。

措施：对于水型人来说，卧室里不宜摆放镜子，因为镜子反射的灯光会增加心理上的负担。《内经》中指出"恐伤肾"，日积月累的心理负担会损伤肾脏阳气，容易出现关节、筋骨病变，因此水型人的家里不要购置高过头的衣柜或需要屈膝使用的家具，以避免爬高或弯腰、屈

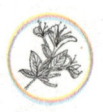

膝。在五行中水克火，因此选择火系的红色为家的颜色主调，切不可使用黑色、蓝色的家具。

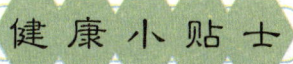

健康小贴士

人们经常忽视家居摆放中许多小东西的位置，殊不知就是这些不在意让许多病邪有了可趁之机。为了家居环境的健康，一起来对照一下，这四件物品你放错了没有？

牙刷

最不利健康位置：浴室洗手槽。最佳位置：周围的橱柜里。

原因：西方研究发现，卫生间的洗手槽里每1平方厘米含有80万微生物，若是将牙刷放于此处，这些微生物很容易通过牙刷在刷牙洗脸的时候进入口腔。

运动鞋

最不利健康位置：卧室壁橱。最佳位置：门口通风地方。

原因：户外穿过的鞋很容易将过敏原和污染物带到家里。放在通风处有利于减少病原物在室内的存留。

剩菜剩饭

最不利健康位置：直接放入冰箱。

最佳位置：先将饭菜放在通风平台上冷却1小时以上，之后再放到冰箱，或把饭菜放在小容器里后再放到冰箱。

原因：直接把热菜放在冰箱里很容易引起食物中毒，而且如果饭菜是在一个大的容器里，容器中间的饭菜很难冷却下来，从而创造了一种利于细菌滋生的环境。

手提包

最不利健康位置：厨房的台子。

最佳位置：放在抽屉里或椅子上。

原因：手提包中有着大量的细菌，尤其是底部，因此手提包需避免放在厨房的台子上。

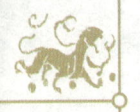

国医大师教养生

程老言：

　　"中医内科的方剂配伍理论，与针灸有共同的理论基础。"

——《中药方义理论在针灸临床运用》

　　程老对于针灸取穴配穴有着自己独特的观点，他将穴位的功效与中医内科的药物与方剂相互类比，如在讲到补中益气的时候，程老把"百会"比喻成"升麻"，把"大椎"比喻成"柴胡"，把"气海"比喻成"黄芪"等，把学习记忆过程变得简单而又有趣。下面就结合案例给大家讲讲失眠与胃下垂的治疗。

1. 肝血不足，虚烦不眠的失眠症

　　对于此类疾病内科用"酸枣仁汤"进行治疗。程老在临床上多取神门、三阴交、肝俞、太冲、足三里等穴，临证加减。神门穴是心经原穴，宁心安神；三阴交可滋养肝血，两者功效与酸枣仁相似。肝俞、足三里与神门、三阴交相互配合，则能起到加强安神的作用，因此两者的益气健脾功效与酸枣仁汤中茯苓、甘草同。神门、三阴交又兼有调畅气机的作用，太冲疏达肝气，与其相配，有养血调肝安神之妙用，故与汤中川芎同效。肝俞和太冲亦可以清肝热，与三阴交配伍可以起到滋阴降火的功效，功效如同知母。

2. 脾胃虚弱，中气下陷的胃下垂

　　对于此类疾病内科中用金代医学家李东垣的"补中益气汤"治疗。程老在临床上多取用气海、关元、百会、阳陵泉、足三里、三阴交等穴，临证加减。气海穴与关元穴能补益元气，调补下焦气机，从而振奋中阳，功效与补中益气汤中的黄芪、党参相似；百会能升提清阳而共起益气升阳之功，同时这类升阳的作用又与补中益气汤中升麻的升阳作用一致；阳陵泉能疏肝利胆，与柴胡升少阳清气的作用类似；足三里，三阴交健脾燥湿和胃，功同白术、甘草，又因为二穴能够调和气血又有当归和血养阴的功用。

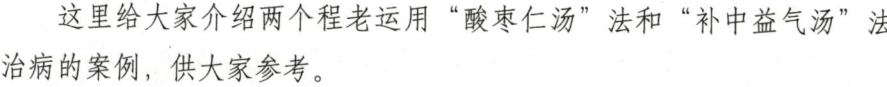
这里给大家介绍两个程老运用"酸枣仁汤"法和"补中益气汤"法治病的案例，供大家参考。

⊙ "酸枣仁汤"法

患者李某，女性，32岁，1997年7月16日初诊，因近5个月患失眠夜间入睡困难，诸药无效，伴心烦不安，头晕目眩，口干咽燥，纳差，但白天精神尚可。舌红苔根薄黄少津，脉弦细而数。此属心肝阴虚之失眠，治拟滋阴养血，宁心安神。针取双神门，进针0.5寸，双三阴交进针1寸，得气后行补法，肝俞进针0.1寸，太冲进针1寸，得气后行泻法，脾俞进针0.1寸，足三里进针1寸，得气后能入眠，但易惊醒，醒后难入睡。隔日1次，针10次，睡眠饮食正常，头晕目眩亦除。

⊙ "补中益气汤"法

患者马某，女性，44岁，未婚，1999年6月18日初诊。近一年晨起常腹泻便溏，食欲缺乏，食后脘腹作胀，钡餐透视显示：胃底在两髂连线下3厘米，伴形体消瘦，面色萎黄，舌淡，苔薄白，边有齿痕，脉细而弦。诊断：胃下垂。曾服中药无效。此系脾胃气虚，中阳失升。治拟补中益气，升阳举陷。针取关元（加灸），进针1寸，得气后行补法，百会进针0.5寸，双阳陵泉进针1寸，得气后行泻法，双足三里、三阴交进针1寸，得气后行补法，留25分钟后出针，并嘱患者饭后平卧，常做腹式呼吸，10次为1个疗程，1个疗程后，腹泻明显减轻，食欲增加，2个疗程后告愈。

食疗宝库

⊙ 黄芪白果蒸鸡

【材料】母鸡1只，黄芪30克，白果6克，葱10克，生姜5克，盐3克，胡椒粉3克，味精2克，料酒20毫升，鲜汤适量。

【做法】将鸡宰杀，去毛及肠杂，洗净后在沸水锅中焯去血水，取出用凉水冲凉备用。将黄芪、白果洗净，用温水浸泡半小时，塞入鸡腹

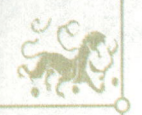

中，然后将鸡放入盘中，加入鲜汤适量，放入葱段、生姜片、胡椒粉、料酒，加盖，上笼用武火蒸半小时，出笼后捡出黄芪、葱段、生姜片，加入味精调味即可食用。

【功效】益气固表、乌发、明目，用于须发早白、远视、近视、体虚易感冒者的辅助治疗。

【注意】不宜与兔肉、鲤鱼、大蒜、李子同食，咳嗽痰稠不利者慎用。

24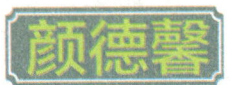

冬寒肾水欲封藏，补脏还需用膏方

颜德馨，1920年出生于江苏省丹阳县，是孔子的弟子颜回的后代，其父颜亦鲁则是"孟河医派"何季衡的高徒。颜老自幼跟随父亲学医，后考入上海中国医学院，毕业后在上海行医，治沉疴、顽疾，医名不弱其父。

颜老行医70余年，上下求索于医道，以中医"八法"之外的"衡法"为核心创立了一套新的治则治法，包括升降气机法、降气平逆法、补气升阳法、清热活血法等十余种治则与方法。"气为百病之长，血为百病之胎"是颜老对于人体衰老的认识，将衰老与瘀血有机地统一了起来，为养生保健以及老年病的治疗提供了新的思路。颜老治病善用膏方，作为中医治疗慢性病以及恢复期的剂型，在养生保健方面有着独特的优势。与此同时，颜老还致力于中医事业的发展，是他在综合医院首先开辟中医病区，并多次上书为中医事业请命，又著书立说，为广大中医医生提供了丰富的思路和有效的方法。

跟国医大师学保健

颜老言：

　　"笔者以为，从明清时期的一些膏方看，其制订的确以'补'为主，而现在一些医师为迎合患者喜补的心理更是一味地投以补药。这样的做法是违背辨证论治精神的，实不足取。数十年来，笔者承先严亦鲁公、先师秦伯未先生之教，制订膏方多取清补，注重脾胃。"

——《膏方以"衡"为期调治老年病》

　　膏方不但是用以滋补强壮的药品，更是治疗慢性疾病的最佳剂型，因此颜老认为，"在制膏方的时候，应明察病者阴阳气血之偏胜，而用药物之偏胜来纠正，以求'阴平阳秘，精神乃治'。故膏方之制订，首当重视辨证论治，以'衡'为期。切莫迎合病家喜补心理，一律投以人参、鹿茸之类。由于求治者多为中老年，脏器渐衰，气血运行不畅，常呈虚实夹杂之病理状态。如果一味投补，补其有余，实其所实，往往会适得其反。因此，既要考虑'形不足者，温之以气，精不足者，补之以味'，更要针对中老年人气血不和的病理机制，以'衡法'治则为指导来纠正患者阴阳气血的不平衡。常见的老年病如高血压病、冠心病、脑卒中、老年性痴呆、前列腺增生等，其病因和症状虽然不一，但病理机制却无不与淤血有关。这些患者在临床上多表现为面色黧黑不华、唇暗舌紫、舌下脉络迂曲延长、肌肤甲错、头晕头痛、胸闷胸痛、智力减退、小便淋漓等，也均为瘀血作祟所致。在膏方中调其血气多能获效。总之，慢性疾患在虚实之间，气不能补之太过，邪也不能消之过甚，剿抚兼施，与平时处方初无二致，切勿拘泥于补，庶可引人入胜。"

　　颜老有一个养生的小膏方，可以起到行气活血的作用。几味简单的小药，通过简单的熬制方法，就能对养生起到巨大的作用，这种秘方不能不学。

　　【组成】红花9克，桃仁9克，丹参12克，赤芍9克，柴胡9克。

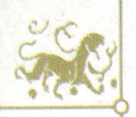

【制法】先将药物浸泡半小时，倒入沙锅中，加入1杯清水，用大火煎30分钟，倒出煎好的药汁；再往沙锅里加入半杯开水，再煎煮20分钟，20分钟之后再倒出第二次煎煮出的药汁；第三次再反复第二次的操作方法，续上开水，再煎一次，还是20分钟，把第三碗药汁也倒出来。接下来倒掉沙锅里的所有药渣，再把刚才分3次煎出的药汁全部倒回沙锅，用大火煮至锅内的药汁减少一半，再加两到三匙蜂蜜继续熬，直至药汁浓稠呈膏状，最后盛出药膏，放进冰箱备用。

【服法】每次取出1~2匙，加入温开水冲化搅匀或大火煮开之后服用，早晚各服1次。

最后给大家介绍两个颜老用膏方治疗常见老年病的经验案例，供大家参考使用。

1. 阳虚血瘀案（心脏病）

患者男性，75岁。有冠心病15年。胸痛有年，心阳不振，气滞血瘀，痰浊困阻，脉道不畅，不通则痛，心痛频作，夜分少寐，脉沉细结代，舌淡苔薄，唇紫。选经温寒解凝，症已小可，近将远涉重洋，以膏代煎，探元之本，索其受病之基，固本清源，以冀祛病延年。（戊寅冬至后订膏）药用野山参（另煎冲）30克，淡附片150克，川桂枝150克，柴胡90克，赤白芍（各）90克，当归90克，川芎90克，炒枳壳90克，玉桔梗60克，淮牛膝60克，红花90克，大生地黄300克，桃仁90克，生甘草90克，生蒲黄150克，醋灵脂90克，炙乳香、炙没药各45克，延胡索90克，煨金铃90克，苏木90克，降香24克，九香虫24克，黄芪300克，紫丹参150克，血竭（研冲收膏）30克，制香附90克，天台乌90克，法半夏90克，小青皮60克，茯苓90克，广郁金90克，百合90克，炙远志90克，酸枣仁150克，活磁石300克，全栝楼120克，干薤白90克，木香45克，苍术、白术各90克。上味共煎浓汁，文火熬糊，再入鹿角胶150克，麦芽糖500克，熔化收膏。每晨以沸水冲饮1匙。（摘自《颜德馨教授膏方治疗冠心病经验撷拾》）

2. 肝郁气滞、痰瘀交困案（高脂血症、脂肪肝）

杨某，男。秉性正直，肝胆为瘁，荣卫乖违，气滞血瘀，脏腑失衡，少寐多梦，梦呓喃喃，面苍不华，耳鸣，神委，房事索然，胃呆口臭，血糖偏高，又有脂肪肝为患。脉弦细，舌紫苔腻。亟为调其血气，令其条达而致和平，功在却病，不求峻补。（戊寅冬订膏）药用柴胡90克，赤芍药90克，枳壳90克，生地黄300克，牛膝90克，桔梗60克，川芎90克，当归90克，甘草45克，红花90克，桃仁90克，磁石300克，川连45克，菖蒲90克，枣仁150克，苍术、白术各90克，灵芝90克，黄芪300克，枸杞子90克，丹参150克，苁蓉90克，蛇床子90克，生蒲黄90克（包），法半夏90克，韭菜子90克，茯苓90克，青皮、陈皮各45克，吉林人参60克（另煎冲），台乌药60克，地锦草300克，西洋参60克（另煎冲），远志90克，生山楂150克，郁金90克，知母150克，胎盘1具。上味煎取浓汁，文火熬糊，入龟甲胶、鹿角胶各90克，蛋白糖500克，收膏。每晨以沸水冲饮1匙。（摘自《颜德馨膏方治疗高脂血症经验》）

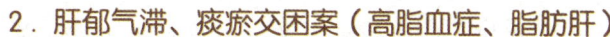

健康小贴士

想必大家在跟随颜老学了这么多养生膏方之后，都跃跃欲试地想要自己熬一锅药膏来调养气血，平补阴阳了吧！但是如何科学地使用膏方呢，下面便从储存和服用两个方面给您解答。

膏方的存放方法

首先，膏方在制作以后，需待其冷却充分以后才可以加盖。既可以将其存放在瓷罐（锅、钵）中，也可以用搪瓷烧锅存放，但铝、铁锅是不适合用来存放的。

其次，为了防止膏方发生霉变，多将其放在阴凉处，若是能放在冰箱冷藏更佳。若因遇暖冬气温连日回升，放在阴凉处的药膏容易发生变质。这时可以让其隔水高温蒸烊，但是不要直接将膏放入锅内烧烊，以免造成锅底裂开或烧焦。需要注意的是，在膏药蒸烊后，一定要把盖打

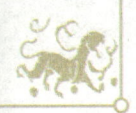

开，直至完全冷却，方可盖好。防止锅盖内蒸汽液化形成的水滴落在膏面上，过几天水滴处出现霉点。同理，在每次服用膏方时，应该使用一个固定的、清洁、干燥的汤匙，以免把汤匙上的水分带进罐里而造成发霉变质。

如果天气变暖，或者气候潮湿，膏方上可能出现一些霉点，处理方法是用清洁的水果刀小心刮去表面有霉点的一层，再按照前法，用隔水高温蒸烊。如果霉点很多或者在膏面的深处也见有霉点，说明膏方已经大部分变质，这样就不能服用了。

服用方法

冲服：取1汤匙膏滋，放在杯中，冲入适量温开水并充分搅匀，使之溶化，服下。

调服：适用于胶剂（如阿胶、鹿角胶等）的服用，将胶剂研细末，加入适当的黄酒或汤药等，隔水蒸烊，调好和匀服下。

含化：相对前两者服用更方便，将膏滋含在口中，用口中津液及温度让其慢慢溶化，以发挥药效，如治疗慢性咽炎所用的青果膏等。

服用时间

服用膏方以冬季为宜，多由冬至即"一九"开始，至"九九"结束。冬天是人体精气内藏的季节，滋补为主的膏方容易被机体吸收储藏，所以冬季是服用膏方的最佳季节。

而在一天之中服用膏方的时间也有讲究。

饭前服：病偏下，如肝肾疾病等，欲使药力迅速下达者，宜饭前服。一般在饭前30～60分钟服药。

饭后服：病位在上，如心肺疾病等，欲使药力停留胸膈较久者，宜饭后服。一般在饭后15～30分钟时服药。

空腹服：补益滋腻药物，宜空腹服。如空腹时服用肠胃有不适感，可以改在半饥半饱时服用。一般可在饭前或饭后2小时服。

睡前服：镇静安眠、补益心脾、宁心安神的药物宜睡前服。一般在睡前15～30分钟时服用。

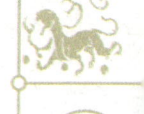

国医大师教养生

颜老言：

"正确认识保健之道，以'气血正平，长有天命'为纲，衣、食、住、行都服从气血通畅乃生命之本的要求。"

——《颜德馨养生法之一：演绎气血理论》

颜老认为养生贵在气血流通，气血流通方可延年益寿。颜老在中医理论的指导下，结合自己的临床经验，提出"人体衰老的本质在于气虚血瘀"的学说，认为气血是生命活动的根本表现，人体健康及衰老与气血息息相关。淤血是导致衰老的因子，消除淤血是防老抗衰的根本大法。只有消除淤血，促使气血流畅，重建机体内环境的平衡，才能达到"五脏通畅，人即安和"。根据调气活血的思路，颜老设立养生膏方，取得了理想的临床疗效。在消除身体淤血的同时，颜老还不忘让自己的生活方式也流动起来：广交朋友，积极参加多项户外运动。颜老通过自己的实践，总结出防老八法。

（1）调情志：五脏藏五志，情志失调，便可以影响五脏的功能。脏腑功能不协调，易造成气化失调、血行不畅、气滞血瘀，而血瘀又是衰老之因、百病之源。故排解心中郁闷，保持心情舒畅，做到"恬淡虚无"是延缓衰老的第一步。颜老保持心情舒畅的基本原则是遇到一些不愉快的刺激要及时宣泄，以防止发怒。其中行之有效的宣泄方法一是向亲近的人诉说衷肠，一吐为快；二是写字。通过练字达到安心调气，气调则脉络自通，心脑舒展。同时练字需要手和神智的精密配合，手的精微活动就是"脑的外化"，在绝虑凝神中以达到自我调节。

（2）慎饮食：脾胃为气血生化之源，又是后天之本。颜老十分重视对脾胃功能的调理，尤其赏识清代著名医学家叶天士"胃以喜为补"的名言。"喜"，就是喜欢的，这里引申为吃了舒服；"补"，补益的意思，这里则理解为能吸收。所以饮食应该以吃了舒服，而且能吸收为宜。如吃了身体感觉不舒适，脾胃不能运化，则食物将无法转化为营养，即使山珍海味也是有弊无益。随着脾胃功能的虚损，气血无以化

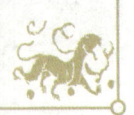

生，身体将日益走向衰老，故颜老不吃过量与不喜之食，也不乱吃补品，以求脾胃健运，每餐必饥，每食必喜。

（3）忌烟酒：吸烟对人体有害无益，故应绝对禁止。烈酒伤身，故饮用不宜过量。酒又有活血通络的功效，常见于药物配方，每日少量饮酒，能利气活血，舒筋通络，促使新陈代谢，延年益寿。

（4）适起居：本着中医天人相应的观点，老年人在生活中应适应自然气候的寒温变化。如冬季早睡晚起，待太阳东升方可起床；春季早睡早起，多多在户外散步。此外，每天沐浴一次，能促使气血流畅，活血化瘀。

（5）节房事：延长性青春也是长寿的重要途径之一。适当的性生活能使老年伴侣生活和谐，不觉老之将至。但房劳过度会损耗老年人本就不足的先天精气，必然影响健康长寿。所以概括起来就是：房事不能绝，房事必须节。

（6）勤运动：形不动则精不流，精不流则气郁。运动是生命活动旺盛的体现，适当的运动锻炼有利于促进气血流畅。颜老说："气血流畅，何患不除？"

（7）常用脑：脑为元神之府，有神则生，无神则死，神弱则病，守神则健。颜老认为，健脑最好的方法便是读书学习，著书立说。除每天的工作学习之外，颜老还坚持每晚临睡前总结一天的工作情况，每晨醒后在脑子里制订新一天的计划，以此不断锻炼大脑功能。学习思考可保持大脑有足够的信息刺激和血液供应，增强大脑的思维判断能力，是防止老年痴呆症的最佳方法。

（8）慎用药：老年人慎用攻伐之药，应以温良和平为主，剂量适当，不宜妄用补法。先哲徐灵胎对老年人也主张慎用补药，以免与气血为难，确具至理。颜老主张"生命在于运动"，常用"桃红四物汤"通气活血，以"青宁丸"通涤肠腑，以通为补，服者身轻体健，常有意外效果。

健康小贴士

颜老曾在《文汇报》发文说道："在春暖花开的季节，呼吸道疾

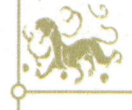

患与肠道传染病最易发生。又值旅游旺季，人口流动增加，疾病较易传播，多采取一些预防措施很必要。"正所谓"上工治未病"，颜老在"非典"肆虐之时提出"扶正祛邪方"，以古方"玉屏风散"为核心加减而成。所谓"玉屏风"，即称赞其功效似抵御风邪的屏障，如玉般珍贵。另加一味贯众，贯众有着良好的消毒作用，对多种病毒、细菌都有抑制作用；再配入橘皮，以起到兼护脾胃，调和诸药的作用。全方扶正、祛邪双管齐下，应用于健康人，能够有效地提高抗病能力，起到预防传染病的作用。

祛邪扶正方

【组成】黄芪20克，白术10克，防风10克，贯众10克，橘皮6克。

【功效】固表益气，解毒散寒。

【主治】气虚体弱，容易感外邪者。

【用法】每日1服，早晚各服1次。连服1周为1个疗程，间隔1周再服1个疗程。10岁以下的儿童药量减半，5岁以下儿童则只用1/4。

颜老还总结了民间的5条春季防病的验方，在此提供给大家，以备选用。

1.贯众10克，泡茶频饮，每日冲泡1剂，连服3~7日。贯众是一味常用的解毒杀虫中药，代茶饮有抗病毒及抑菌的作用。

2.药袋：细辛、白芷、桂枝、苍术等份，研成粗粉，取10克装入纱布袋，缝好袋口，贴身挂在胸襟膻中穴处。袋中药物对人体皮肤、穴位及黏膜产生刺激，并可通过皮肤吸收，药力持久，可长期应用。具有疏风散寒、理气辟秽、活血通络的功能，可预防呼吸、肠道疾病。

3.艾叶、苍术、白芷等份，点燃后放置于密闭的房间内，可用于室内消毒，作用显著。每100平方米的房屋以30克药量为宜，药效可持续7日。

4.蒲公英30克，羌活9克，大青叶30克，煎汤取汁服用，每日2次，连服3日，可治疗感冒发热。

5.多食生姜与醋。江南民间有"晨吃姜，晚服醋，能活九十九"的谚语，多吃姜和醋有健脾胃、御寒冷、预防时病的功效。

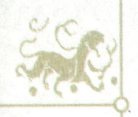

食疗宝库

◎ 归芪麦片粥

【材料】党参15克，黄芪15克，当归10克，甘草10克，丹参12克，桂枝5克，桂圆肉20克，大枣5枚，麦片60克。

【做法】将党参、黄芪、当归、甘草、桂枝、丹参洗净后清水浸泡1小时，捞出加水1000毫升，煎汁去渣，加入麦片、桂圆肉、大枣，共煮成粥。

【功效】健脾养心、益气补血，用于更年期综合征、神经官能症、贫血、月经不调、闭经、水肿、关节疼痛的辅助治疗。

【注意】孕妇及月经过多者忌用，心烦失眠、口腔溃疡、口黏腹满、大便溏泻者忌用。

25 方和谦

法宗伤寒用经方，方氏药膳食为尚

方和谦，1923年12月出生于山东省烟台市，父亲方伯屏是京城十大名医之一。他12岁随父行医，熟读《内经》、《伤寒论》等中医经典名著，19岁开始独立行医。方老行医之路并不顺利，因种种原因在新中国成立的一段时间无法行医，方老做过店员、工人，但谨遵其父"不谋其他职业，仍当业医工作"的遗训，重新学习了西医知识，再次走上了行医之路，也为之后中西医结合工作打下了坚实的基础。

方老精通伤寒，对于《伤寒论》的397篇113方，能倒背如流。然而，他并不以经方派自称，而是主张经方时方合用，效如浮鼓，可谓法宗伤寒而又不拘泥其方。方老提倡"和法"，创制的"滋补汤"、"和肝汤"通过鼓舞正气、扶正祛邪的方法为无数危重病患解除了病痛。方老用药从病情出发，少用贵重之药，简便而价廉，同时注意药味，患者称"方老药味少，味道不难喝，还解决问题"。

方老言：

　　"食疗食养是中国饮食文化与中医药文化相结合的产物，厨师调五味，医生亦调五味，既有共性又有不同之处，对食疗的把握即是将二者巧妙地结合在一起。"

——《市场报》

　　中医讲究药食同源，而且以食为先，《黄帝内经》中曾提出"大毒治病，十去其六；常毒治病，十去其七；小毒治病，十去其八；无毒治病，十去其九；谷肉果菜，食养尽之"，说的就是用药物治疗养生，因为药物自身有着一定的毒副作用，在治疗上常常不能尽其全效，这也就是中医推崇食疗的原因所在。食疗对人体的伤害远低于药物，长期服用不但可以治疗许多顽固的疾病，而且不损伤生活品质，是方老最推崇的方式。

　　但是食疗药膳绝对不是"药+食"这么简单，方老认为饮食和中药必须要有机地进行结合，"从作为膳食的一方面来说，首先应满足食物应该具有的色、香、味、形、触等基本要求；而从作为药的一方面来说，应尽量发挥食物本身的功效，并进行合理搭配，辨证用膳。即使需要加入药物，药物的性味也要求尽量甘、淡、平和、无异味，不能因用药就丢了膳。"只有把食疗药膳变成一种享受，食疗药膳才能真正地被广大消费者接受。

　　正所谓"天饲人以五气，地饲人以五味"，好的食疗之方是将治疗、营养、美味等多者巧妙地融合在一起，让人在治疗的同时有着享受的感觉。

第四章 冬季养生

健康小贴士

◎ **宫廷乌鸡养身汤**

【材料】乌鸡400克，小草鱼250克，生姜25克，天麻15克，沙参10克，党参10克，红枣25克。

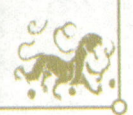

【做法】先将小草鱼宰杀洗净过水，乌鸡宰杀洗净，再将上述材料与各种药材一起放入大汤盅内，加入水隔火炖3小时，加入盐调味即可食用。

【功效】可治疗失眠多梦，有明目提神的功效。

◎ 元宫和中汤

【材料】面粉500克，芝麻500克，茴香100克，盐30克。

【做法】先把面炒熟，把微炒后研成细末的芝麻和小茴香与之混合，加入适量盐，调匀后即可食用。

【功效】补脾健中，散寒祛痛，对脘腹冷痛、脾胃虚弱、食欲缺乏有较好疗效。

◎ 清宫雪耳炖木瓜

【材料】木瓜1个，白木耳30克，北杏10克，南杏15克，冰糖25克。

【做法】木瓜切成小块备用；白木耳洗净，并以清水发泡开与去皮的南、北杏共同放入锅中，加入冰糖，倒入开水，加盖炖40分钟即可。

【功效】滋阴生津，润燥，丰胸。

◎ 明宫桑叶粥

【材料】鲜桑叶30克，新鲜荷叶1张，粳米100克，砂糖适量。

【做法】把桑叶、荷叶洗净后煎汤取汁，去渣后加入粳米，煮成粥，出锅前加入砂糖调匀即可。

【功效】治盗汗头痛、脚气水肿、凉血生发、止咳化痰。

国医大师教养生

方老言：

"（滋补汤）集益肺、养心、健脾、和肝、补肾于一方，所用之药看似平常，实则配伍严谨、立法有度，其专为虚证而设。"

——《方和谦》

方老行医60余年，擅长运用"和法"治疗多种疑难杂病，临证强调"保胃气，存津液"、"先安未受邪之地"，重视脾胃，注重先后天之本之间的关系，以补气血重在补脾，滋阴阳重在益肾为原则，其

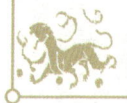
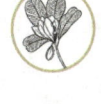

创制的"滋补汤"在对虚劳之证的治疗方面有着出色的疗效和重要的养生保健价值。

◉ 滋补汤

【组成】党参9克，白术9克，茯苓9克，甘草5克，熟地黄9克，白芍9克，当归9克，肉桂5克，陈皮9克，木香5克，大枣4枚。

【服法】水煎早晚服，每日1剂。

"滋补汤"是由中医古方四君子汤与四物汤加减化裁组成，为气血虚弱、五脏虚劳之证而设。方老在此二方基础上去川芎，加官桂、陈皮、木香、大枣4味，使其既保留助阳补气养血和营之功，又加重了培补疏利之力，为补养五脏的基本方。

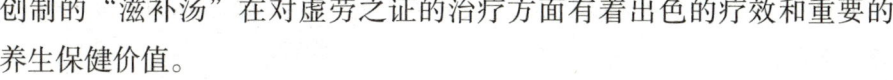

健 康 小 贴 士

方老指出，虚劳是由多种原因所致，以脏腑亏虚为主要病机的多种慢性衰弱证候的总称。起因为外感病邪或是情志不舒化邪所致的气、血、阴、阳的亏耗，其病位主要在五脏。因此在运用"滋补汤"的时候要注意依据五脏虚劳不同的表现，分型加以治疗。

1. 补肺法

虚劳病位在肺，多见于慢性支气管炎、哮喘、肺气肿、肺心病等疾病。肺气亏虚、宣降不利就会导致胸闷气短、咳喘、自汗、易外感等症状的出现。以"滋补汤"基本方加麦冬、白果、杏仁、桔梗、紫苏子、紫苏梗、北沙参等。

另外，"肺为贮痰之器，脾为生痰之源"，通过补脾土，脾健湿运，土生金，而达到补肺气的目的；肺气根于肾，益肾固元亦补肺气。可以适当选择补脾法和补肾法中的药味同用，诸药配合，使肺气得充，宣降得司，咳喘得平。

2. 补心法

虚劳病位在心，一方面见于冠心病、先心病、风心病等心脏疾病。心气亏虚，血不养心，胸阳不振会出现心悸气短、胸背疼痛、神疲脉微

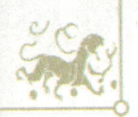

等症状。以"滋补汤"基本方加炙甘草、丹参、栝楼、薤白、麦冬、五味子等。

另一方面，神经衰弱、更年期综合征也是因为心气不足、心神失养所致的，常见失眠、抑郁、惊悸、怔忡等，以"滋补汤"基本方加枸杞子、麦冬、百合、炒酸枣仁、浮小麦等。通过补益气血生化之源，使气血充足，则心神得养、心阳振奋。

3.补肝法

虚劳病位在肝，多见于高血压、中风后遗症等疾病。肝阴不足，虚阳上扰清空，血虚生风，筋脉失养，就会出现头晕目眩、肢体麻木等症。以"滋补汤"加天麻、钩藤、川芎、菊花、鸡血藤等。因"髓海不足，则脑转耳鸣"、"无虚不作眩"。通过补益后天之本，使髓海充足，阴平阳秘。

4.补脾法

虚劳病位在脾，多见于慢性胃肠炎、慢性肝炎、肝硬化等消化系统疾病。脾气虚或肝郁会有纳呆、腹胀腹泻、胁痛等症，以"滋补汤"加焦曲麦、炒谷芽、炒薏苡仁、陈皮、半夏曲或柴胡、郁金等。补中培中，脾健能运化水谷精微，使气血生化之源充足。

5.补肾法

虚劳病位在肾，多见于慢性肾炎、肾衰竭、泌尿系感染、糖尿病、肾病等疾病。肾阴阳虚损会有腰痛、水肿表现。以"滋补汤"加枸杞子、麦冬、杜仲、桑寄生益肾；加车前子、白茅根、萹蓄清热利湿；加藕节、地榆炭止血等。

国医大师教养生

方老言：

　　"保胃气，则脾胃健运，（从而）生化气血，调养肺气，补益心气，和解肝气，充盈肾气，以使五脏安康。"

——《北京中医》

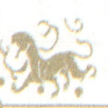

方老指出，如今人们的生活水平日益提高，人们对生活质量的要求也越来越多，脾胃作为人体运化、五脏安康的根本，可以说是养生保健的核心环节。方老给出3点调养脾胃的关键，我们一起来看一看。

1. 注意饮食的调节

饮食是人体气血津液化生之源，但不适当饮食易损伤脾胃。过量饮酒、暴饮暴食、过食寒凉或辛辣等都直接损伤脾胃之气。所以饮食一定要合理搭配，不应有所偏嗜，而且还需注意饮食要有规律，有节制。同时饮食应该因人而异，要根据年龄、身体素质情况、居住环境、气候情况等选择适当的食品搭配。年高体迈者或大病初愈的患者，脾胃功能较弱，应清淡缓补，而不宜用滋腻之品峻补。儿童自制力较薄弱，故家长应掌握孩子的进食量和膳食的搭配，使其养成良好的生活习惯。

2. 注意情志的调节

保持情志的舒畅是维持身体健康必不可少的条件。早在《黄帝内经》中就有这样的论述："虚邪贼风，避之有时，恬淡虚无，真气从之，精神内守，病安从来。是以志闲而少欲，心安而不惧，形劳而不倦，气从以顺。"情绪变化和人体内脏的功能活动密切相关，而脾胃运化功能易受情志异常变动的影响，从而导致疾病的产生。如思虑过度、多愁善感则耗伤脾气，脾运不健，派生多种疾病；又如暴怒、忧郁则伤肝，肝失疏泄则横逆犯胃或克伤脾土。故在养生保健时，要注意调节情志，遇事冷静，不急不躁，不怒不悲。情志的舒畅可使病后体质恢复快且发病几率下降，这在养生中占有很重要的位置。

3. 顺应四时调理脾胃

《黄帝内经》中提出"天人相应"的理论，借此说明人体的气血、阴阳、脏腑功能是随着四时的交替而进行着相应的调节。故顺应四时的变化规律来调理脾胃功能是十分必要的。四时养生的总体原则是"春夏养阳，秋冬养阴"。春季是生命萌发的时令，自然界万物复苏，生机勃勃；夏季是自然界开花结果，生长旺盛的阶段。春季和夏季有着共同特点，即阳气生发，生长之气旺盛。故在此两季要顺应阳气的生发，适

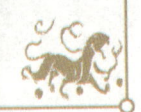

应生发长养的规律。而此时调理脾胃的养生过程也需要充养阳气，具体做法就是调整生活时序，情志舒畅，早睡早起，适当锻炼身体，调节饮食，这样肝脏疏泄通畅，脾胃运化正常，疾无从而起。秋季是自然界万物成熟而收获的季节，冬季是自然界万物进入蛰藏的时令。在秋季和冬季阳气逐渐闭藏，为下一年的阳气生发做准备。故在此两季不宜过度调动阳气，要适当减少活动，平定情志，保暖避寒，适量服用滋补之品。通过顺应四时阳气的消长变化规律来调理脾胃，使脾气健运，气血生化有源，周身气血调和舒畅，方能达到健康长寿的目的。

健康小贴士

脾胃不好的患者如何选择食物是一门学问，下面给大家提供一套适用于胃炎的宜忌食谱，内容如下。

◉ 主食

应以易消化的食物为主。米饭（大米、小米、玉米）是主食的首选，其主要成分是糖类，氨基酸的组成比较完全，容易被人体消化吸收。如喜欢吃面食，以不加碱的面食为宜，如面条、饼、面包等。黏米类食品（如油炸糕、粽子等）容易碍胃，增加脾胃的负担，不宜多吃。更不宜吃酸菜馅饺子。

◉ 蔬菜

平时在蔬菜的食用上也应有所选择，并不是所有蔬菜都适宜常吃、久吃。可以常吃对身体有益的蔬菜：白菜、藕、芹菜、胡荽、粉条、嫩丝瓜、菜花、笋、木耳、土豆、萝卜、冬瓜、黄瓜、茄子、西红柿、石花菜、洋葱、绿豆芽、芋头、豆豉等。不宜常吃的菜有：芸豆、海菜、菠菜、渍菜（酸菜）、韭菜等。禁止食用的有：醉蟹、青椒、辣椒面、大蒜、黄豆芽。

◉ 肉蛋类

由于各种动物的习性及生活环境有所不同，导致其肉质的性味也有所不同。而在饮食上宜食用甘温性平的肉类，避免食用寒凉和偏性太重者。适宜常吃的有：鱼肉、羊肉、鸭肉、猪肉、牛肉及各种蛋类。不适宜吃的有：狗肉、鸡肉、马肉、香肠、火腿、蛇肉、驴肉、腊肉、猪头

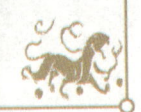

肉以及所有腐败变质的肉类。

◎ 水果

橘子、山楂、白梨等水果适宜常吃。香蕉在便秘时可以适量食之，便溏时禁止食用。苹果、杏等不宜多吃。

当然，除了日常的食物外，一些小零食也是可以适当食用的，如榧子、桂圆、盐槟榔、陈皮梅、香橄榄等。

国医大师教养生

方老言：

　　"椿根皮性味苦涩寒，入胃、大肠经。有燥湿清热、涩肠止泻、固下止带或涩精止遗、驱虫杀虫之功能。"

——《方和谦》

　　椿根皮是苦木科植物臭椿的根皮或干枝，又叫樗白皮。椿根皮在中医看来属于清热燥湿的药物，性寒味苦涩，因此具有收敛固涩、清热凉血的作用，故能起到止带、止泻、止血固经的作用。在临床上常与白芷、白芍、黄柏等药物配合用于湿热所引起的带下病；又可与黄连、黄芩、木香等配合用于湿热痢疾、腹泻等症；在治疗血热所致的月经过多、漏下不止时，常与龟板、白芍、黄芩等同用。此外，用椿树根煎汤外洗，对皮肤疮癣有着较好的效果。

　　方老从他60多年的行医经验中总结出了一套运用椿根皮治疗久病顽疾的心得：

　　（1）椿根皮与香砂六君子汤合用可治疗症见腹痛绵绵，大便每日数次，质稀而黏，或有脓血便的患有慢性痢疾或结肠炎的患者，见效颇快。

　　（2）椿根皮经过蜜制后有收敛的功效，可用于治疗久泻久痢。

　　（3）椿根皮炒黑后可以用来治疗妇女体虚引起的月经过多及产后出血不止。

　　（4）椿根皮药性寒、味苦，脾胃虚寒的患者应慎重选用。

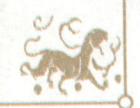

　　小儿的腹泻和成人的腹泻不同，不能单纯地使用椿根皮等加以治疗，这里给大家提供几个治疗小儿腹泻的偏方，以备不时之需。

　　1.苹果泥：取1个苹果，去皮切成片，放入碗内加盖入蒸锅，蒸熟后捣烂成泥，每日3次喂食。可用来治疗小儿消化不良，口渴，腹泻，不思饮食等症。

　　2.鲜姜贴脐：把鲜姜剁成碎末后放在一干净的纱布上，然后将其敷在肚脐上，每日更换。

　　3.马齿苋汤：用100克鲜马齿苋，洗净煎汤，加2小勺红糖，混匀后倒进奶瓶内喝，为1日量。一般来说3日见效，1周痊愈。

　　4.黄瓜羹：取5条黄瓜洗净去瓤，切成条后加少许水煮沸以去掉黄瓜多余的水分，趁热加入100克蜂蜜，调匀至沸腾即可。每天服2～3次，每次2～3条。适宜于小儿夏季发热泄泻症。

　　5.白果蛋：将鸡蛋从上端用小钉扎一个小孔，再将白果（银杏）仁晒干后研成的末装入鸡蛋内。最后把鸡蛋置放烧架上用微火烘烧至熟即可，每天去皮食用1个。适宜于小儿消化不良性腹泻症。

　　6.山药莲苓粥：山药150克，莲子150克，麦芽80克，茯苓80克，大米750克共磨成细粉，加水煮成糊状，用白糖150克调服，每天服3次。有祛湿益脾、止泻和胃的功效，适宜于小儿肠胃功能紊乱，腹泻症。

　　7.砂仁蒸猪腰：将1个猪腰子洗净切成薄片，与3克砂仁末拌匀，加入油、盐等调料后放入蒸锅蒸熟服下。有调中益气、补脾安肾的功效，适宜于小儿脾虚久泻，消化不良等症。

　　8.莲米汤：干莲子20克研成粉末后加入200毫升米汤，煮至150毫升时加少许白糖即可，每天服3次，每次50毫升。适宜于半岁以内小儿腹泻。

　　9.鸡蛋黄烤油：把10个熟鸡蛋黄置于沙锅中用慢火烤，待到油烤出来时随时用勺盛出，剩下的黑色渣滓弃之不用。将烤出的油分3日服完，每天早、中、晚3次服用。轻者一剂即效；如不效再服一剂。

跟国医大师学保健

食疗宝库

⊙ 蕹菜豇豆炖鸡肉

【材料】豇豆200克，蕹菜（即空心菜）200克，鸡1只（约400～500克）。

【做法】将鸡剁成块，与豇豆、蕹菜一道入锅炖熟后加盐、葱等调料即成。

【功效】补肾、健脾、利水，适用于肾脾气虚而致头晕膝酸、神疲乏力、水肿、小便白浊、食欲缺乏等症。

26 张 琪

肾病非独察阴阳，虚实辨清消补当

张琪，1922年12月出生于河北省乐亭县，在曾祖父的影响下，很小就对中医产生了浓厚的兴趣，后考入哈尔滨汉医讲习所。张老虽未拜过什么名师，但凭着对中医的热爱和反复的钻研，不到40岁就成了"黑龙江省四大名医"之一，至今已88岁，仍未脱离临床，坚持出诊。

20世纪60年代，肾病作为中西医共同的难题，严重威胁着人民群众的生命和健康，张老迎难而上，从仲景伤寒、金元四大家以及叶氏温病学术中汲取思路，古方新用，运用多元化思想，以多靶点大方复治法治疗急慢性肾炎、血尿、慢性肾衰竭，获得了极佳的临床疗效。

张老多次带头联名致信国家领导人，为中医争取政策和支持，可谓是一生都在为中医的发展而奔走。他还在年事已高之时，带徒收徒，以求中医学术能得以传承。

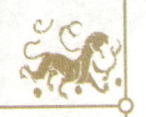

国医大师教养生

张老言：

"《内经》谓：'肾者，主蛰，封藏之本'，内寓元阴元阳，故为先天之本，肾病虚损虽有阴虚阳虚之别，但阴阳互偎，久病常易相互累及，即'阳损及阴，阴损及阳'，转而变为阴阳两虚，乃肾病虚损常见之候，故治虚损及慢性消耗性疾病等，必须注意阴阳两伤，治疗须滋阴扶阳兼顾，既可促进生化之机，而又避免互伤之弊。"

——《张琪老中医临证备忘录》

张老从《黄帝内经》中"阴阳应象大论篇"中的"年过四十，而阴气自半也，起居衰矣，年六十，阴痿，气大衰"提出："肾虚是虚劳早衰的基本病理基础，肾虚与衰老密切相关。"肾作为水火之脏，以阴阳为基，在阴阳互根和互相消长的基础上构成了生命动力，即所谓"肾气"。人体在生、长、壮、老的过程中必然不断地消耗肾气，消耗过重而出现衰老的症状。

这里给大家举一个张老曾经治疗肾阴阳两虚所致衰老的验案：一男性患者，45岁，素来身体弱，易患病，近半年来经常头晕目眩，睡眠很少而多梦，常梦与女子交，时有遗精，经常感到精力不支，腰酸腿软，腰腿冷，脱发严重，性欲减退，健忘，胸憋气短。张老认为，这是肾阴阳两虚，封藏失职，精髓匮乏所导致的，因而以培补肾元，固精益髓为治疗大法。

【组成】熟地黄100克，山茱萸50克，山药50克，菟丝子30克，枸杞子30克，仙灵脾30克，仙茅30克，鹿角胶30克，人参50克，附子30克，肉桂30克，冬虫夏草20克，巴戟天20克，肉苁蓉20克，天冬20克，蛤蚧1对，龙骨30克，牡蛎30克，酸枣仁50克，甘草30克，黄芪100克。

【用法】诸药碾为细末，炼蜜为丸，每丸重10克，每次服1丸，每天服2次。

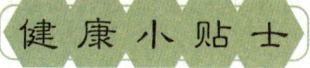
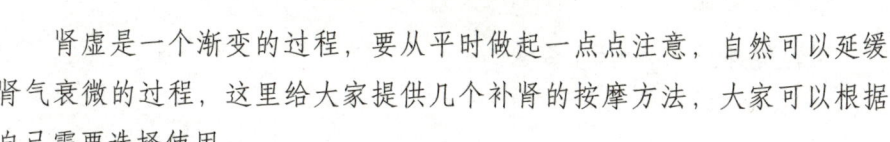

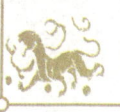

肾虚是一个渐变的过程，要从平时做起一点点注意，自然可以延缓肾气衰微的过程，这里给大家提供几个补肾的按摩方法，大家可以根据自己需要选择使用。

腰部按摩操

腰部的按摩有两种方式：

揉腰眼

【做法】两手自然握拳，分别放至两侧腰部，用两拇指的掌指关节突出部位按摩腰眼，向内做环形旋转按摩。按摩力度逐渐加大，直至腰眼处有酸胀感。早、中、晚各1次，每次按摩10分钟左右。

【功效】中医认为腰眼为肾所居之处，常做腰眼按摩，可达到温肾固阳、畅达气血的作用，可防治中老年人因肾亏所致的腰肌劳损、腰酸背痛等症。

擦腰肌

【做法】取端坐位，松开腰带，宽衣，两手掌相互摩擦至手心发热后，分别放至两侧腰部肌肉丰厚处，手掌要紧贴于腰部皮肤，均匀地上下按摩腰部，至腰部感觉发热为止。早晚各1遍，每遍200次左右。

【功效】腰为肾之府，此运动可温通肾阳、补肾纳气，对肾不纳气的久咳有较好的疗效。

涌泉按摩法

【做法】临睡前用稍热的水泡脚10分钟左右，擦干脚后用手互相摩擦至发热，以右手心按摩左脚心，再左手心按摩右脚心，以搓至双脚心发热为宜，每次100下以上。

【功效】涌泉是肾经的第一个穴，是肾气最先出于体表的地方，经常按摩涌泉穴，可益精补肾，强身健体，防止早衰。同时涌泉穴还可以引浊气下行，具有舒肝明目、促进睡眠和降血压的作用，对肾亏引起的头痛、眩晕、咯血、鼻塞、失眠、耳鸣等有一定的疗效。手心的劳宫穴是心包经的重要穴位，手脚心相互按摩还起到交通心肾的作用，可治疗

第四章 冬季养生

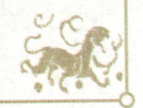

中老年人因肾虚而心火过旺引起的虚热和失眠症状。

强肾健身操

强肾健身操一共有5个姿势。

【做法】

（1）取坐位，两腿自然下垂，两臂自然下垂，先缓缓左右转动身体各3～5次，转动时不宜俯仰，要保持躯干正直。然后两脚向前摆动10次左右，摆动的过程中全身放松，同时保持身体的直立，动作要自然、缓和，可根据个人体力，酌情增减摆动的次数。此动作同时锻炼了腰部和膝关节，有益肾强腰的功效，常练此动作可补益肾气，对老年人骨质增生的预防有益。

（2）取端坐位，全身放松，调匀呼吸。两腿分开与肩同宽，足尖朝向前方，双手屈肘侧举，手指伸向上，与两耳平。然后，一边吸气一边双手缓慢上举，以两肋部感觉有所牵动为度，随后一边呼气，一边缓慢复原。注意全程动作宜缓、呼吸宜匀，且力不宜过大、过猛。连续做3～5次为1遍，每日可酌情做3～5遍。

（3）取端坐位，全身放松，调匀呼吸。左臂屈肘90°，横放于两腿上；右臂屈肘，手掌向上，做向上的抛物动作，手上抛时吸气，复原时呼气。注意动作要均匀，可略快但不宜过猛，每日做3～5遍。

（4）自然站立，两脚并拢，双手交叉上举过头，掌心向上；然后缓缓弯腰直至双手触地（不能触地则以感觉腿后面有明显拉伸感为度）；再下蹲，双手抱住膝盖，默念"吹"字，但要注意不可发出声音，连续做10遍即可。默念"吹"字是常用的可以补肾固肾的呼吸方法，在操作时切忌发出声音，配合肢体运动，动静结合，能取得更佳的锻炼效果。此方法的运动量较大，全身均可得到锻炼，有固护肾气的作用。

（5）动作及操作要点同腰部按摩操的"擦腰肌"。

【功效】不但有舒活筋骨、通畅经脉的功效，也能使气归于丹田，对年老体弱者有辅助恢复的作用。还能够温肾健腰，具有温肾强腰、舒筋活血等作用。常练上述功法，有补肾、固精、壮腰膝、通经络的作用。

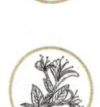
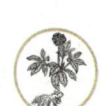

国医大师教养生

张老言：

　　"血尿的病因病机较复杂，热邪为患是其主要病因，但临床中血尿患者常以表里同病，瘀热互结、寒热虚实夹杂等情况兼夹出现。因此，在临床治疗中不可拘于一法一方，应灵活变通，随证立法。"

　　　　　　　　　　　　　　　——《张琪临证经验荟要》

　　血尿是临床上一个常见的症状，泌尿生殖系统以及周边乃至全身的疾病均可见到血尿。而其中90%以上的血尿患者是由泌尿系统疾病引起的，因此血尿在泌尿系统疾病中有着极为重要的意义。而张老在临床上治疗血尿，通过辨证设立了8种治法，在此分别给大家加以介绍。

1. 清热利湿解毒止血法

【症状】尿色鲜红或黄赤，有大量红白细胞，尿道感到灼热疼痛。

【用药】白花蛇舌草50克，蒲公英30～50克，金银花30～50克，大黄7.5克，生地黄20克，萹蓄15克，瞿麦15克，车前子15克，滑石20克，小蓟50克，白茅根30克，甘草15克。

2. 疏风清热利湿解毒法

【症状】尿色鲜红或如浓茶色，伴有恶寒发热，尿频、尿急、尿痛，肢体酸痛。

【用药】柴胡20克，生石膏50～100克，白花蛇舌草50克，金银花50克，连翘20克，蒲公英30克，瞿麦20克，大黄5克，生地黄30克，玄参20克，甘草10克。

3. 泻热逐瘀凉血止血法

【症状】尿色紫或如酱油色，伴有排尿涩痛不畅，便秘，手足心热，小腹胀，或兼有咽痛，扁桃体红肿。

【用药】大黄7.5克，桃仁20克，小蓟30克，白茅根30克，生地黄20

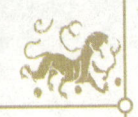

克，侧柏叶20克，栀子10克，蒲黄15克，桂枝10克。

4．益气阴利湿热止血法

【症状】血尿反复不愈，伴有气短心悸，腰膝酸软，周身乏力，咽干口燥，手足心热。

【用药】黄芪30克，党参20克，麦冬20克，地骨皮15克，白茅根50克，茯苓20克，生地黄20克，车前子15克，小蓟50克，甘草15克。

5．益气清热凉血止血法

【症状】血尿日久不愈，伴有身热不退，午后尤甚，气短乏力，尿道灼热，精神疲惫。

【用药】黄芪30克，党参20克，黄芩15克，生地黄20克，赤芍20克，侧柏叶20克，茜草20克，白茅根30克，甘草10克。

6．滋阴补肾降火法

【症状】血尿日久不愈，伴有手足心热，心悸气短，头晕耳鸣，腰酸膝软，尿色黄赤。

【用药】熟地黄20克，山茱萸15克，山药15克，茯苓15克，丹皮15克，泽泻15克，知母10克，黄柏10克，龟板20克，地骨皮15克，女贞子20克，旱莲草15克，甘草15克。

7．温肾清热利湿止血法

【症状】尿血伴有尿淋漓不尽或排尿不畅，小腹冷凉，腰腿酸痛。

【用药】茴香15克，附子7.5克，桂枝15克，公英50克，白花蛇舌草50克，竹叶15克，白茅根30克，小蓟40克，熟地黄20克，旱莲草20克，甘草10克。

8．健脾补肾益气摄血法

【症状】尿血日久不愈，伴有腰酸腿痛，倦怠乏力，四肢不温，尿色淡红，面色萎黄。

【用药】红参15克，黄芪30克，白术15克，熟地黄20克，山药20克，菟丝子15克，茯苓20克，泽泻15克，龙骨20克，牡蛎20克，海螵蛸20克，茜草15克。

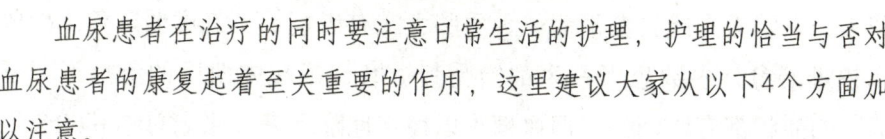

健 康 小 贴 士

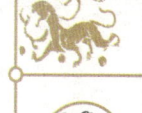

血尿患者在治疗的同时要注意日常生活的护理，护理的恰当与否对血尿患者的康复起着至关重要的作用，这里建议大家从以下4个方面加以注意。

1.在饮食方面，血尿患者不宜吃辛辣刺激性食物，如辣椒、大葱、芥末、韭菜、白糖等；温热性食物、油腻煎烤食品及海腥发物也应该少吃，以防热迫血行，导致血尿加重。可适当多吃一些有清热凉血、止血作用的食物，如冬瓜、荸荠、鲜藕、西瓜、马兰头、荠菜、绿豆、蚕豆、柿饼、莲子、红小豆等。含丰富维生素C和维生素P的果品亦可多吃，如橘子、苹果、梨等。

2.血尿患者还应该大量饮水或吃含水量多的水果，如西瓜等。这样可以增加尿量，加速代谢废物的排出，同时还有防止血块形成、阻塞尿道的作用。

3.在做出明确诊断前，血尿患者，特别是有肉眼血尿的患者，应该绝对卧床休息，避免激烈的运动。如血尿是由泌尿系统结石引起，并伴有肾绞痛者，可在原地做蹦跳动作。通过对结石的上下震动作用，可促使其排出，继而疼痛和血尿可得到缓解。

4.如果可以判定出血部位为肾脏、膀胱或尿道之一，可分别在该器官对应的体表部位（肾脏在腰部，膀胱在下腹部，尿道在会阴部）放置冰袋或敷冷水毛巾。通过冷敷作用可收缩局部血管，有利于止血，使出血减轻。

国医大师教养生

张老言：

"消渴病日久，经过中西药物治疗，常不具备'三多'症状，但血糖、尿糖不减，甚至血糖、尿糖甚高……宜用益气滋阴、补肾润肺之剂治疗，多能取效。"

——《当代名医临证精华》

第四章 冬季养生

225

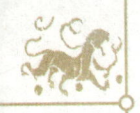

糖尿病在中医里被称为消渴病，临床主要有三消（也称三多）症状——多饮、多食、多尿，且多数患者伴有不同程度的少言懒气、倦怠劳累、虚胖无力或日渐消瘦、舌质胖大或有齿痕等正气虚弱现象。糖尿病较难治愈，多数患者一生都饱受其折磨，虽在中西医的治疗下"三消"的症状都有所消失，但血糖难以稳定地降下来，张老总结其60余年的临床经验提出："（糖尿病）宜用益气滋阴、补肾润肺之剂治疗。"并创制了"益气滋阴饮"，用之效果颇佳。

◉ 益气滋阴饮

【组成】黄芪50克，人参20克（或党参30克），玉竹25克，生地黄30克，山药20克，枸杞子25克，天冬25克，菟丝子10克，女贞子20克，玄参20克。

【加减】口渴身干痒者，可加入熟地黄、麦冬、天花粉、覆盆子、牡丹皮等滋补肾阴之药；多尿、畏寒者，可加入附子、肉桂等以温肾中阳气。

健 康 小 贴 士

虽然糖尿病患者在饮食方面有着诸多的限制，但是这里几个药膳方子不但口味不错，更有助于糖尿病患者的恢复，不妨加以选用。

◉ 黄芪鲈鱼煲

【材料】新鲜鲈鱼1条，黄芪30克，鲜香菇50克，胡萝卜20克，红枣20枚，食盐、生姜、葱花各适量。

【做法】鲈鱼除去内脏、鱼鳞及鱼鳃，洗净备用；香菇洗净切块；胡萝卜洗净切片。先把红枣掰开和黄芪同放入水中煮沸，再放入切好的胡萝卜及香菇，待汤再次烧开之后，再放入鲈鱼小火慢炖，出锅前添加适量的盐、生姜及葱花调味即可。

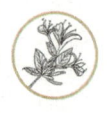

【功效】黄芪有托毒排脓、生肌敛疮的功效，而鲈鱼含有丰富的优质蛋白，有利于伤口的愈合，二者同食，对糖尿病患者伤口难以愈合的症状有很好的调理作用。

◉ 下消双耳汤

【材料】精瘦肉100克，黑木耳20克，白木耳10克，枸杞子10粒，食盐、嫩姜、葱各适量。

【做法】瘦肉洗净切丝，放入适量水中烧开，加入泡发好的黑木耳，待汤再次沸腾后再加泡发好的白木耳，继续煮开10分钟，放入枸杞子和适量的姜、盐及葱花调味即可。

【功效】下消为因肾虚导致的糖尿病，这道药膳是专门为肾虚型糖尿病患者设计的。黑木耳、枸杞子均有很好的补肾作用，同时也对高血压的治疗有一定的帮助；白木耳有益气生津的功效，对糖尿病口渴症状有所改善。

◎ 聪耳明目粥

【材料】覆盆子、菟丝子各10克，枸杞子、山药各20克，优质大米50克。

【做法】把菟丝子、覆盆子加适量水煎煮出汤汁备用。白米洗净，入锅中熬成粥，煮至粥黏稠时加入煎好的汤汁，混匀后盖上锅盖用大火继续熬煮，沸腾后添加枸杞子及山药，并改用小火煮开即成。

【功效】随着糖尿病病程的延长，糖尿病患者视网膜病变引发的视力退化给很多人带来困扰，聪耳明目粥可壮阳补精、健脾益肾，能有效治疗糖尿病视力减退及老年人耳聋。此粥不仅适合糖尿病患者长期食用，也适合青少年视力保健。

◎ 参须知母茶

【材料】知母30克，参须半束。

【做法】电热水壶内加入适量水煮沸，再放入参须、知母，稍候片刻即成。

【功效】参须益气生津，知母止咳润燥兼以清热，非常适合口干舌燥的人饮用。

◎ 乌梅玉竹茶

【材料】玉竹、麦门冬、北沙参、石斛各15克，乌梅5颗。

【做法】在水壶中加入适量的水，再将各项药材一一放入壶中煮沸即可。

【功效】乌梅玉竹茶具有生津止渴的作用，其中的玉竹益胃生津并兼有补益作用，麦门冬、北沙参能滋阴润燥，石斛滋阴清热，加之乌梅酸甘生津，此茶对糖尿病患者口渴有着很好的治疗作用。

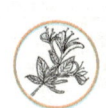

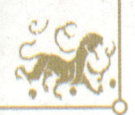

食疗宝库

⊙ **银花芦根粥**

【材料】鲜金银花40克，鲜芦根150克，鲜白茅根150克，粳米200克。

【做法】将鲜金银花、鲜白茅根、鲜芦根水煎取汁。粳米淘洗干净，加入药汁和适量清水，煮成稀粥。

【功效】清热解毒、滋阴生津，适用于丹毒伴红肿热痛、口渴喜冷饮、大便干、尿黄等症的辅助治疗。

【注意】痛处不红不肿，身体虚寒者不宜食用。

27 何 任

仲景医圣亦养生，金匮方中来取经

何任，1921年生于浙江省杭州市的一个中医世家，父亲何公旦是当时的江南名医。自幼的家庭熏陶，促使何任考入上海新中国医学院学习中医，毕业后适逢江浙一带疫病流行，年轻的何任以沉稳的态度，精湛的医术，挽救了无数危重患者的生命。

何老对仲景医术研究造诣极深，董建华院士曾提出"南何北刘"的说法，曾被誉为"中国研究《金匮要略》第一人"，主编的《金匮要略校注》成为现代校注《金匮要略》的最权威版本；临床上，何老善治疑难重症，常以"经方"出奇效，又提出"不断扶正，适时祛邪，随证治之"的肿瘤治疗12字原则，运用扶正祛邪法指导遣方用药，并屡获奇效。

何老对于养生，亦有许多独到的见解，无论是饮食补养还是音乐休闲，都是他长寿的秘密。

跟国医大师学保健

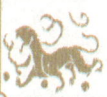

何老言：

"余治痛经，不主张分型太繁。首先应辨清虚、实……虚证痛经大多属于功能性者为常见，中药之治愈率较高……治痛经基本方为《金匮要略》当归芍药散加减。"

——《妇科述略（之二）》

痛经困扰着很多女性，想要摆脱却又无能为力，面对痛经，每位女性都有本难念的经。但是要想借助中医对其进行治疗，我们要先辨清虚实。何老认为按照虚实，痛经可分为原发性痛经和继发性痛经两种。原发性痛经是指从有月经初潮就有的腹痛，常是实证，而继发性痛经则是成年后才出现的腹痛，多为虚证。原发性痛经的原因为子宫口狭小、子宫发育不良或经血中带有大片的子宫内膜。继发性痛经的原因，多数是疾病造成的，其病机有气滞血瘀、寒湿凝滞、气血虚弱、肝肾亏损等。

何老认为，对于原发性痛经，中药治疗效果一般，但是对于继发性痛经，中药的疗效就十分显著。在临床治疗上，《金匮要略》中所载的当归芍药散是何老的基本方，根据患者寒、热、虚、实不同的体质，辨证加减。

与此同时，何老指出，因淤血明显而喜热者，就是月经血块较多，身畏寒喜暖的证型，则应选用少腹逐瘀汤，往往能收到明显之温经、止痛、逐淤的效果。

当归芍药散

【组成】当归9克，芍药18克，茯苓12克，白术12克，泽泻12克，川芎9克。

【用法】上六味，杵为散。每服6克，温酒送下，每日3次。

【加减】体虚者加入黄芪、川断；气滞者加入木香、川楝子、川芎；畏寒体冷者加入木香、小茴香、苏梗；面热红赤者加牡丹皮，把白芍换成赤芍；血瘀者加蒲黄、五灵脂。

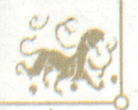

少府逐淤汤

【组成】小茴香（炒）7粒，干姜（炒）0.6克，延胡索3克，没药（研）6克，当归9克，川芎6克，官桂3克，赤芍6克，蒲黄9克，五灵脂（炒）6克。

【用法】水煎服，每日1剂，分早晚服。

健 康 小 贴 士

人们现在生活节奏快，可能没时间煎药，我们在这里再给您介绍几种按摩治疗痛经的小方法。

1. 揉小腹

【位置】肚脐以下，耻骨以上的部位。

【方法】双手重叠置于小腹中间，以顺时针方向慢慢按揉5分钟。

【功效】可增加小腹血液运输，有调经止痛的作用。

2. 揉太冲

【位置】在脚大趾与二趾之间。

【方法】用双手拇指的指腹揉捻对侧太冲穴，以有酸胀感为宜，1分钟左右即可。

【功效】有疏肝止痛的作用，可以治疗气郁痛经。

3. 揉三阴交

【位置】在小腿内侧内踝上三横指，胫骨后方。

【方法】用双手拇指指腹揉按对侧三阴交穴，以有酸胀感为宜，1分钟左右即可。

【功效】有交通心肾、引火下行的作用，可以说是妇科病的"圣穴"。

4. 揉子宫穴

【位置】子宫穴位于脐下一横掌，左右旁开四横指。

【方法】用双手食指、中指同时按压住双侧子宫穴，加以点揉，以有酸胀感为度，坚持5分钟即可。

【功效】可以直接刺激女性生殖器，有理气止痛、活血化瘀的作用。

国医大师教养生

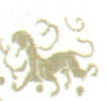

何老言：

　　"中医学对茶叶的药用记载多且评价高……古代医家认为茶叶有治痢、明目、降火、解毒、益思、清热、消暑、消食、利尿、强心、少卧等功效，这些都为现今医学实践所证明。"

　　　　　　　　　　　　　　——《长寿有道：名老中医谈养生》

　　养生保健，不只是滋补方药与生活起居，还要从一酌一饮做起，尤其是茶疗，何老有着自己独到的见解。何老指出，老年人多是阴虚内热的体质，所以养阴清热是老年人养生的准则，而茶叶属于清热之品，常饮多有裨益。

　　何老提到雨前茶，比如说西湖龙井，对老年人最为适宜。雨前茶甘寒无毒，香味鲜醇，"得先春之气，寒而不烈，消而不峻"。因此如果能有规律地适量饮之，许多虚热病症就能在品茗谈笑中消失，并能改善阴虚内热的体质，对祛病延年将会起到一定的作用。以下几种茶疗养生方，可根据各自的需求分别加以选择。

　　（1）金银茶：茶叶2克，金银花1克，沸水冲泡后饮。可清热解毒，防暑止渴，对夏季发热、疖肿、肠炎有效。

　　（2）盐茶：茶叶5克，食盐1克，开水冲泡10分钟后饮用。具有明目消炎、化痰降火、利咽的作用，可治牙龈发炎、咽喉肿痛、伤风微咳、双目红肿等病症。

　　（3）枣茶：茶叶5克，开水冲泡10分钟后，加入用10枚红枣捣烂的枣泥即可。具有补虚健脾的作用，特别是对小儿夜尿、不思饮食有较好的作用。

　　（4）蜜茶：茶叶5克，开水冲泡10分钟以后，待水温时冲入蜂蜜5毫升即可。具有滋阴养血、润肺益肾的作用，可治疗体虚、神疲乏力、脾胃功能差及便秘等。

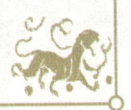

（5）橘红茶：橘红6克，绿茶5克，用开水冲泡，可冲3～5次，随饮。具有理气止咳、润肺消痰的作用，可治疗咳嗽痰多的病症。

（6）醋茶：茶叶5克，水冲泡5分钟，滴入陈醋1毫升。可活血化瘀，和胃止痢，治牙痛、跌打伤痛等症。

健康小贴士

现在社会，许多人偏爱高盐高油饮食，大都有高血压、高血脂。药茶则是一种很好的长期调养手段，可于不经意间改善血压、血脂，起到养生保健的作用。

⊙ 降压茶

【材料】山楂叶15克，绿茶5克。

【制法】把山楂叶洗净晒干研成粗末后装入棉织袋中，用棉线封口后与绿茶共同置于杯中，用沸水冲泡，闷10分钟即可。

【用法】代茶饮，一份药可冲4～6次。

【功效】清热解毒，祛瘀降压。

⊙ 降脂茶

【材料】决明子3克，荷叶10克，乌龙茶8克。

【制法】先把决明子炒干，再把荷叶切成细片。与乌龙茶一同放入杯中，用开水冲开后闷10分钟即可。

【用法】代茶饮，一份药可冲4～6次。

【功效】清热降脂，疏肝化痰。

国医大师教养生

何老言：

"中国民族音乐能使人心除烦忧，消块垒，宽胸怀，坚意志，心情畅爽；身则清头目、舒肝隔、健脾胃、和气血，实为养生之良法。"

——《浙江日报·养生与民族音乐》

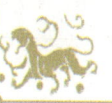

养生有许多种方法，何老说："音乐与健康亦是有着紧密的关系，而民族音乐对养生有益的作用尤为明显。"何老喜欢听民族音乐，特别是中华民族乐器演奏的广东音乐和江南丝竹。何老指出，音乐是抒发感情的，我国传统的丝竹、管弦民族音乐，具有清、微、淡、远的特点，使人有雅重的感觉，正是这种感受有益于人们的健康。

音乐养生，亦有其法，何老说："琴的风格技巧，称为琴德；琴的运用形象构成的意境，称为琴境；琴的思想感情，人物性格，称为琴道。"要将琴的德、境、道三个方面都表现出来，那对抚琴本人和听琴人的身心都大有益处。

何老特别爱听的是《春江花月夜》。从他十五六岁时听到如今耄耋之年，真可谓是百听不厌。何老说："它让我身心受益很大。当我忙时，心烦意乱时，抽时间听一两遍《春江花月夜》，就自然而然地轻松起来，头脑格外清新……"

健康小贴士

我们在《黄帝内经》中五音五行配五脏的思想指导下，为大家选择了五首古乐，让大家在优美的音乐声中调和五行，重获健康。

曲名《胡笳十八拍》

【曲解】肝顺以木气练达为佳，《胡笳十八拍》这首曲子中属于金的商音元素稍多，恰好可以起到克制体内过多而郁滞的木气的作用。与此同时，曲中婉转地配上了属于水的羽音，木得水助，可以很好地被滋养，以更加柔软和顺畅。

【适用证】口苦，痛经，抑郁，易怒，胆小，眼部干涩，乳房胀痛，舌边部溃疡，容易受惊吓。

【五音解】角调，即是简谱中的"3"。角调式乐曲给人以大地回春、生机盎然、万物萌生的感觉，其曲调亲切爽朗，有"木"的特性，入肝经。

【最佳时间】19～21时。这段时间是一天中阴气最重的时间，一方面可以克制旺盛的肝气，以免气郁化火，另外可以利用这个时间旺盛的

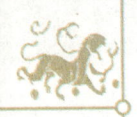

阴气来滋养肝阴，使肝脏阴阳平衡、调和。

曲名《紫竹调》

【曲解】心气以平和为佳，这首曲子中，大量运用属于火的徵音和属于水的羽音相互配合，补火又可使心气不至于过凉，补水可以使心火不至于过旺，如此水火既济利于心脏功能的正常运转。

【适用证】失眠，心慌，胸痛，烦躁，心胸憋闷，舌尖部溃疡。

【五音解】徵音，即是简谱中的"5"。徵调式乐曲给人以活泼轻松，热烈欢快的感觉，能形成一个层次分明、性情欢畅的气氛，有"火"的特性，入心经。

【最佳时间】21～23时。中医对睡子午觉最为讲究，因此一定要在子时（23时）之前把心气平和下来，所以这个时间听最合适。

曲名《十面埋伏》

【曲解】脾气以温和为佳，这首曲子中大量运用了比较频促的徵音和宫音，对脾胃能起到充分的刺激作用，在乐曲的刺激下，可促使其有节奏地对食物进行消化和吸收。

【适用证】面黄，腹胀，便稀，肥胖，疲乏，口唇溃疡，月经量少色淡，胃或子宫下垂。

【五音解】宫音，即是简谱中的"1"。宫调式乐曲给人以悠扬沉静，淳厚庄重的感觉，像"土"般宽厚结实，入脾经。

【最佳时间】在进餐与餐后的1小时内欣赏最佳。

曲名《阳春白雪》

【曲解】肺气以滋润为佳，这首曲子曲调高昂，大量运用了属于土的宫音和属于火的徵音。宫音有助于长肺气，徵音有助于平衡肺气，再加上一些属于肺的商音，可以通过音乐把肺从里到外梳理一遍。

【适用证】咳嗽，鼻塞，气喘，容易感冒，咽部溃疡疼痛，易出汗。

【五音解】商音，即是简谱中的"2"。商调式乐曲给人以高亢悲壮、铿锵雄伟的感觉，有"金"的特性，入肺经。

【最佳时间】15～19时。这个时间段太阳开始西下，归于西方，这

是金气最重的地方，与此同时，人体内的肺气在这个时段亦是比较旺盛的，随着曲子的旋律，内外相应，事半功倍。

曲名《梅花三弄》

【曲解】肾气以蕴藏为本，这首曲子通过舒缓合宜的五音搭配，又有沉降之功，可将五行互生运转产生的能量源源不断地输送到肾中。

【适用证】尿频，腰酸，面色暗，性欲低，清晨腹泻。

【五音解】羽音，即是简谱中的"6"。羽调式乐曲给人以凄切哀怨，苍凉柔润，风格清纯，如天垂晶幕、行云流水的感觉，有"水"的特性，入肾经。

【最佳时间】7～11时。这段时间是大自然阳气生长的时候，人和大自然相互影响，体内的肾气也在生长，通过大量运用属于金性质的商音和属于水性质的羽音的融洽搭配，可以起到促使肾中精气的隆盛的作用。

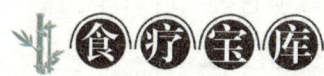

食疗宝库

⊙ 当归生姜羊肉汤

【材料】羊肉100克，生姜10片，当归10克，黄酒10毫升。

【做法】羊肉、生姜、当归、黄酒同放入锅内，加入清水适量，武火煮至烂熟，再加入盐、味精调味。

【功效】本方乃是《金匮要略》中妇科保健要方，功在温脾养血，适用于虚寒证，症见月经后期颜色淡、经量少、质稀，伴有怕冷、小腹隐痛，手按可使疼痛减轻。

【注意】每日1剂，月经前连续服用3～5剂；羊肉不宜与半夏、菖蒲、朱砂同用；腹中胀满、大便黏腻、腹泻腹痛拒按者，不可加当归。

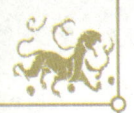

28 李振华

应天随时可长寿，调胃护脾为养生

李振华，1924年出生于河南省西部的洛宁县，父亲李景唐为当地名医。李振华自幼在父亲的"广济堂"帮父亲抓药，可以说是闻着药香长大。在16岁时，豫西大旱，霍乱流行，李振华放弃了高中的学习，回家跟父学医。后在1950年以第一名的成绩获得中医师开业执照，成为县医院唯一的中医。

李老行医60余年，坚持以"勤、行、精、博、悟"指导临床与教学，在治疗以心脾为核心病机的内科杂病方面有着独到的见解，在继承名医李东垣"内伤脾胃，百病由生"的基础上，提出"因虚致实，因实致虚，虚实交错"的病机理论和"脾宜健，肝宜疏，胃宜和"的治疗原则，20年间治愈了近千例萎缩性胃炎患者。

国医大师教养生

李老言：

"与四时节气协调，与天和；情志安宁，与气血和；动静合一，形神合一，与自身和；饮食有节，与脾胃和；益肾固精，全真养形，与神和。"

——《中国中医药报》

李老已经86岁高龄，行医也有64年了，但他真正重视养生是始自60岁前后的接连三次大病。李老通过总结行医经验与结合中医典籍，提出了"五和养生法"，并坚持行之，很快恢复了健康，重新投入到临床工作中去。下面便给大家介绍一下李老的"五和养生法"。

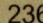

跟国医大师学保健

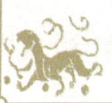

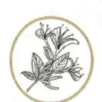

1．天和

天和强调的是与四时节气的协调。李老指出，为适应生存，人类通过进化练就了随四季气候变化而进行生命机能调整的技能，即所谓"天人合一"或"天人相应"。中医学理论根据四时气候变化的特点，把四季划分为风、寒、暑、湿、燥、火六气。如果这六种气候变化程度太过，则成为外来的病邪之气，中医称为"虚邪贼风"或"六淫"，这些邪气就会损伤机体从而导致疾病的发生；六淫之气在直接损伤人体的同时，还帮助了细菌和病毒侵入人体，从而导致传染性疾病的大面积发生，中医称为"时疫"，多累及幼儿及年老体弱之人。因此，李老提出年老体弱者，要做到"早卧晚起，必待日光"，冬季不宜过早起床进行户外活动，当太阳升起时方可出行。在三九天时，要注意保护身体内的阳气，活动多选择在室内，以防止阳气为外寒所伤。而三伏天时，要及时避暑，同时也要避免贪凉。总而言之，要根据自然环境的变化调节起居活动，保持规律的生活，避免受寒和伤暑。

李老还有一套按摩的方法可以增强鼻黏膜抵抗外邪的能力。

【穴位】迎香，风池。

【操作】揉按两穴各80次，每天早晚各1次。

2．气血和

中医强调情志对健康的影响，而在李老看来，情志的安宁与否直接关系到体内气血的流通能否安和。喜、怒、忧、思、悲、恐、惊，中医谓之"七情"，人为血肉之躯，自然有情，切不可太过太盛，任意一种情志表现太过，均可使人气血失调、脏腑功能紊乱，从而导致疾病的发生。人暴怒伤肝、惊恐伤肾、过悲伤肺、过喜忧伤心、思虑过则伤脾。李老指出虽然在日常生活中七情变化在所难免，但只要培养广泛的兴趣爱好、提高自我修养、遇事不急躁、为人宽宏大量、不计较恩怨得失，处世乐观豁达，就能获得平和的心境。气血调和，情志舒畅，乃健康长寿的重要前提。正如《黄帝内经》所言："志闲而少欲，心安而不惧，形劳而不倦，气从以顺，各从其欲，皆得所愿。美其食，任其服，乐其俗，高下不相慕。"

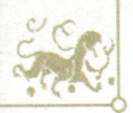

3．自身和

中医学认为动静结合，形神合一，才能收到养生效果。动则练形，静则养神。诸如各种拳术、五禽戏、八段锦等都体现动静结合之法。李老有着自己的一套动静结合的形神锻炼方法。

起居有常，清晨慢走千步以上。冬季慢走必待日光，冰冻时需在室内慢走。

聚精会神练书法。练习书法应以楷书为主，一笔一画，一丝不苟，使人心静、神安、志定，既陶冶了情操，也活动了肢体，达到形神受益。

做气功，深呼吸至丹田，增强脏器活动，通畅气血，大脑入静以养神。

早晚按摩大小眼角瞳子髎、睛明穴，以保护视力防老视；每日睡前和起床时，常用手指揉搓百会穴及头面部，以促进头面部血液循环；两手按头向后用力揉搓，以稳定血压；揉搓涌泉穴、膻中穴以补肾、强心、健脑；揉搓听宫、耳门穴，用食指、中指排耳（鸣天鼓）以助听力；双手拇指按压中脘、气海、内关、足三里等穴，以增强脾胃的运化能力，促进消化吸收。平均每穴按压揉搓50～100次，四肢和腹部穴位可增加揉按次数，以150次为宜。李老在闲暇时还经常叩击牙齿，可以起到坚固牙齿和促进消化的作用。

4．脾胃和

脾胃乃是受承传化饮食精微的脏腑，因此饮食有度而脾胃可和。若是出现饮食不节、饥饱失宜的情况，则会损伤脾胃。名医李东垣说过"内伤脾胃，百病由生"，李老指出保护脾胃在于饮食有节，力求做到定时、定性、定量。

如何做到定时、定性、定量呢？李老给了我们答案：定时是每日三餐按时就餐；定量是三餐不过饱，以七成饱为宜，尤其晚餐食少，以易于消化吸收，平时及晚睡前不吃零食；定性是进食要以能被身体消化吸收，且感觉食后腹部舒适为宜，少吃或不吃动物内脏、富含油脂等易使血脂增加的食品，主食宜粗粮、细粮搭配，三餐要蔬菜、水果配合，不

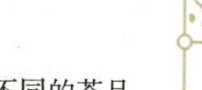

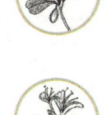

吃甜食及冷饮等易伤脾胃的食品，可根据四季的变化饮用不同的茶品，花茶宜春秋季饮用，绿茶宜夏季喝，红茶则宜冬季服。

李老曾提到他爱吃面条，认为面条是养胃的佳品，带汤水的稀软面条养胃效果更好。可用杂面或细粮面条，加入适量新鲜蔬菜一起烹煮，既易于消化又有丰富的营养。他在临床上也常提供给患者一些食疗的方法，如脾胃功能较弱的患者可以晚餐时喝粥，粥中加入适量的山药、薏苡仁、大枣、核桃仁等养胃的食物。同时为保持大便通畅，在饮食方面的调整是必不可少的，主要还是以含膳食纤维丰富的蔬菜为主。

李老还通过穴位按摩以助脾胃运化。

【穴位】足三里，中脘。

【方法】以食、中、无名指合并，用力指压足三里、揉中脘穴各150次，早晚饭前各1次。

5．神和

肾为先天之木，肾气旺，人就会精气充盛，思维敏捷，筋骨强壮，耳聪目明。历代医家都将益肾固精作为养生益寿的重点。李老有3条益肾固精的要诀：

（1）已病速治，勿损伤正气。

（2）淡泊名利，不妄动贪念。

（3）早晚按摩头顶百会穴和足底涌泉穴各100次，可以养脑固肾。

健康小贴士

治疗脾胃病是李老的拿手好戏，在60余年的行医生涯中，他总结出"脾宜健，肝宜疏，胃宜和"的脾胃病防治九字法。李老还曾在《谈脾胃病的成因及治疗》一文中提到："五脏功能旺盛是人体元气来源之本，而五脏生机的物质滋养，又全赖脾之运化水谷精微。同时脾胃又是人体气机升降之枢纽，脾胃升清降浊正常，五脏彼此才能功能平衡，达到阴平阳秘，气血有源。脾通四脏，脾旺而四季不受邪。脾胃为后天之本，也叫元气之本，这一理论学说，即由此而生。"

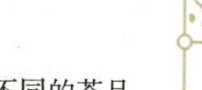
第四章 冬季养生

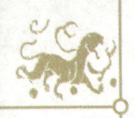

1. 脾宜健

《黄帝内经》中把脾比作"后天之本"、"仓廪之官"，可以说脾就是我们身体的"后勤部长"，要是脾出了问题，也就是后勤粮草断了，后果显然是很严重的。李老指出，健脾可以从按摩足三里、中脘、血海三个穴位做起，最好每天都做一次。同时，在饮食上要注意，尽量不吃寒凉辛辣的东西，少吃油腻的食物，可以适当在粥里加些山药、芡实、茯苓等补气养脾的药物。但是一定要注意的是，不能随便吃大补之品。另外，还要适量运动，注意劳逸结合，更不要生气，也不要一天到晚坐着不动，不能像现在的年轻人那样，整天趴在桌子上学习或者在电脑前一坐就好几个小时，这样最容易伤脾。

2. 肝宜疏

中医中脾属土，肝属木，木是克土的，若是肝木郁积过重，则会伤及脾土，形成脾胃病。因此，在脾胃病的论证中，肝木的疏达便是其中关键。若是肝气郁闭不疏，人体内部的气机得不到疏泄，就会形成"气闭"的证型，从而引起诸多病理变化，如水肿、淤血、女子闭经等。因此，李老指出要从饮食、休息等多个方面着手来辅助肝气的疏泄。

(1) 注意饮食：多吃富含蛋白质的蛋类、瘦肉、鱼类、豆制品、牛奶等食物，充足的蛋白质，不但能够补充肝脏所需的营养，还能够减轻有毒物质对肝脏的损伤，再生和修复肝细胞。但不可过度补充，否则过多的蛋白质难以代谢反而加重肝脏负担。

(2) 注意休息："肝为罢极之本"，就是说肝脏要负责人的休养生息。肝气足，人体对疲劳的耐受就强；肝气不足，人就容易觉得疲劳。同样要是过度疲劳会损害肝脏。

(3) 适度按摩：太冲穴是肝的原穴，在脚背上大脚趾和第二趾结合的地方，足背最高点前的凹陷处。通过按摩可以起到梳理肝气的作用，李老建议平时性子较急的人每天用手指按摩这个穴位，坚持为之，可有改善。

3. 胃宜和

胃是六腑之海，六腑的运化全在于胃对饮食水谷精微的消化吸收，胃的好坏以及运化正常与否对人体都有着巨大的影响。养胃，李老建议从以下几点做起：

（1）一日三餐要做到要定时、定性、定量。

（2）脾胃功能不好的人，要做到少吃多餐，食物应以软、松为主，最好在饭前喝汤，入睡前的两三个小时内最好别吃东西。

（3）有胃病的人应该注意做到戒烟，酒、浓茶、汽水、咖啡、酸辣、寒凉等刺激性食物，可多吃点馒头、生花生，有养胃的功效。

（4）有胃病的人需要注意，饭后不宜运动，最好休息一下，等到胃中的食物消化得差不多了再运动。

（5）长期吃药或多或少都会伤胃，应尽量少吃，如果实在需要，建议同时服用一些养胃的中药。

国医大师教养生

李老言：

"流行性脑脊髓膜炎为急性传染病，病情发展迅速，应早发现早治疗。若失于及时治疗，病理则由卫分气分转入营血，此时较难治疗，且易出现呼吸或循环衰竭而致死亡。"

——《李振华》

1957年，河南一些地区发生流脑、乙脑疫情，年仅23岁的李振华便大胆施治，运用中医药挽救了许多危重患者。到了1970年，河南禹县又一次乙脑流行，李老带领医疗小组进入乙脑流行的重灾区，只听到满村的哭声。一个深度昏迷的19岁青年，在服了李振华开出清瘟败毒饮和安宫牛黄丸后，3日后就清醒了过来，5日能进食，7日后便可以被扶着走了。其余患者也在他们的治疗下好转，当地农民对他千恩万谢，称他是"小神仙！"

流行性脑炎作为严重的急性传染病，需要尽早治疗，李老对此提出了以下几点注意事项。

（1）及时接种流脑疫苗：乙脑疫苗接种须在流行前1个月完成，因为疫苗的免疫力一般在第二次注射后2～3周开始，可维持4～6个月。

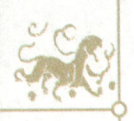

（2）流脑为呼吸道传染，应避免流行期间在人多拥挤的场所逗留，更不要接触流脑患者。

（3）注意室内清洁卫生，勤晒和换洗被褥，每天开窗换气，保持空气流通。食醋或艾叶熏蒸具有一定的消毒作用。

（4）清热解毒的中药：板蓝根、金银花、菊花、甘草，水煎服，连服5～7日。对于流脑的预防，极有帮助。

（5）流脑初起可出现类似感冒的症状，如咽痛、鼻塞、流涕、咳嗽。但同时可伴有呕吐、皮疹、高热、项强、精神不振等症状，是一般感冒少有的表现。如出现此类症状，切忌直接用治风寒感冒的药治疗。治疗风寒感冒一般是用发汗的方法祛除身体在表的邪气，如果汗出过盛可截伤阴液，热盛于内，热邪转入营血，出现生命危险。正确的处理应该是立即到医院进一步检查确诊治疗，以免贻误病情。

（6）大剂量的生石膏可治疗该类流行性发热疾病。病入气分，肺胃热盛，可重用生石膏以清热泻火，除烦止渴。生石膏的溶解度小，需先煎20分钟左右再纳诸药。生石膏为辛、甘、大寒之品，可伤及胃气，在服用时最好加入少量粳米，如无粳米可加入适量生山药以保护胃气。

（7）葛根是一味效果很好的退热药，流行性发热疾病宜重用。葛根有解表退热、透疹、生津的功效，十分适合于流行性发热疾病的使用。

（8）安宫牛黄丸可用于高热神昏者。神昏谵语以致昏迷是热陷心包的重症，宜凉开透窍，代表方剂为安宫牛黄丸，若舌苔腻者生石膏减量加郁金、菖蒲、白蔻仁以化湿浊。

（9）咳嗽痰多者加清热化痰、开宣肺气的药物，如川贝母、栝楼仁、苏子、桔梗。

（10）病在卫分气分，邪气尚盛，应以祛邪为目的，忌用凉血酸敛药物，如白芍、山萸肉、生地黄、五味子，以防敛邪，使热毒不得散解。

（11）若患者服用中药汤剂时恶心呕吐严重，汤药可浓减，并分少量多次频服。如若服药困难，可采取鼻饲给药，熬好的汤药灌肠亦可。

（12）儿童用药时，以上方剂药物用量根据年龄酌减。

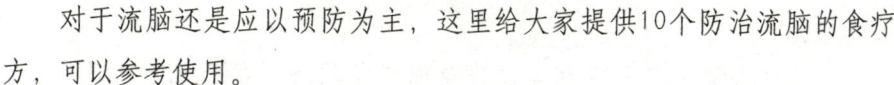

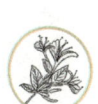

对于流脑还是应以预防为主，这里给大家提供10个防治流脑的食疗方，可以参考使用。

1. 红枣绿豆汤：绿豆50克，洗净；红枣10枚，掰开。锅内加适量清水，放入绿豆和红枣，小火煮至豆烂，再放适量白糖，分次服食。

2. 冰糖银耳汤：银耳30克，红枣10枚，冰糖适量，加适量水，一起放入锅中小火慢炖，每日1剂。

3. 冰糖核桃粥：核桃仁100克，红枣12枚，冰糖适量，加适量水，一起放入锅中小火慢炖，每日1剂。直至病情好转为止。

4. 莲花粳米粥：莲花（阴干）10克，研末备用；粳米100克，洗净。先将粳米加水煮粥，将熟时放入备好的莲花末，加适量蜂蜜调匀，空腹食用，有助于流行性脑膜炎患者康复。

5. 萝卜橄榄茶：白萝卜250克，洗净切片；橄榄10枚，洗净。把切好的萝卜和橄榄放入锅中，加水煎汤，当茶饮。

6. 山楂茶：新鲜山楂15枚，冲入开水，代茶频频饮服，有利于疾病的缓解和治愈。

7. 蜂蜜豆浆：新鲜豆浆500毫升，煮沸，加入蜂蜜2汤匙，分两次服用。

8. 荸荠汤：新鲜荸荠不拘量，放入锅中加适量水煮汤，代茶饮，可防治流行性脑膜炎。

9. 大蒜水：取独头大蒜2～3个，去皮捣碎，加凉开水500毫升浸泡，倒出泡好的大蒜水，加入适量白糖，分2～3次服用，连用5～7日，可以预防流脑。

10. 醋熏方：米醋1瓶，加适量水，放入锅中文火慢熬，使其蒸汽挥发。每晚睡前烧熏1次，可消毒杀菌，起到预防流行性脑膜炎作用。

此外，宜多吃新鲜水果，以橘子、苹果、红枣、葡萄、胡萝卜、番茄为佳，数量不限。

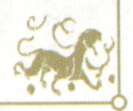

国医大师教养生

李老言：

　　"口腔溃疡之所以反复发作是因湿邪困脾、郁而化热所致，盖湿浊阻于舌体，局部黏膜失去温养而糜烂遂生。"

——《中医研究》

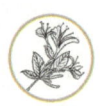

　　口腔溃疡属中医学"口疮"范畴，以口腔黏膜上（多在唇、舌、颊及齿龈部位）出现黄白色如豆大、表浅的小溃疡点，疼痛，或饮食刺激时疼痛为主症。现代医学对其病因至今尚未完全明了，治疗上多采用内服、外敷的方法，以及给予清热消炎药等治疗，虽可取一时之效，但仍然反复发作，难以根治。

　　李老提出口疮是湿热之病，治其湿当以温药和之，助脾运以化湿；清热宜用苦寒药，宜中病即止，过则苦寒损伤脾阳；祛湿当以温药，热势渐减宜及时重视健脾利湿之品，以治其本，同时佐以疏肝理气，气行则湿行，湿行则热祛。李老自拟温中方加以治疗，疗效甚佳。

温中方

【组成】白术10克，茯苓15克，陈皮10克，旱半夏10克，香附10克，砂仁6克，嫩桂枝5克，白芍12克，郁金10克，小茴香10克，乌药10克，枳壳10克，焦三仙各10克，甘草3克。

【服法】水煎服，1日1剂。

【主治】脾虚肝郁，胃气郁滞。

【加减】寒盛者，加干姜、附子；呃逆、嗳气偏寒者，加丁香、柿蒂；偏热者，加刀豆子、柿蒂；脾虚便溏者，加泽泻、薏苡仁、苍术；运化无力而便秘者，加火麻仁。

健 康 小 贴 士

　　除了李老以温中方所治疗的湿热互结的口疮，以及热毒所致的口疮外，我们给大家选取了几个食疗方子，对热毒口疮有着较好的疗效，不妨一试。

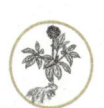

⊙ 青梅生地黄饮

【组成】生地黄20克，石斛15克，甘草4克，青梅35克。

【制法】将石斛、甘草、生地黄、青梅加水适量，同煮25分钟，取汁。

【功效】降火敛疮，养阴清热。

【用法】每日1服，分3～5次饮服，须连用数日。

⊙ 莲心生地黄汤

【组成】生地黄15克，莲子心9克，甘草9克。

【制法】三者加入清水，一同煎煮25分钟，取汁。

【功效】清热养阴。

【用法】每日1服，连用数日。

⊙ 甘草莲子茶

【组成】莲子20克，甘草4克，绿茶叶8克。

【制法】将上物一同放入茶杯内，开水冲泡即可，1服冲5次。

【功效】泄热清心。

【用法】代茶频饮。

⊙ 通草竹叶绿豆粥

【组成】淡竹叶15克，通草8克，甘草3克，绿豆35克，粳米200克。

【制法】将通草、淡竹叶、甘草剁碎后装入纱布袋，与绿豆、粳米一同加水静置30分钟后用文火煮制成粥。

【功效】解毒敛疮，清热泻火。

【用法】分早晚食。

⊙ 玫瑰黑枣羹

【组成】黑枣25克，干玫瑰花瓣5克。

【制法】将黑枣的核取出，把玫瑰花清洗填入黑枣内后放碗中盖好，隔水煮烂即可，可适当放些蜂蜜调味。

【功效】补血滋阴。

【服法】每日3次，每次吃枣5个，可经常食用。

第四章 冬季养生

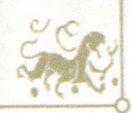

⊙ 乌梅生地黄绿豆糕

【组成】乌梅75克，生地黄45克，绿豆500克，豆沙200克。

【制法】先将乌梅用沸水浸泡3分钟左右，取出切成丁或片。把生地黄切细丝，与乌梅拌匀后待用。绿豆用沸水烫后，漂去外皮加清水上蒸笼蒸3小时，待酥透后取出，去水分，再上筛筛成绿豆沙。将特制的木框放在案板上，以白纸一张衬之，先放一半绿豆沙，铺均匀后撒上乌梅丁和生地黄丝，中间再铺一层豆沙，最后将其余的绿豆沙铺上，揿结实后把白糖撒在表面，把糕切成小方块即可。

【功效】解毒敛疮，滋阴清热。

【用法】作点心吃。

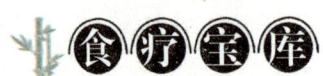
食疗宝库

⊙ 宝塔菜炖瘦肉

【材料】新鲜宝塔菜60克，猪瘦肉250克，料酒100毫升，盐3克。

【做法】将猪瘦肉洗净切小块，宝塔菜洗净，切段，同放锅内，加入料酒后再加清水1000毫升，武火烧沸，改文火炖熟，加盐即可。

【功效】祛风盛湿，散寒止痛，补中益气，用于肺阴不足、干咳痰少、虚劳咳嗽、风湿痹痛的治疗。西医用于风湿性关节炎、类风湿性关节炎、皮肌炎等病症的辅助治疗。

【注意】湿热痰多者不宜食用。

跟国医大师学保健